# DER BADASS-BODY-PLAN

CrossFit-Star
# CHRISTMAS ABBOTT
mit Maggie Greenwood-Robinson

# Der
# BADASS
# BODY
# Plan

## Das revolutionäre Ernährungs- und Trainingsprogramm für einen knackigen Hintern und eine sexy Figur

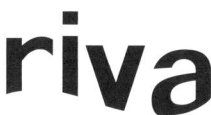

**Bibliografische Information der Deutschen Nationalbibliothek**
Die Deutsche Nationalbibliothek verzeichnet diese Publikation in der Deutschen Nationalbibliografie.
Detaillierte bibliografische Daten sind im Internet über http://dnb.d-nb.de abrufbar

**Für Fragen und Anregungen:**
info@rivaverlag.de

1. Auflage 2016

© 2016 by riva Verlag, ein Imprint der Münchner Verlagsgruppe GmbH,
Nymphenburger Straße 86
D-80636 München
Tel.: 089 651285-0
Fax: 089 652096

Copyright © 2015 by Christmas Holdings, LLC. All rights reserved.
Published by arrangement with William Morrow, an imprint of Harper Collins Publishers, LLC.
Designed by Lisa Stokes
Photography by Josh Homes Photography

Die englische Originalausgabe erschien 2015 bei HarperCollins books unter dem Titel *The Badass Body Diet*.

Übersetzung: Max Limper
Lektorat: Dr. Kirsten Reimers
Umschlaggestaltung: Melanie Melzer, am Original angelehnt
Satz: Daniel Förster
Druck: CPI books GmbH, Leck
Printed in Germany

ISBN Print: 978-3-86883-707-0
ISBN E-Book (PDF): 978-3-86413-971-0
ISBN E-Book (EPUB, Mobi) 978-3-86413-972-7

*Weitere Informationen zum Verlag finden Sie unter*

# www.rivaverlag.de

Beachten Sie auch unsere weiteren Verlage unter
www.muenchner-verlagsgruppe.de

Für meine Mutter Barbara

Von dir habe ich meine unbedingte Liebe zum Leben ge-
erbt und gelernt, mich von meinen Überzeugungen leiten
zu lassen und nie weniger als das zu akzeptieren, was ich
wirklich wollte, egal wie schlechte Karten ich hatte. Deine
Kraft und deine Leidenschaft sind auf dieser Welt einzig-
artig. Du wirst immer meine Heldin und meine Inspirati-
onsquelle sein.

# Inhalt

# Danke!

Ein einfaches Dankeschön kann überhaupt nicht vermitteln, wie dankbar ich dem Team von Leuten bin, mit deren Hilfe ich den langen Weg bis zu diesem Punkt geschafft habe. Dieses Buch wäre ohne sie nicht möglich gewesen.

Meine Agenten, Abbey MacDonald und Steve Troha, sind mehr als Agenten – sie sind Krieger! Ich staune darüber, wie fest sie an meine Arbeit glauben.

Die Zusammenarbeit mit meiner Koautorin, Maggie Greenwood-Robinson, war unglaublich. Ihre Kreativität ist unbezahlbar!

Unglaublich war auch das Team bei William Morrow/HarperCollins, die das Potenzial in diesem Buch und in mir erkannten.

Dank auch an alle Fans, die mich in ihren Zuschriften um Rat fragten und auf meinen Rat vertrauten. Bleibt stur auf Kurs!

Vor allem danke ich meiner Mutter, die immer und egal, wo ich im Leben auch stand, an mich geglaubt hat.

# Der Badass-Body

**STÄNDIG HÖRE ICH VON FRAUEN,** dass sie sich nach einem runden, hübschen Po sehnen, der nackt wie bekleidet fantastisch aussieht, aber dass sie nicht wissen, wie man einen kriegt. Einige kommen auf die bekloppte Idee zu schummeln, indem sie etwa gepolsterte Hosen tragen oder Schlüpfer mit Silikonkissen, die den Po anheben sollen wie ein Push-up-BH die Brüste, und manche legen sich sogar unters Messer, um sich den Hintern liften zu lassen.

Gehörst du auch zu dieser Sorte Frau? Du musst nicht vortreten oder die Hand heben, aber: Bist du auch besessen davon, wie du untenrum aussiehst? Würde deine alte Jeans entzweigehen, wenn du dich hineinzwängst? Versteckst du deine Hüften unter langen, schwarzen Oberteilen? Kommst du öfter frustriert und wütend vom Shoppen zurück, weil wieder nichts gepasst hat?

Kennst du das? Ich schon. Ich verstehe deinen Frust. Wir Frauen haben tendenziell mehr Fett im Gesäß als Männer. Diese Extraportion Speck hilft natürlich beim Babymachen, stört aber beim Bikinitragen – oder beim Anlocken von Babymachern. Wir wollen einfach, dass Po und Hüften und alles drumherum anders aussehen. Das wird zur fixen Idee.

Und ich sage, dass wir es schaffen können, und zwar mit SPASS!

Viel zu lange haben wir uns von Experten vormachen lassen, dass ein großer Hintern und ein weicher Unterleib für Frauen gesund sei. Absolut falsch! Dies ist das erste Buch, das mit diesem Blödsinn aufräumt und darlegt, warum ein fester Arsch nicht nur sexyer macht, sondern auch das Herz kräftigt, zu funktionaler Beweglichkeit beiträgt und noch viele andere bislang unerwähnte Vorteile hat. Ich habe die weibliche Anatomie studiert und herausgefunden, wie man mit dem störrischen Speck am Hinterteil fertig wird, dabei Kraft und Energie gewinnt und am ganzen Körper sexy Kurven bekommt. Ach ja, hab ich das Selbstbewusstsein schon erwähnt?

Kein Fitnessbuch ist bisher ausreichend darauf eingegangen, was man gegen einen hängenden, flachen, schwabbeligen Hintern tun kann – für mich ein Grund, mein erstes Buch diesem lange vernachlässigten Thema zu widmen. Ich bin schon seit Jahren der Meinung, dass sich die Fitnesswelt viel zu sehr mit dem Bauch beschäftigt. Es gibt eine Flut von Büchern über das richtige Essen und Training für einen flachen Bauch. Diese ganzen »Flat Abs«-Programme gehen mir auf den Geist. Dabei kommt kaum mehr heraus als Frauen, die skinny-fat sind – »dünnfett« statt stark und straff.

Wenn man sich dagegen auf den Po konzentriert, wird der restliche Körper – auch der Bauch – ebenfalls schlank und fit.

Ach ja, neben der fixen Idee mit dem Bauch gibt es auch noch die Brüste. Reizüberflutung wie sie im Buche steht. Männer werden derart mit Titten bombardiert, in Zeitschriften, Musikvideos und realen Dekolletees, dass Brüste ihren Faszinationswert verloren haben. Der Po dagegen ... hmm, viel sexyer. Und weißt du was? Der Hintern war schon in der Urzeit ein sexueller Reiz, lange bevor es die Brüste waren. Jeder Archäologe wird dir bestätigen, dass die Höhlenmenschen sich so gepaart haben, wie es alle anderen Säugetiere bis heute tun, nämlich von hinten. Genau. Damals waren die heißesten Chicks die mit dem süßesten Arsch.

Heutzutage ist es wieder so weit: Der Blick der Männer geht wieder zum »Ur-Busen«, dem Po. An der University of Texas haben Forscher tatsächlich mittels neurologischer Messungen beobachten können, dass das Belohnungszentrum im Hirn von Männern aktiv wurde, wenn sie Bilder von Frauenhintern gezeigt bekamen.

Der Po ist der neue Busen! Der Po ist der Körperteil aller Zeiten.

Vor ein paar Jahren begann ich für Zeitschriften zu modeln. Und ungefähr von da an erregte mein Hintern mehr und mehr Aufmerksamkeit. Ich gestehe, dass mein Po ziemlich prall und vorwitzig ist. Würde ich irgendwo rückwärts hereinkommen, wären die meisten Leuten ziemlich angetan. Mein Arsch ist der Teil meines Körpers, der am verlässlichsten gut aussieht. Das hat echt Vorteile. Bei den Haaren gibt es gute und schlechte Tage. Und mein Bauch ist auch nicht immer vorzeigbar, je nachdem, was ich gegessen habe. Aber mein Hinterteil ist immer in Form, egal wie ich sonst drauf bin; der Rest meines Körpers ist eher ein Accessoire zu meinem Po. Andere Frauen wüssten gerne, welches Geheimnis hinter meinem definierten, straffen und wohlgeformten Po steckt. Dieses Geheimnis soll hier gelüftet werden!

Was du vielleicht nicht weißt: Der Po gehört zu den am leichtesten formbaren Körperteilen. Es ist nur eine einfache Gleichung zu beachten: richtige Ernährung + ein paar knackige Trainingseinheiten = eine sexy Rückansicht, die sich in jedem Outfit im wahrsten Sinne des Wortes hervorragend macht. Gepolsterte Jeans oder Schlüpfer für so einen po-tastischen Körper? Nicht nötig!

Falls du dich fragst, wie es zu diesem Buch kam, werde ich dir kurz den Hergang schildern. In den letzten zehn Jahren habe ich in der Fitnessbranche Karriere gemacht und unter anderem ein Studio betrieben. Ich habe Mütter, junge und alte Sportler, Großmütter und Promis, Olympiateilnehmer und viele andere trainiert. Ich halte weltweit Ernährungskurse ab und nehme als Fitnesssportlerin und Gewichtheberin an Wettkämpfen teil. Nebenbei war ich als erste Frau Vollmitglied einer Boxencrew im amerikanischen Autorennsport, wo ich, so schnell ich konnte, die superschweren Reifen von Rennautos wechseln musste.

Nachdem ich den feuerfesten Overall an den Nagel gehängt und den Schlagschrauber beiseite gelegt hatte, widmete ich mich ganz dem Ziel, Menschen zur Fitness zu motivieren und ihnen den Weg zu ihrem Traumkörper zu zeigen.

Aber eins muss ich sagen: Mein Po und mein Körper – ja mein ganzes Leben – waren nicht immer so gut in Form. Im Grunde war mein Problem, dass ich nicht an mich glaubte. Als Kind hatte ich mit Selbstzweifeln zu kämpfen. Ich war zornig und unglücklich und fühlte mich nicht liebenswert. Ich hatte kein Selbstwertgefühl und sah nur Hindernisse vor mir. Ich malträtierte meinen Körper mit Alkohol, Drogen und Zigaretten.

Ich war nicht immer die Christmas Abbott, die man heute kennt.

Schließlich führten einige erstaunliche Erfahrungen dazu, dass ich aufhörte, mich klein und unbedeutend zu machen. Ich entwickelte Selbstvertrauen und veränderte nicht nur meinen Körper, sondern mein ganzes Leben auf positive Weise.

Soll ich meine Geschichte erzählen? Ich hoffe, dass sie dich dazu inspiriert, deinen Körper und dein Leben so zu verändern, wie du es immer schon wolltest.

## WER BIN ICH?

Ich war ein Weihnachtskind, geboren am 20. Dezember.

Aber das hast du dir bestimmt schon gedacht. Während meine Mutter mit mir schwanger war, musste sie monatelang das Bett hüten, um eine Fehlgeburt zu vermeiden. Schon im Mutterleib war ich absolut entschlossen, auf diese Welt zu gehören, also boxte ich mir meinen Weg hinaus, was meiner Mutter sehr gefiel. Aus Dankbarkeit nannte sie mich Christmas Joye. Da ich mit dem Namen viel gehänselt und verspottet wurde, war ich ein eher zurückhaltendes, ruhiges und dennoch glückliches Mädchen.

Ich wuchs größtenteils in Lynchburg, Virginia, als mittleres von drei Kindern auf. Wir wohnten in bescheidenen Verhältnissen und zogen ziemlich oft um, immer dorthin, wo mein Vater Arbeit fand. Mein Bruder schlief im Flur; meine Schwester und ich teilten uns auch mal ein Bett, aber wenigstens hatten wir immer ein Badezimmer. Ich habe von Anfang an nomadisch gelebt, inmitten von Bikern und Hippies.

Seit meiner Kindheit steckte ich voller Widersprüche. Ich trug gern Kleider, kletterte aber auch gern auf Bäume. Mit neun Jahren wollte ich richtig Baseball spielen statt der Mädchenvariante Softball, und zwar nicht weil ich emanzipiert sein wollte, sondern weil ein Baseball besser in meine kleine Hand passte. Der Verein, in den ich eintreten wollte, wollte mich zunächst nicht spielen lassen. Erst als meine Mutter damit drohte, sich mit diesem Problem an die Medien zu wenden, wurde ich als einziges Mädchen ins Team aufgenommen. Gleichzeitig war ich Cheerleader. Bald danach war es mit meiner Sportkarriere erst mal vorbei, und als Teenager machte ich überhaupt keinen Sport mehr.

Ich wurde als Kind nie zu Aktivitäten gedrängt, auch wenn ich mit viel Liebe und Fürsorge aufgewachsen bin. Ich glaube nicht, dass man mit mir übergroße Hoffnungen verband; ich tat es jedenfalls nicht. Ich hatte nicht das Gefühl, dass ich jemals jemand von Bedeutung sein würde oder etwas Bedeutendes oder sogar Beeindruckendes leisten könnte. Daher ging alles, was ich anfing, irgendwie schief. Ich trieb also keinen Sport, lernte nicht, machte einfach überhaupt nichts Sinnvolles. Ich hatte nichts, worin ich gut war, oder woraus ich Selbstbewusstsein ziehen konnte. Ich wurde ein schwieriges Kind und fühlte mich zu einem passiven Leben verdammt. Ich wurde ein wildes Kind.

Mit 13 hatte ich einen schrecklichen Autounfall. Ich kam mit nichts als einer Narbe an der Hand davon, während meine Schwester Kole im Koma landete und fast starb. Die Ärzte meinten, dass sie die Nacht nicht überleben würde. Tat sie aber. Dann meinten sie, sie würde nie mehr aufwachen. Tat sie aber. Dann behaupteten sie, sie würde nie mehr laufen können. Tat sie aber.

Gott sei Dank wurde Kole wieder gesund – ein Beweis für die Zähigkeit, mit der Frauen in meiner Familie ausgestattet sind. Trotzdem war ich wütend auf das, was meiner Schwester zugestoßen war, und ich fühlte mich schuldig. Ich musste eine Therapie machen. Es half zwar, aber dennoch blieben emotionale Narben.

Als Teenager fing ich mit dem Rauchen und Trinken an. Ich nahm jede Gelegenheit wahr, Party zu machen – und es gab viele Gelegenheiten. Einige in meiner Clique experimentierten mit harten Drogen, und da machte ich mit. Nach und nach grub ich mich immer tiefer in die Verzweiflung hinein.

Ich steckte in einem Teufelskreis aus Depression und beginnender Sucht.

Ein Jahr lang probierte ich das Collegeleben aus und ernährte mich von Instant-Nudeln, aber die Studiengebühren waren zu hoch. Ich hatte nicht genug Geld, um ohne Kredit Vollzeitstudentin zu werden, aber verschulden wollte ich mich auch nicht.

Inzwischen war meine Mutter wegen eines Jobs im Zivilbereich in den Irak gegangen und brachte mich dazu, mich ebenfalls dort zu bewerben. Ich wurde eingestellt. Ich war 22, als ich ihr nach Bagdad folgte und eine Arbeit in der Internationalen Zone aufnahm, dort wo die einstigen Paläste und Ministerien Saddam Husseins stehen. Immer noch rauchte und trank ich, war miserabel in Form und lebte auf eine Weise, die fast schon gefährlich war.

Ich war beim US-Militär als Wäschehelferin angestellt. Die Soldaten brachten mir ihre Wäsche, ich sortierte und etikettierte sie und gab die saubere Wäsche wieder aus. Das machte ich zwölf Stunden am Tag, und zwar jeden Tag, mitten in einem Wüstenkrieg.

Es war eine Zeit voller Schrecken, ständig dröhnten Geschützfeuer und mächtige Explosionen um mich herum, als krachten Himmel und Erde aufeinander. Qualmwolken verdunkelten den Himmel, Staub wirbelte uns in die Augen, und wir mussten immer wieder in Deckung gehen. Jedes Mal klopfte mein Herz, als wollte es mir aus der Brust springen.

Mir wurde klar, dass es im Falle eines Falles zwei Möglichkeiten gab. Entweder würde mich das Militär mitnehmen oder hier zurücklassen. Die Wahrscheinlichkeit, dass mich irgendjemand in dieser Umgebung in Sicherheit schleppen würde, tendierte gegen null. Ich würde hier zurückgelassen werden, weil ich zu schwach war, um selbst zu entkommen.

Die Möglichkeit zu sterben war ständig präsent. Mitten in einem Artillerieangriff begriff ich dann endlich, wo ich in meinem Leben stand – nicht geografisch, sondern lebenstechnisch. Zu lange hatte ich mich nun schon auf gesundheitliche Risiken eingelassen, und wenn ich nicht aufpasste, würden sie mir zum Verhängnis werden, das war sicher. Kurz gesagt, ich war dabei, mich mit meinen schlechten Angewohnheiten umzubringen. In einem dieser »Das Leben ist zu kurz«-Augenblicke begriff ich, dass ich auch anders konnte. Ich dachte: *Kann ich es vielleicht besser? Ich muss nicht so leben, und ich will nicht sterben.*

Ich beschloss, meine Angewohnheiten und meinen Lebensstil zu ändern. Ich verbesserte meine Ernährung, indem ich Alkohol und fettiges, gebratenes Zeug wegließ und gesündere Sachen aß. Ich hörte von jetzt auf gleich mit dem Rauchen auf. Das war das Schwierigste, was ich je in meinem

Leben gemacht habe, aber es zeigte mir, dass sich das Verfolgen eines positiven Ziels gut anfühlte und letztlich auch etwas brachte.

Ein paar Monate, nachdem ich mit dem Rauchen aufgehört hatte, wagte ich einen kleinen Lauf, aber meine geteerte Lunge machte nicht mit. Das Laufen tat weh und machte überhaupt keinen Spaß. Ich wollte aufgeben, aber ein Freund ließ mich nicht. »Ist doch nur eine Meile«, drängte er. Ich hielt durch, wobei es eher ein zügiges Gehen war als Laufen. Ich brauchte eine Woche, um mich von diesem Lauf zu erholen. Laufen war offensichtlich nichts für mich.

Viele Monate später überredete mich ein Kollege dazu, mit ihm ins Fitnessstudio zu gehen. Zuerst dachte ich, das würde mich komplett überfordern – ich war ein ziemlicher Schwächling –, aber ich probierte es aus. Ich begann behutsam. Zuerst kam es mir komisch und peinlich vor. In dieser Wüstengegend gab es kaum Frauen, die trainierten. Ich fuhrwerkte an den Maschinen rum. Mein Freund ermutigte mich weiterzumachen, und ich merkte, dass mein Körper überraschend schnell darauf ansprang. Fortschritte! Zum ersten Mal in meinem Leben erlebte ich positive Veränderungen an meinem Körper. Ich kniete mich rein und bekam langsam Spaß an der Sache. Ich machte mich über Krafttraining kundig und lernte, wie ich mehr aus meinem Körper herausholen konnte. Als ich die Fitnesswelt für mich entdeckte, war das wie ein Versprechen, das ich mir selbst gab.

Dann begann ich, mit einer Gruppe Elitesoldaten zu trainieren, die mich buchstäblich brechen wollten. Stell dir das mal vor: ich kleines Etwas, gerade mal 1,60 Meter groß und mit knapp 45 Kilo so untergewichtig, dass ich schon magersüchtig wirkte. Meine Rippen waren so deutlich sichtbar wie bei einem Skelett. Und da trainierte ich mit diesen großen, stämmigen Soldatenmachos! Sie ließen mich furchtbare Workouts machen und wichen nicht von meiner Seite, bis ich jede einzelne Übung beendet hatte. Wofür sie 15 Minuten brauchten, benötigte ich 30 bis 45 Minuten. Ich konnte kaum mithalten und schämte mich dafür, dass ich immer als Letzte fertig war.

Nach den ersten qualvollen Trainingseinheiten waren diese Jungs sicher, dass ich nicht wiederkommen würde. Aber ich kam jeden Tag, obwohl ich wusste, dass sie mir ein höllisches Workout verpassen würden.

Meine Zähigkeit und Entschlossenheit weiterzumachen rang ihnen Respekt ab. Und tatsächlich lernte ich von ihnen eine wertvolle Lektion: Gib unter keinen Umständen auf. Diese Lehre hat mich begleitet und ist zum Fundament meines Erfolgs geworden.

Durch das harte Krafttraining und anständige Ernährung erfuhr ich auch, dass ich ein starker Mensch werden konnte – innerlich wie äußerlich –, indem ich mich aus meiner Komfortzone herauswagte und mich neuen Herausforderungen stellte. Ich war immer noch risikoscheu, aber ich ließ mich von meiner Scheu nicht mehr davon abhalten, Risiken einzugehen, und ich hatte auch keine Angst mehr vorm Scheitern.

Eines Tages zeigte mir ein Marineinfanterist ein Video, auf dem junge Frauen Klimmzüge und Kniebeugen mit Langhanteln machten und Gewichte hoben. Sie waren absolut definiert, muskulös und stark. Sie hatten knackige Ärsche und flache Bäuche. Ich traute meinen Augen nicht. Ich wollte so aussehen wie sie. Ich wollte auch so einen Hintern. Ich wollte mich so quälen wie sie. Sie betrieben CrossFit. Das wollte ich auch.

Und schließlich machte ich es wirklich – und noch mehr.

# HERAUSFORDERUNG CROSSFIT

Ich bin ein schrulliger Mensch, der gerne spielt, und CrossFit wirkte auf mich wie ein Spieleparadies für Erwachsene. Es wurden Bälle geworfen, Schlitten gezerrt, Sandsäcke geschleppt, auf Holzkisten gehüpft und natürlich mit Langhanteln, Kurzhanteln, Kettlebells und anderem lustigen Kram herumgespielt. Es war ein Kraft- und Ausdauertraining, das Polizei- und Militärangehörige sowie Elitesportler ansprach. CrossFit fordert den Körper auf vielerlei Weise, und man kann sein Training immer variieren, dies sogar täglich. Ich habe meinen CrossFit-Weg 2006 begonnen und jede schmerzhafte Minute davon genossen.

Durch CrossFit ist mir auch die Bedeutung von guter Ernährung klar geworden: hochwertiges Protein, Kohlenhydrate und Fett – für Energie, Aussehen und Leistungsfähigkeit. Ich veränderte meine Essgewohnheiten – kein Fertigfraß, kein Futtern nebenbei, keine schädigenden Nahrungsmittel mehr. Um auf dem Fitnesslevel mithalten zu können, den ich erreichen wollte, musste ich ab jetzt Essen als Muskeltreibstoff betrachten – etwas, das meine Physiologie in Richtung mehr Muskelmasse und weniger Fett ändern würde, und das mir genug Energie bereitstellte, um beim Training alles geben zu können. Ich achtete streng auf meine Ernährung und nahm das Essen superernst. Das Wissen und die Erfahrung, die ich dadurch erwarb, flossen schließlich in die Ernährungspläne ein, die du in diesem Buch findest.

Ich tauchte so intensiv in die CrossFit-Subkultur ein, dass ich schließlich 2010 in Raleigh mein eigenes Studio aufmachte – unter dem Namen CrossFit Invoke. Ich entschied mich sogar zur Teilnahme an den CrossFit Games. Bei diesen Wettkämpfen messen sich Einzelsportler und Teams in einem breiten Spektrum von Disziplinen, darunter olympisches Gewichtheben und Powerlifting, Gymnastik, Laufen, Rudern, Seilklettern, Schwimmen, Kettlebell Swings, Hindernisrennen und vieles mehr.

2010 nahm ich an CrossFit-Wettkämpfen in verschiedenen regionalen Ligen teil. Mein Ziel war schlicht: Ich wollte jedes Workout beenden und am Ende unter den besten 50 Prozent sein. An den Regionalwettkämpfen nahmen 63 Frauen teil; ich wurde Fünfte in meinem Bezirk und Zwanzigste in der Gesamtwertung, und ich war stolz drauf.

Seitdem nehme ich jedes Jahr an den CrossFit Games teil, viermal an den Regionalmeisterschaften, zweimal an den eigentlichen Games und zusätzlich an zahllosen kleineren Wettkämpfen. Mir macht es jedes Mal Spaß, und ich genieße das Zusammensein mit der CrossFit-Gemeinde. Ich gewann so viele Wettkämpfe, dass ich bald in die nationalen Ranglisten aufstieg, sowohl im CrossFit als auch im Gewichtheben, bei Letzterem in der 53-Kilo-Klasse. Man sieht es mir nicht an, aber ich kann beim Deadlift 120 Kilo stemmen. So stark hat mich das CrossFit-Training gemacht.

Olympisches Gewichtheben ist qualvoll und verlangt unheimlich viel Kraft und Geschick. Die zwei Haupttechniken heißen Reißen und Stoßen. Beim Reißen hebt man eine Langhantel in einer durchgehenden Bewegung vom Boden bis über den Kopf. Als Nächstes geht man mit dem ganzen Körper darunter, sodass man das Gewicht mit durchgestreckten Ellenbogen überkopf hält, und schließlich richtet man sich auf.

Beim Stoßen werden zwei Bewegungen nacheinander ausgeführt. Zunächst hebt man beim sogenannten Umsetzen die Langhantel bis zu den Schultern. Danach erfolgt das Ausstoßen, wobei man das Gewicht in die Höhe stemmt und mit überkopf gehaltener Hantel in den aufrechten Stand kommt.

Das Ganze ist unheimlich intensiv, aber es hat bei mir zu Resultaten geführt, die ich mit keinem anderen Training erreichen könnte – und es hat mein Leben verändert. CrossFit hat mich zur Athletin gemacht.

Ich nehme immer noch an Wettkämpfen teil, das gehört jetzt zu meinem Leben. Ich liebe den Wettkampf, ich liebe die Vorbereitung darauf und alles drum herum. Ich kann mir nicht vorstellen, etwas anderes zu machen. Gewinnen ist wunderbar, aber der größte Lohn besteht darin, dass ich andere Menschen dazu inspiriere, ihre Ziele zu verfolgen und ihre Träume zu verwirklichen.

## DER RENNSPORT RUFT

2012 rief mich ein Bekannter an, den ich vom CrossFit kannte, und fragte, ob ich beim sogenannten »NASCAR Day« mitmachen wollte. Klar, warum nicht? Für neue Erfahrungen bin ich immer zu haben.

Also tauchte ich dort in meinem süßen Trainingsoutfit auf und dachte, ich dürfte jetzt Rennauto fahren. Hoppla! Zu meiner Überraschung fand ich mich in der Boxencrew wieder und kam gar nicht zum Autofahren. Hätte ich das gewusst, wäre ich nicht hingegangen.

Ich hatte nämlich überhaupt keine Lust, Reifen zu wechseln – jedenfalls bis zu dem Moment, als ich den Schlagschrauber in der Hand hielt und zum ersten Mal Radmuttern löste. Ich war sofort angefixt. Ähnlich wie bei CrossFit-Wettkämpfen gab es hier ein Wettrennen darum, wer am schnellsten das Auto aufbocken, die Reifen einhängen und die Radmuttern festziehen konnte. Aufbocken konnte ich, aber nicht besonders gut. So ein Wagen wiegt aber auch an die zwei Tonnen! Beim Reifeneinhängen war ich immerhin ziemlich präzise, aber beim Festschrauben war ich in meinem Element. Volltreffer. Als einzige Frau im Team übertraf ich sämtliche Männer mit meiner Bestzeit von 1,7 Sekunden für fünf Muttern. Die Bestzeit beim NASCAR-Cup liegt bei 1,2 Sekunden. Das heißt, schon am ersten Tag schraubte ich die Radmuttern fast so schnell rein wie professionelle Boxenmechaniker. Alle sahen es und waren platt. Sie konnten nicht glauben, dass ein 1,60 Meter großes, 53 Kilo wiegendes Mädel zu so einer Leistung fähig war.

Boxencrews sind ein wichtiger Bestandteil jedes Rennens. Auch wenn sie selten erwähnt werden und nie ins Rampenlicht treten, sind sie doch am Erfolg eines Rennfahrers maßgeblich beteiligt. Was der Fahrer auf der Rennstrecke an Zeit nicht reinholen kann, muss die Crew in der Boxengasse rausholen. Ein glatt laufender Boxenstopp ist eine durchchoreografierte sportliche Meisterleistung. Sechs Männer (bevor ich dazukam) müssen innerhalb von 15 Sekunden vier Reifen wechseln, Benzin nachfüllen und mitunter die Federung justieren. Eine einzige lose Mutter kann eine Katastrophe herbeiführen.

NASCAR-Mechaniker werden nach Körperbau, Beweglichkeit, Feinmotorik und Kraft ausgewählt. Die Mitglieder der Boxencrews sind entweder ehemalige Profi- oder Collegesportler, und sie sind unglaublich fit. Ich war nichts davon.

Die Arbeit in einer Boxencrew ist eigentlich nichts für Frauen, aber ich bin ja auch keine gewöhnliche Frau. Ich brauche immer neue Herausforderungen. Ich gehe immer bis ans Äußerste, allerdings gerne in alle Richtungen, wie bereits erwähnt. Ich liebe Lippenstift, Stilettos – und Tattoos. Ich habe mir eine Pistole auf die Hüfte stechen lassen als Erinnerung an meine Zeit im Irak, die mich auf den richtigen Weg, den Pfad zur Fitness gebracht hat. Ich bin ein hundertprozentiges Mädchen, wenn es um Kleider und Glitzer geht, aber auch ein hundertprozentiges Biest, das mit allen Mitteln gewinnen will.

Kurze Zeit später rief Turner Motorsport bei mir an. Ob ich bei ihrer Boxencrew mitmachen wollte, so richtig und in echt? Ich lachte und sagte, dass das Ausprobieren Spaß gemacht hatte, und dass ich nicht gedacht hätte, was das für ein Knochenjob wäre. Und dann hörte ich mich sagen, dass ich für mein Leben gerne Reifen wechsle.

Zu der Zeit hatte ich allerdings genug zu tun. Ich betrieb mein eigenes CrossFit-Studio und leitete dort die meisten Kurse. Dazu hielt ich Bootcamps ab, gab fast jedes Wochenende Fitnessseminare und trainierte für CrossFit-Wettkämpfe. Ich war bereits als Trainerin und Model prominent und sehr beschäftigt. Danke, aber nein danke.

Dennoch ging es mir nicht aus dem Kopf. Ich machte mich über Boxencrews schlau und über alles, was mit dieser faszinierenden neuen Erfahrung zu tun hatte. Ich konnte gar nicht genug darüber wissen. Seitdem ich CrossFit für mich entdeckt hatte, hatte mich nichts mehr so fasziniert. Ich dachte nur noch ans Reifenwechseln.

Es würde sicherlich schwierig werden. Durch CrossFit hatte ich einen gewissen Erfolgslevel erreicht. Durch NASCAR würde ich weiterkommen. Die Idee ließ mich nicht los. Dann kam der Augenblick des »Verdammt nochmal, ich mach's«.

Schließlich trat ich dem Team von Michael Waltrip Racing bei und hatte somit die Ehre, das erste und einzige weibliche Vollmitglied einer Boxencrew im NASCAR-Cup zu sein, der höchsten Wettkampfebene im US-Autorennsport. Die ganze Woche lang war ich zum Üben und Drillen da, um die Technik zu lernen und das Muskelgedächtnis zu schulen. Wir probten den Boxenstopp, damit wir am Tag des Rennens so schnell, stark und konzentriert wären wie nur möglich. Wir schauten uns auch Aufzeichnungen unserer bisherigen Arbeit an. Jeder Boxenstopp wurde auf Video aufgenommen, damit die Crew nachher das Timing und die Bewegungsabläufe analysieren konnte. Es war eine technisch sehr anspruchsvolle Arbeit, bei der nicht der kleinste Fehler geduldet wurde, und ich genoss jede einzelne Minute.

Beim Rennen hockte ich dann startbereit auf dem Mäuerchen neben der Boxengasse, das Gewicht auf die Fußballen verlagert, und wartete auf die richtige Zehntelsekunde, um bei der Einfahrt des Rennwagens über die Fahrbahn zu schnellen. Während das Auto noch auf mich zukam und abbremste, stieß ich mich von der Mauer ab und machte mit dem rechten Fuß einen weiten Satz, um so schnell wie möglich auf der anderen Seite des Wagens zu sein.

Ich nahm das Vorderrad in den Blick und antizipierte den Moment, in dem es zum Still-
stand kommen würde. So konnte ich genau an der richtigen Stelle zu Boden gehen, um noch im
Augenblick des Stehenbleibens die erste Mutter zu lösen. Meine Hände arbeiteten so rasch und
genau wie menschenmöglich, während ich den Schlagschrauber auf die Radmuttern des Vor-
derrads rammte, sie rausriss und absolut präzise und zuverlässig fünf neue Muttern in die neue
Felge bohrte. Alles das in rund 14 Sekunden. Bei einem Sport, bei dem es auf Sekundenbruchteile
ankommt, entscheidet oft die Schnelligkeit und Fitness der Boxencrew über Sieg oder Niederlage.

Die Arbeit in der Boxengasse ist gefährlich. Man ist dort der Gefahr wehrlos ausgeliefert. Man
kann von anderen Fahrern angefahren werden oder auch vom eigenen Fahrer. Es ist eine kollek-
tive, ständige Mutprobe, bei der jedoch niemand kneift oder ausweicht.

NASCAR war mein Leben. Wer mich zu dieser Zeit besuchte, fand eine Garage voller Trai-
ningsausrüstung vor und eine Küche voller Radmuttern, abgewetzer Handschuhe, Klebeband
für meine Knieschoner und Ölflecken. Die erste Radmutter von meinem Renndebüt in Daytona
habe ich aufgehoben. Sie ist pink, und ich halte sie in Ehren.

Mitglied einer NASCAR-Boxencrew zu sein, war mein ganzer Stolz, aber vor allem sah ich
mich als Vorbild. Ich zeigte damit jungen Frauen, was alles möglich ist, und dass sie zu jeder Zeit
ihr Leben in die Hand nehmen können. Auch in dieser Sportart können Frauen ihren Platz finden.

Die meisten Menschen tragen die negativen und einengenden Stimmen ihrer Kindheit ihr
ganzes Leben mit sich herum. Wie gut, dass ich das nicht tue. Aus meinem Gefühl der Unzu-
länglichkeit heraus fasste ich den Entschluss, Neues auszuprobieren, ungewöhnliche Wege zu
beschreiten und mich selbst nie aufzugeben. Alles, was ich angeblich nicht machen konnte, habe
ich gemacht. Mein Erfolg kommt daher, dass ich mich für mich selbst eingesetzt habe.

Und das ist es, was ich mir von dir wünsche – Einsatz. Mit diesem Buch fordere ich all jene
von euch heraus, die ihre Fitness und ihre Gesundheit zu lange hintangestellt haben. Wenn es
mir gelungen ist, mich vom Sportmuffel zur Sportskanone zu wandeln, kannst du es auch. Ich
helfe dir dabei.

Ich möchte dir gerne beweisen, dass dein Körper dir gehört, und dass nur du bestimmen
kannst, wie er aussieht. Wenn du das willst, dann bekommst du es, aber nicht ohne Anstrengung.
Wenn du auf dem Sofa sitzen und über Crunches nachdenken willst, solltest du lieber ein anderes
Buch lesen und dich mit deinem Körper abfinden. Andernfalls entdeckst du mit mir ein intensives, kurzes und kurzweiliges Trainingsprogramm, das dich unglaublich schnell in Form bringt!

Du bist an jedem neuen Tag dazu imstande, etwas an deinem Leben und an deinem Körper
positiv zu verändern. Es ist ein Entschluss, den du immer wieder bekräftigen musst, indem du
dein körperliches Wohl selbst in die Hand nimmst und für dich selbst sorgst, damit du selbstbewusst dein Leben lebst. Nur du selbst bist dazu imstande, niemand anderes.

Für mein Trainingsprogramm brauchst du keine Vorerfahrung in Sport oder Fitness zu
haben. Ich hatte ja auch keine. Du musst nur den Willen haben, es auszuprobieren und alles zu
geben! Stell dir zwischendurch schon mal vor, wie sexy du in deinen knallengen Jeans, im Bikini,
in kurzen Shorts aussehen wirst – und wie sexy und selbstbewusst dein Spiegelbild sein wird.

Bist du bereit? Dann folge mir.

# DER BADASS-BODY-PLAN

# 1. TEIL

## SO MUSS DER PO

# 1. Der Weg zum Badass-Body

**DU KANNST FROH SEIN,** dass du dir dieses Buch vorgenommen hast, denn ich werde dir darin zeigen, wie man einen strammen Hintern und einen insgesamt schlanken, sexy Körper bekommt – und zwar ohne den üblichen Diätquatsch, ohne Wundermittel und ohne unnötige Übungen. Nix davon. Ich werde den ganzen Blödsinn weglassen und dich in die Form deines Lebens bringen – und dir zeigen, wie du deinen Lebensstil so ändern kannst, dass du auch in Form bleibst.

Ich habe diesen Plan entwickelt, um mein eigenes Essproblem zu lösen und um essen zu können, was ich will. Wer mich kennt, weiß, dass ich Appetit habe. Weil ich so gerne esse, brauchte ich einen Plan, bei dem Genuss erlaubt ist und der trotzdem meinen Körper innerlich und äußerlich so verändert, wie ich es möchte. Also mehr Muskelmasse und weniger Körperfett. Ob das ohne harsche Einschränkungen beim Essen möglich sein würde? Ich war mir nicht sicher.

Ich machte mich an die Arbeit und analysierte verschiedene Ernährungsansätze. Die meisten Diäten, über die ich las, waren lachhaft: zu extrem, einschränkend, superkompliziert und meist kurzlebige Trends. Trotzdem forschte ich weiter. Schließlich nahm ich die besten Elemente bestimmter Ernährungslehren und »frankensteinte« daraus die für mich optimale Kombi. Zugegeben, ich musste noch ganz schön viel rumprobieren, aber das Ergebnis war eine Ernährungsweise, die auf wenig Kohlenhydrate, mehr Fett und viel Eiweiß setzte – und die Raum ließ für »kontrolliertes Schummeln«, sodass meine neuen Essgewohnheiten mit der Realität zusammenpassten. Nach allem, was ich recherchiert hatte, mussten diese Elemente zu erfolgreichem Fettabbau beitragen, falls das gewollt war, sowie zum Aufbau von Muskelmasse – was das war, was ich wollte. Nebenbei stellte ich fest, dass es »Booty Foods«, »Po-Kost« gab, also Lebensmittel, die tatsächlich zum Fettabbau am Unterkörper beitragen. Diese Lebensmittel sind Teil meines Plans.

Natürlich war Essen nicht das einzige Mittel, um einen tollen Po und Körper zu erlangen. Training musste auch eine Rolle spielen, wenn auch nicht die wichtigste. Unser Körper ist mehr als nur eine Verdauungsmaschine. Er ist geschaffen, um zu spielen, sich zu bewegen und das Leben zu erkunden. Wer sich die Freuden und Kräfte nicht gönnt, die aus körperlicher Bewegung entspringen, stürzt sich selbst in einen Teufelskreis aus Motivationsschwäche und Fressattacken.

Noch ein Vorteil: Was ich will, ist keine Diät – sondern eher ein veränderter Blick aufs Essen, besonders auf die drei »Makronährstoffe« Protein, Fett und Kohlenhydrate. Der Badass-Body-Plan ist dazu da, dass du ihn jeden Tag praktizierst und für immer beibehältst – und mit ein paar Änderungen und Portionsanpassungen kann auch dein Partner mitmachen.

Letzten Endes waren die Übungen in meinem Fitnessplan kraftorientiert und so konzipiert, dass sie mehrere Muskelgruppen gleichzeitig aktivierten, besonders in den Oberschenkeln und Pobacken. Die Workouts sind kurz, aber intensiv, sie sollen nicht nur die Muskulatur kräftigen, sondern auch aerobes Training bewirken und dabei berücksichtigen, wie wertvoll deine Zeit ist. Wenn du meinen Ernährungsplan mit dem Training kombinierst, und sei's nur dreimal pro Woche, wird dein Körper einen unglaublichen Transformationsprozess durchmachen.

Ich habe meinen Ernährungsplan und mein Trainingsprogramm an einem Versuchskaninchen getestet: an mir selbst. Mein Körper begann sich zu verändern. Ich wurde schlanker, aber kräftiger und unheimlich definiert. Es gelang mir, am oberen Ende meiner Gewichtsklasse im Gewichtheben zu bleiben. Mein Hinterteil wurde knackig und frei von Cellulite.

Meine CrossFit-Kundinnen wurden darauf aufmerksam. Sie wollten wissen, was ich gemacht hatte, und sie wollten es auch.

Da sich ihre Körper von meinem unterschieden, war mir klar, dass ich den Plan ein wenig anpassen musste. Daher optimierte ich ihn so, dass er zu allen möglichen individuellen Anforderungen passte: zu der Frau, die eine schönere Figur möchte; zu der Frau, die noch nie im Leben etwas Sportliches oder Gesundes unternommen hat; zu der Sportlerin, die ihre Leistung steigern will; und zu derjenigen, die einfach mehr Energie und Wohlbefinden erreichen will. Ich wollte alle mit einschließen und allen so viel wie möglich bieten.

Der Badass-Body-Plan war geboren.

## SO FUNKTIONIERT'S: DIE BADASS-ERNÄHRUNG

Wie oft hast du schon die Frage gestellt: »Sieht mein Hintern darin fett aus?« Ob nun dein Freund, dein Mann oder die beste Freundin Höllenqualen erleiden müssen, während du den ganzen Kleiderschrank bis zur erlösenden Antwort durchprobierst, die Frage ist immer heikel, und bevor du sie überhaupt stellst, weißt du schon, dass dein Hintern so üppig aussieht wie der Jupiter.

Um dein rückwärtiges Spiegel- und Selbstbild zu verbessern, solltest du meinen Badass-Ernährungsplan befolgen. Im Mittelpunkt steht eine einfache, proteinreiche Kost – mit einer Besonderheit: Sie ist etwas fettreicher als die meisten Diäten, die du wahrscheinlich probiert hast. Es gab mal eine Zeit, da war Fett das »F-Wort« – man glaubte, es wäre schlecht für die Figur und für alles andere. Es mag verrückt klingen, aber viele neuere Untersuchungen haben gezeigt, dass Fett als Nährstoff gar nicht der Übeltäter ist. Deine Zellmembranen bestehen zur Hälfte aus Fett, es ist also für die Gesundheit unerlässlich. Fett wird auch zur Aufnahme von fettlöslichen Vitaminen benötigt, etwa von Vitamin A, das zur Proteinverarbeitung beiträgt und damit indirekt zum Muskelwachstum.

Fett zu essen bedeutet nicht, dass man fett wird. Tatsächlich trägt der Verzehr von bestimmten Fetten in der richtigen Menge dazu bei, dass Körperfett abgebaut, Muskelmasse entwickelt, die Gelenke geschützt und das Herz gestärkt wird und dass das Essen besser schmeckt. Also auf den Teller mit dem Fett, und runter damit von der Hüfte!

Mit meinem Ernährungsplan wirst du auch keinen Hunger haben, weil du genug Protein und fettreiche Nahrungsmittel isst. Du wirst dich satt fühlen und nicht ausgehungert. Du wirst sehen und spüren, wie die Kilos dahinschmelzen – zuerst am Bauch, weil dort meist das aus Kohlenhydraten gebildete Fett gespeichert wird, dann am Po, an den Schenkeln und am ganzen Unterkörper.

Mach dich drauf gefasst, dass du von bestimmten Kohlenhydraten ziemlich wenig bekommst. Das muss so sein. Wenn man zu viel Kohlenhydrate zu sich nimmt, steigt der Blutzuckerspiegel, woraufhin das Hormon Insulin ausgeschüttet wird, um ihn wieder runterzudrücken. Dabei wandelt es die verzehrten Kalorien in Fett um und lagert sie ein. Und dieses Fett ist schwer loszuwerden; es bleibt lieber, wo es ist, und verursacht Cellulite. Wenn du merkst, dass du zunimmst, hast du deine Kohlenhydrate nicht richtig eingestellt.

Kein Zweifel: Der Low-Carb-Ansatz funktioniert. Haufen von Forschungsergebnissen zufolge führt die Einschränkung der Kohlenhydrataufnahme zu dramatischem Körperfettabbau. Wenn man mit bestimmten Kohlenhydraten geizt und den Verzehr insgesamt zurückfährt, produziert der Körper weniger Glukose und baut kein Fettgewebe mehr auf. Der Körper greift dann zur Energiegewinnung auf bestehende Fettreserven zurück, sodass man an Gewicht verliert.

Ich unterscheide allerdings zwischen verschiedenen Kohlenhydraten. Ich rate von Nudeln, Getreide, Brot, Crackern, Süßspeisen und verarbeiteten Lebensmitteln ab, besonders von solchen mit Markennamen und langen, kryptischen Zutatenlisten voller chemischer Zusätze. Wenn du so ein Etikett siehst, Finger weg! Aber keine Panik: Wenn solche Kohlenhydrate zu deinem Leben gehören, und du sie nicht missen möchtest, habe ich massenweise tolle Alternativen dafür parat.

Mein Ernährungsplan sieht auch bestimmte Nahrungsmittel vor, die buchstäblich vor Ort am Hintern wirken. Genau, es gibt Nahrungsmittel, die den Po verkleinern, und sie sind ein zentrales Element meines Plans. Ich nenne sie »Booty Foods«. Im Klartext: Fleisch und andere tierische Proteine, Obst, Gemüse und – jawohl – Fette. Nicht gleich weglaufen; ich erklär's! Mit der richtigen Auswahl an Proteinen, Fetten und Kohlenhydraten verbrennst du das Fett, das an verschiedenen Körperregionen eingelagert ist, und zwar so rasch, dass es dich dazu motiviert, dein Idealgewicht zu erreichen. Natürlich isst du außer meiner Po-Kost noch viele andere leckere Sachen, denn der Badass-Body-Plan bietet immer Abwechslung.

Du wirst Frühstück, Mittag- und Abendessen genießen, ebenso die Snacks. Jedes Gericht besteht aus genau den Proteinen, Kohlenhydraten und Fetten, die du brauchst, um die perfekte Figur und den perfekten Po zu erreichen – ob bekleidet oder entblößt, immer göttinnengleich.

Eine Warnung noch: Ich habe mich immer an Regeln gestoßen, wozu dann Ernährungsregeln? Ich werde also ein paar davon brechen. Nur keine Panik. Dieser Plan funktioniert, ich habe ja erlebt, wie er bei allen meinen Klientinnen Körper und Gesäß transformiert hat. Wenn du damit anfängst, sei mutig, sei wacker. Schließlich kommen brave Mädchen bekanntlich nirgendwo hin.

## ICH BIN EIN BADASS!

Verliebt, verlobt, verheiratet. Aber irgendwas dazwischen macht, dass viele Frauen mit deutlich mehr Gewicht vor dem Altar landen, als es ihnen stünde. Meine Klientin Cathy ist ein gutes Beispiel. Ihre Hochzeit rückte näher, es waren noch sechs Monate – genug Motivation, um noch etwas zu ändern.

Cathy begann einen meiner Pläne mit zirka 30 Prozent Körperfett. Sie misst 1,65 Meter und hat eine kurvige, taillierte Figur. Natürlich wollte sie so viel wie möglich abnehmen, um im Hochzeitskleid so schön wie noch nie auszusehen.

Ihre Ernährungsweise war nicht sehr nährstoffhaltig, da Obst und Gemüse kaum vorkamen, also mussten wir alles ändern. Cathy begann, mehr frisches Gemüse einzukaufen, und schmiss den ganzen Fertigfraß weg. Ich machte sie mit proteinreicher Ernährung vertraut und weckte ihren Appetit auf leckere Fette wie Erdnussbutter und saure Sahne. Sie merkte, dass sie bei sechs Mahlzeiten am Tag nie Hungergefühle hatte. Cathy kombinierte die Badass-Ernährung mit meinem Trainingsplan, wobei sie nur dreimal pro Woche trainierte.

Am Ende des ersten Monats hatte Cathy vier ganze Kleidergrößen abgenommen und einen deutlich festeren Po bekommen. Was sie in sechs Monaten erreichen wollte, hatte sie in 30 Tagen geschafft. Nach der Hochzeit behielt sie ihre Badass-Gewohnheiten bei, wurde noch knackiger und blieb weiterhin in Topform.

## SO FUNKTIONIERT'S: DAS BADASS-TRAINING

Möglicherweise hast du momentan gar keine Lust auf Fitnesstraining. Ich kann's verstehen. Ich hab Fitness früher gehasst. Aber ich hab's ausprobiert und bin drangeblieben. Als ich dann gemerkt habe, wie sich mein Körper positiv veränderte, spürte ich, dass ich mir selbst etwas Gutes tat, etwas, das nur ich für mich tun konnte, etwas, das es nicht zu kaufen gab. Ich fühle mich nach jedem Workout, als hätte ich im Lotto gewonnen. Ich weiß, dass ich etwas Positives für mich gemacht habe, und das stärkt mein Selbstwertgefühl. Fitnesstraining verändert auch die körperliche Biochemie. Es regt die Bildung von Wohlfühlchemikalien wie Serotonin und Endorphinen an, sowie von muskulaturfördernden Stoffen wie Wachstumshormonen und Testosteron. Nebenbei bemerkt steigert Fitnesstraining auch die Libido.

Um einen festen Arsch und einen sexy Körper zu bekommen, braucht man die richtigen Übungen und Trainingspläne, und die gibt es hier. So wie du bestimmte Sachen isst, die vor Ort am Po wirken, wirst du auch bestimmte Übungen machen, die vor Ort straffen. Ernährung und Training – eine unschlagbare Kombi. Meinem Trainingsplan entgeht jedoch kein einziger Körperteil, denn es wäre keine gute Idee, nur am Hinterteil zu arbeiten. Man muss überall Fett abbauen, um das Rundum-sexy-Paket zu erhalten. Meine Workouts fordern vollen Körpereinsatz, damit kein Muskel die Chance hat zu kneifen – das macht das Training noch effektiver. Es ist übrigens auch temporeich, eine Bewegung folgt der andern, was den Herzschlag in den aeroben Bereich hebt und irrsinnig Kalorien verbrennt.

Manche Frauen scheuen vor Krafttraining zurück, weil sie Angst davor haben, zu muskulös zu werden. Mach dir darüber keine Sorgen, denn zur Bodybuilder-Figur sind bei Männern die männlichen Hormone ebenso nötig wie das Krafttraining. Wir haben einfach nicht den gleichen Hormonmix. Meine Workouts machen deinen Körper straff und kräftig, packen dir aber keine Muskelpakete drauf.

Du brauchst auch nicht stundenlang zu trainieren. Meine Übungen sind leicht zu verstehen und Schritt für Schritt illustriert und erklärt. Keine Trainingseinheit dauert länger als 20 Minuten, und ich biete Abwechslung und verschiedene Schwierigkeitsstufen für alle, vom absoluten Badass-Küken bis zur superfitten Badass-Göttin.

Wenn du dich gewissenhaft an meinen Trainingsplan hältst, hast du bald einen knackigen, sexy Körper, der in engen Jeans, im Bikini und anderen Klamotten verteufelt scharf aussieht und Köpfe verdreht und buchstäblich den Verkehr lahmlegt. Ungelogen.

## WAS DU BRAUCHST

Vielleicht bist du jetzt ein wenig verzagt oder befangen, weil du schon so viele Abnehmprogramme ausprobiert hast, die nicht funktionierten. Das Wort Diät hängt dir zum Hals raus. Mit Fitnessübungen braucht man dir schon gar nicht zu kommen. Okay, auch das versteh ich. Aber sieh es mal anders.

Denk an deinen ersten Sex. Es war komisch, eine endlose Wurschtelei. Du wusstest nicht so richtig, was passiert. Du wusstest noch nicht mal, ob es dir gefällt. Aber du hast es immer wieder versucht. Nach ein paar weiteren komischen Versuchen mochtest du es. Bald hast du es geliebt.

Tja, mit dem Badass-Body-Plan ist es genau so. Du fängst damit an. Du wurschtelst herum. Du bleibst dran. Du bekommst erstaunliche Ergebnisse, und dann liebst du den Plan. Er wird ein Teil deines Lebens.

Damit es dir leichter fällt, gebe ich dir meine drei S-Wörter des Erfolgs mit auf den Weg: Selbstreflexion, Selbstvertrauen und Selbstdisziplin.

## SELBSTREFLEXION

Selbstreflexion bedeutet für mich, dass man sich ehrlich eingesteht, wo man steht, wo man hinwill und was man überhaupt vom Leben erwartet. Ich rate meinen Klientinnen, Tagebuch zu führen und genau aufzuschreiben, wie sie aussehen wollen und was dafür nötig ist. Um den Prozess in Gang zu bringen, empfehle ich ihnen, mit Visualisierungen zu arbeiten, einem relativ alten Konzept aus der Sportpsychologie, das zur Leistungssteigerung eingesetzt wird. Bevor du mit meinem Plan beginnst, solltest du dir dein gesundes Idealbild vorstellen und es im Tagebuch beschreiben. Entwirf ein Bild, spüre ihm nach und halte es in deinem Bewusstsein fest. Sieh dich selbst im erreichten Idealzustand. Forschungen haben ergeben, dass das Bewusstsein den Körper in Richtung des visualisierten Bildes lenkt. Anders ausgedrückt: Der Glaube versetzt (Fett-)Berge.

Außerdem solltest du die konkreten Ziele notieren, die du erreichen musst, um deine Vision wahr zu machen. Wie viel Gewicht willst du am Ende abgenommen haben? Fünf Kilo? Zehn? Fünfundzwanzig? Oder gerade so viel, dass du dich endlich wieder in die vor Monaten zu eng gewordene Jeans zwängen kannst? Vielleicht geht es dir nicht so sehr ums Abnehmen, sondern darum, deinen oberscharfen Körper in Form zu kriegen. Setz dir deine Ziele ruhig so ehrgeizig, wie du willst. Es geht ja schließlich um dein Leben.

Als Nächstes schreibst du alles auf, was du für die Erreichung deiner Ziele zu opfern bereit bist. Kein Erfolg, der etwas wert ist, wird ohne Opfer errungen. Es ist wichtig, sich klarzumachen, was man will und was man dafür tun muss. Du bist stärker, als du glaubst – du musst nur den Willen haben, dir Mühe zu geben.

Auf meinem eigenen Weg zur Fitness wurde mir sonnenklar, dass ich lieb gewonnene Gewohnheiten aufgeben musste, also das Rauchen, das Trinken und das Essen von fettem und zuckrigem Fraß. Bei dem, was du aufgeben willst, musst du brutal ehrlich sein. Wirst du wirklich kein Fast Food und keine süßen Betthupferl mehr essen? Wirst du den täglichen Cocktail sein lassen? Was ist mit den Softdrinks, die du immer in dich hineinkippst? Wirst du das bewegungsarme Dasein aufgeben? Wirst du Essen nicht mehr als Beruhigungsmittel nehmen, wenn du gestresst bist? Deine schlechten Angewohnheiten stehen dir im Weg. Lass dir von so einer dummen Angewohnheit nicht den Körper versauen, den du haben könntest. Sei dein eigener Chef, setz die schlechten Angewohnheiten auf die Straße und ersetze sie durch gute Gewohnheiten. So wirst du zum Badass.

Auch deine Prioritäten wollen reflektiert sein. Frauen denken immer zuerst daran, sich um andere zu kümmern. Das ist ja nichts Schlechtes, kann aber problematisch werden, wenn man dem eigenen Wohlergehen nicht genügend Wert zuweist, um ihm oberste Priorität zu geben. Wie soll man sich denn richtig um andere kümmern, wenn man sich nicht zuerst um sich selbst kümmert? Prioritäten ändern sich je nach Lage der Dinge; Prinzipien ändern sich nicht. Ernährung und Fitness werden zunächst zu Prioritäten und erfordern bewussten Einsatz; wenn man dann positive Veränderungen an sich wahrnimmt, werden diese Prioritäten zu Prinzipien und zu ganz normalem Alltag.

## SELBSTVERTRAUEN

Selbstvertrauen ist die Überzeugung, dass man in einer bestimmten Situation erfolgreich sein wird. Selbstvertrauen haben wir aber nicht immer von Natur aus, und es kommt und geht. Kaum jemand kommt im Leben an den Gefühlen von Furcht und Selbstzweifel vorbei.

Ich weiß das, weil mein Selbstvertrauen früher gleich null war. Ich rebellierte, weil ich Versagensängste hatte und mich vor dem Urteil anderer fürchtete. Wenn ich mir einfach nie Mühe gab, dachte ich, würde ich auch nie versagen. Damit verarschte ich mich allerdings nur selbst. Erst als ich zu der Überzeugung kam, dass ich mehr verdiente, konnte ich mein Leben ändern. Aber ehrlich gesagt war es mitunter auch schwierig. Große Umwandlungen ebenso. Aber ich wollte unbedingt ein besseres Leben leben, mindestens 80 Jahre alt werden und dann ohne Hilfe auskommen. Ich wollte nicht nur einen tollen Körper – ich wollte langfristige Lebensqualität.

Ich fing mit kleinen Schritten an, nicht mit riesigen, lebensverändernden Sachen. Jedes winzige Schrittchen in die richtige Richtung ergab mehr Gutes, und dazu kam das Selbstvertrauen, das aus diesen Erfolgen erwuchs. Auf diese Weise kannst auch du dein Selbstvertrauen aufbauen.

Wenn du zum Beispiel bisher eine notorische Diätversagerin warst, fehlt es dir bestimmt an Selbstvertrauen. Da helfen nur kleine Schritte. Eine Möglichkeit, damit anzufangen, nenne ich »schichtweises Verändern«. Verändere zum Beispiel erst mal dein Frühstück, indem du morgens etwas Gesundes isst. Sobald du das mit dem Frühstück drauf hast, geht's weiter mit dem Mittagessen, dann mit dem Abendessen. Die Schichten sehen so aus:

**1. Woche:** Du isst die ganze Woche lang ein gesundes Frühstück.

**2. Woche:** Du isst die ganze Woche lang ein gesundes Mittagessen.

**3. Woche:** Du isst die ganze Woche lang ein gesundes Abendessen.

Eine Veränderung nach der anderen, eine Mahlzeit nach der anderen – eben schichtweise. Man feiert lauter kleine Erfolge, und das Selbstvertrauen wächst.

Zuweilen meldet sich bestimmt die Stimme des Selbstzweifels in deinem Kopf mit der Meinung, du könntest etwas Bestimmtes nicht, du würdest sicherlich versagen oder du wärst nicht gut genug. Diese Stimme untergräbt dein Selbstvertrauen. Ich habe selbst immer noch mit dieser kraftraubenden Stimme zu kämpfen, aber ich habe rausgefunden, wie ich sie zum Schweigen bringe. Jedes Mal, wenn ich sie höre, sage ich laut zu mir selbst: »Ich bin es wert!« oder »Ich hab was Besseres verdient!« oder »Ich schaffe das locker!«. Und mein Lieblingssatz: »Ich zeig euch, wer hier das übelste Biest ist!«

Du kannst dir deine Gedanken aussuchen und so deine Emotionen steuern. Du bist von Natur aus imstande, Gedanken, die dich runterziehen, zu löschen. Wenn im Kopf das negative Gebrabbel losgeht, musst du es nur mit einer positiveren Stimme übertönen, zum Beispiel mit »Ich kann das!«, »Heute bin ich stark!«, »Ich bin dankbar für das, was ich habe!« oder »Ich habe meinen Körper und mein Leben im Griff!« Das steigert nicht nur dein Selbstvertrauen und deine Erfolgsaussichten, sondern lässt die negativen Stimmen mit der Zeit auch immer leiser werden, da sie merken, wie wenig Einfluss sie auf dich haben.

Mir ist klar, dass du am Anfang meines Programms möglicherweise noch nicht den festen Glauben hast, dass du deinen Körper und dein Leben ändern kannst. Schon okay! Du musst nicht daran glauben, um damit anzufangen. Aber mit der Zeit wird deine Überzeugung wachsen, spätestens wenn du die ersten Erfolge erfährst und merkst, wie viel mehr Kraft, Energie und Wohlbefinden du jetzt hast. Du wirst felsenfest davon überzeugt sein, dass du besser werden kannst, als du es je warst. Und das wird anderen auffallen.

## SELBSTDISZIPLIN

Selbstdisziplin bedeutet, dass man den Kurs hält – und nicht zwischen tugendhaften Salaten und »Scheiß drauf«-Käsekuchen hin- und herswitcht oder ein, zwei Tage die Woche trainiert und den Rest der Woche auf dem Sofa lümmelt. Der Trick hinter der Selbstdisziplin ist, dass man sie Tag für Tag angeht. Wenn du besser werden willst, dann konzentrier dich darauf, was du heute und nur heute tun musst. Jedes Heute summiert sich – zu einer Woche, einem Monat, einem halben Jahr, einem ganzen Leben.

Was, wenn du rückfällig wirst? Mach dich deswegen nicht fertig. Fang einfach mit der nächsten Mahlzeit oder dem nächsten Workout neu an. Der Trainer meiner Boxencrew sagte immer: »Versagen tun wir alle, man muss nur schnell damit sein und weitermachen.«

Ausschlaggebend ist, wie du mit dem Versagen umgehst. Reitest du drauf herum und lässt dich davon bestimmen? Oder erkennst du an, dass du auch nur ein Mensch bist, ziehst eine Lehre draus und machst weiter? Am besten, du nimmst den Plan sofort wieder auf, übst Nachsicht mit dir selbst und übernimmst Verantwortung für dein Leben.

Wenn du es so angehst, wirst du schneller Erfolg haben. Fitness ist eine alltägliche Gewohnheit, keine Sache für »ab und zu« und »wenn's gerade passt«.

## OKAY … JETZT ZU DEN BONUSPUNKTEN

Wenn ich mit dir fertig bin, wirst du unglaublich fit sein – genau die richtige Mischung aus Wespentaille und Waschbrettbauch, Kurven und Knackigkeit.

Die Erfolge werden dich erfreuen: Bis zu 2,5 Kilo werden schon in den ersten Tagen verschwinden, das Maßband wird bereits schlackern. Teilweise kommt das von der Entwässerung der Muskelzellen – aber das ist gut so. In den Zellen eingelagertes Wasser ist eine der Ursachen für den Schandfleck namens Cellulite. Indem du neben dem Körperfett überschüssiges Wasser, auch bekannt als Aufgedunsenheit, loswirst, verringert sich die Cellulite an Hüften und Schenkeln. Die ersten Pfunde, die du verlierst, sind ausgeschwemmtes Wasser, aber schon nach ein paar Tagen beginnst du, Fett zu verbrennen.

Im weiteren Verlauf kommen noch wichtige Vorteile hinzu, die nicht sichtbar, aber spürbar sind: Ausdauer und Kraft. Die täglichen Verrichtungen bei der Erwerbs-, Haus- oder Gartenarbeit werden weniger anstrengend sein. Du wirst besser schlafen. Dein Sexleben wird sich verbessern, und du wirst mehr Energie für alle möglichen Dinge haben. Und wunder dich nicht, wenn du auf einmal mit einem sexy Hüftschwung rumläufst, weil du auf deinen neuen Look so stolz bist.

Bei meinem Plan geht es aber nicht nur um einen sexy Körper, sondern um eine Art Emanzipation. In Form zu sein bewirkt auch eine positive Geisteshaltung, was wiederum das Selbstvertrauen und das Selbstwertgefühl stärkt. Deine Gedanken werden schärfer sein, und du wirst dich besser konzentrieren können und einen Grad an mentaler Klarheit erleben wie schon lange nicht mehr. Auch wenn du nicht alles steuern kannst, was dir zustößt, kannst du doch über deinen Fitnesslevel und deine Selbstwahrnehmung bestimmen.

Fasse noch heute den Entschluss, besser auf dich selbst achtzugeben, so wie ich es vor Jahren getan habe. Du hast dir deine Chance verdient, das Beste aus dir zu machen. Ergreif sie!

Es ist auch nie zu spät dazu, sich positiv zu verändern. Meine Mutter hat erst mit Mitte fünfzig mit dem Rauchen aufgehört, nach dreißig Jahren. Erst vor ein paar Jahren hat sie mit CrossFit angefangen. Sie ist ein Paradebeispiel dafür, dass man von jedem Punkt aus starten und positive, nachhaltige Veränderungen erreichen kann.

Hast du erst einmal die richtigen Entscheidungen getroffen, wirst du auch dein Leben ändern. Und zwar mit gutem Essen, freudespendender Bewegung und einem vorzeigbaren Hintern als Lohn für die Mühe. Gib dir die Chance, dich selbst zu überraschen!

Als Nächstes gebe ich dir eine kleine Lektion über deinen Allerwertesten – und darüber, wie wir den hartnäckigen Schwabbel wegkriegen.

# 2. Hintenrum schlank

**DARF ICH VORSTELLEN: DEIN ARSCH.**

Vielleicht hast du ihn schon länger nicht mehr gesehen, wo er doch immer hinter dir ist. Oder du hast ihn womöglich mit so einem ganz langen, schwarzen Kleid getarnt. Damit ist es jetzt offiziell vorbei. Du wirst bald den besten, knusprigsten Hintern der ganzen Stadt haben. Und damit solltest du ruhig protzen!

Aber zunächst musst du ein bisschen über die Physiologie deines süßen Arsches wissen – damit du weißt, wie du ihn in Form bringst.

## DIE GESÄSSMUSKELN – DREI IN EINEM

Dein Hintern besteht in Wirklichkeit aus drei Muskeln: dem großen, dem mittleren und dem kleinen Gesäßmuskel (Musculus gluteus maximus, gluteus medius und gluteus minimus). Für mich sind sie die vielleicht coolsten Muskeln des Körpers, zusammen sind sie jedenfalls die größte Muskelgruppe, die du hast. Sie leisten eine Menge Arbeit. Sie helfen beim Treppensteigen, beim Gehen und Laufen, bei Drehungen, beim Sport, beim Hinsetzen und Aufstehen und, ähm, beim Liebe machen.

Aber bei unserer modernen, inaktiven Lebensweise – langes Pendeln, Schreibtischarbeit, Fernsehgucken – bekommen die Gesäßmuskeln nicht das Training, das sie brauchen. Durch diese Unterforderung entstehen Probleme, besonders Rückenprobleme. Wenn die Gesäßmuskeln nicht stark sind, können Rückenschmerzen aufkommen. Und natürlich wird der Hintern hängen!

Egal wie du zu ihm stehst, merk dir eins: Der Po ist eine Muskelgruppe. Und wie alle Muskeln kann man ihn straffen , besonders mit den Übungen in diesem Buch.

## EIN DICKER HINTERN IST UNGESUND

Mit »ungesund« meine ich schlabbrige, formlose Hinterteile, nicht feste, straffe Pos, die zufällig etwas größer sind. Viel Speck auf den Hüften ist ungesund. Ich erklär's gleich.

Wir lagern Fett an verschiedenen Stellen des Körpers ab – der Fachbegriff dafür lautet »Fettverteilung«. Manche Menschen haben eine sogenannte androide Fettverteilung. Das sind die mit dicken Bäuchen, man spricht auch vom Apfeltyp. Diese Menschen sind einem höheren Risiko für schlimme Krankheiten ausgesetzt, darunter Diabetes, Herzleiden und bestimmte Krebsarten.

Die andere Art der Fettverteilung nennt man gynoid oder birnenförmig. Das bedeutet, dass man das meiste Fett an den Hüften, Pobacken und Schenkeln einlagert.

Vor nicht allzu langer Zeit hieß es von Seiten der Medizinexperten, es sei okay – ja sogar gesund –, wenn man untenrum mehr Speck hätte. Diese Art der Fettverteilung stand sogar in dem Ruf, vor Krankheiten, besonders Diabetes und Herzerkrankungen, zu schützen.

Wissenschaft ist ganz schön wankelmütig.

Neuere Forschungen weisen darauf hin, dass der Birnentyp nicht gesünder ist als der Apfeltyp. 2013 veröffentlichten Wissenschaftler des UC Davis Health System im Journal of Clinical Endocrinology and Metabolism eine faszinierende Studie, der zufolge es gesundheitsgefährdend sein könnte, zu viel Speck am Unterkörper zu haben. Der Grund dafür sei, dass das Fett in den Hinterbacken in großer Menge Chemerin ausschüttet und nicht genug Omentin-1. Bei einem Ungleichgewicht dieser Proteine kann es zu chronischer Entzündung und Prädiabetes kommen. Die Studienteilnehmer mit erhöhtem Chemerinspiegel hatten zum Beispiel auch Bluthochdruck, mehr c-reaktives Protein als normal (ein Zeichen für Entzündungen), zu viel Triglyceride, Probleme bei der Insulinverarbeitung und einen niedrigen HDL-Cholesterinwert (das ist das gute Cholesterin). Auch die Teilnehmer mit niedrigem Omentin-1 hatten erhöhte Triglycerid-, Blutzucker- und HDL-Cholesterinwerte. Vereinfacht gesagt bringt der Pospeck also diverse Faktoren durcheinander, die uns vor gefährlichen Krankheiten schützen.

Fett im Unterkörper sorgt noch für ein weiteres Gesundheitsproblem, nämlich Arthrose, eine lähmende Gelenkerkrankung, unter der Millionen Menschen leiden. Jedes zusätzliche Kilo, das du auf Hintern und Hüften mit dir rumschleppst, verschleißt deine Gelenke – der Preis für biologisches Übergepäck ist Arthrose. Diese Erkrankung wird nicht besser, sondern mit dem Alter immer schlimmer.

Das alles klingt nicht gut für dein Herz, für deine Knochen und für deine Gesundheit, es sei denn, du tust was dagegen, indem du dir zum Beispiel einen festen Po verpasst. Nicht nur, dass du dich dann vernünftig ernährst, du wirst auch deinen Gesundheitszustand verbessern und dein Krankheitsrisiko senken. Ein Knackarsch könnte dir tatsächlich das Leben retten!

## MIST! POSPECK IST HARTNÄCKIG

Aus kosmetischer Sicht ist das Frustrierende an den Fettpolstern rund um die Hüften, dass sie dickköpfig und anhänglich sind wie ein Exfreund, der nicht loslassen kann. Aber es gibt einen guten Grund für diese Anhänglichkeit, nämlich die Ernährung neuen Lebens während der Stillzeit. Wenn eine Frau stillt, baut der Körper bereitwillig Fettzellen im Unterkörper ab, um den Energiebedarf des Säuglings zu decken. Unter anderen Umständen gibt sich das Fett unterhalb der Gürtellinie nicht so schnell geschlagen – aber von nun an wirst du das auch nicht tun!

Du musst wissen, dass die Größe der Fettzellen von hormonsensiblen Gebilden auf der Zelloberfläche gesteuert wird, die man Alpha- und Beta-Rezeptoren nennt. Hormone docken an den Rezeptoren an und stimulieren sie dadurch. Wird beispielsweise der Beta-Rezeptor stimuliert, steigert die Zelle die Produktion von Lipase, einem Enzym, das innerhalb der Zelle Fett abbaut. Wird dagegen der Alpha-Rezeptor stimuliert, kommt die Fettverbrennung zum Erliegen. Das Fett bleibt drinnen und macht die Fettzelle noch fetter.

Frauen haben mehr Alpha-Rezeptoren im Unterkörper; Männer haben mehr im Bauch und in der Brustregion. Das Verhältnis zwischen Alpha- und Beta-Rezeptoren auf den Fettzellen bestimmt, welche unserer Körperteile eher Fett abbauen als andere. Überraschung!

Mach dich nicht verrückt, wenn du jetzt glaubst, du hättest mehr Alphas, als du bräuchtest. Durch die Anwendung des Badass-Body-Plans – besonders durch das Krafttraining – kannst du Beta-Rezeptoren aktivieren, ihre Fettverbrennungsrate beschleunigen und deine Alpha-Rezeptoren stilllegen, damit du endlich auch ein Alpha-Weibchen wirst.

## IGITT! PO-FETTZELLEN VERMEHREN SICH

Dein Körper hat ungefähr 20 bis 30 Milliarden Fettzellen. Ein Teil dieses Fettes ist »essenzielles Fett«. Es ist ein struktureller Baustein von lebenswichtigen Organen wie Gehirn, Nervengewebe, Knochenmark, Herz und Zellmembran. Der Anteil des essenziellen Fetts liegt bei Frauen bei 12 bis 15 Prozent.

Wahrscheinlich ist dir die andere Sorte Fett geläufiger: das »Depotfett«. Das ist die Sorte, die wir immer loswerden wollen. Teile des Depotfetts umschließen schützend die Organe. Aber das meiste davon findet sich direkt unter der Haut und bestimmt deine Körperform.

Du hast sicher schon gehört, dass die Fettzellen sich ausdehnen, wenn man zunimmt, und dass sie beim Abnehmen schrumpfen. Das stimmt auch, aber nur bei den Fettzellen in der Bauchregion.

Bei den Fettzellen im Gesäß liegt die Sache anders. Rate mal, was passiert, wenn man Zucker, Fertigfraß und anderen kalorienreichen Dreck futtert und dann den ganzen Tag auf seinem Arsch sitzt. Der Hintern lässt sich neue Fettzellen wachsen! Und die bleiben lebenslang. Ach Mist! Mehr Fettzellen sind genau das, was keiner will.

Das Bevölkerungswachstum in deinem Hintern kannst du aufhalten, indem du gesund isst und auf eine bestimmte Weise trainierst – was dem hartnäckigen Speck ein Ende bereitet.

# Tipp von Christmas

1. Hör auf, deinen Po zu hassen. Nimm dir vor, Sätze wie »Bah, ich hasse meinen Hintern!« oder »Mein Hintern ist zu fett!« nicht mehr zu sagen. Es ist eine kontraproduktive Angewohnheit, die letzten Endes dein Selbstwertgefühl untergräbt. Sich immer wieder negativ über den eigenen Körper zu äußern, ist sehr schädlich und kann deine Entwicklung verhindern. Akzeptiere es, dass und warum dein Körper anders, schön und für dich genau richtig ist.

2. Wehre negative Kommentare mit starken, positiven Aussagen ab (»Meine Schenkel fühlen sich beim Training so stark an!« oder »Herrlich, wie ich meine Hosen und Kleider jetzt ausfülle!«).

3. Häng dir affirmative Sprüche auf. Ich habe welche an allen wichtigen Orten meines Alltags, um mich an meine Ziele zu erinnern und mich auf Kurs zu halten. Zum Beispiel:

*Spruch am Kühlschrank: »Du bist schön! Bleib dran.«*

*Lieblingssprüche am Badezimmerspiegel: »Heute kannst du was ändern!«, »Zeig's ihnen!«*
*und »Tu heute, was andere nicht wollen, dann kannst du morgen tun, was andere nicht können.«*

*Sprüche im Auto: »Schweiß hilft gegen Fett!« und »All das tue ich für mich!«*

4. Gewöhn dich daran, wie du nackt aussiehst und dich fühlst. Putz die Wohnung im Eva-kostüm oder trag beim Autowaschen einen Bikini. Dir fehlt noch der Mut? Dann mach es in einem sexy Negligé. Je mehr Zeit du nackt oder fast nackt verbringst, desto mehr wirst du deinen Körper lieben lernen. Guck dich genau an, wenn du aus der Dusche kommst. Sieh, was sich verändert hat, und freu dich drüber.

5. Bleib dran. Mein Programm tankt dein Selbstvertrauen auf. Nach der ersten Woche wirst du stolz darauf sein, etwas zum Positiven verändert zu haben, beispielsweise ordentlich gefrühstückt und trainiert und die Weichen für die Zukunft richtig gestellt zu haben. Das macht Mut, um in der zweiten Woche noch mehr Veränderungen anzugehen! Gegen Ende des Monats wirst du diese neue, aufregende und erfreuliche Art zu essen, zu trainieren und zu leben mit deinen Freundinnen teilen wollen.

## NIE WIEDER HÄNGEHINTERN!

Eine Sache ruiniert dir garantiert den Po: Diät-Jo-Jo. Das kann dazu führen, dass dein Hintern erschlafft, und das wollen wir doch nicht. Wenn du ständig Diäten anfängst und abbrichst, zerdehnst du zwei wichtige Proteinfasern in der Haut: Kollagen und Elastin, die beide die Haut an deinem Po und auch sonst wo schön straff halten. Wenn du die gleichen fünf, zehn oder mehr Kilo immer wieder ab- und zunimmst, wird der Hintern absacken. Das ist wie mit dem Waschen und Tragen eines Pullovers; irgendwann ist er ausgebeult. Beim Po ist es ebenso. Ständige Diäten verschlimmern das Absacken, fehlendes Training ebenso, denn die Proteinfasern werden dann mehr belastet und reißen eher. Dein Hintern macht sich auf den Weg in den Süden.

Der Badass-Body-Plan ist ein Programm, das du dein Leben lang beibehalten kannst, weil es flexibel ist und sich in seinem Ernährungsangebot nach deinem Fitnesslevel richtet. Sag dem Diät-Jojo auf Nimmerwiedersehen und leiste dir einen hinreißend festen Arsch.

## HEUL! PO-FETT LIEBT CELLULITE

Meine Freundinnen beneiden mich um meine cellulitefreien Schenkel und Pobacken. Sie finden, ich hätte Glück, aber ich sage ihnen: »Das ist nicht Glück, in meinem Stammbaum gibt es jede Menge Cellulite.«

Ich bin mir sicher, der Grund dafür, dass ich keine Cellulite habe, ist, dass ich mich darum kümmere, dass ich cellulitefrei bleibe. Ich glaube an das alte Sprichwort »Man ist, was man isst.«, und ich weiß, dass es auf meine Ernährung ankommt. Ich esse seit Jahren gesund, allerdings mit wohlverdienten Schummelmahlzeiten. Gesund heißt: keine verarbeiteten Lebensmittel, kein Fertigfraß. Das Zeug ist schwerer zu verdauen und verstopft das ganze System; dieser Unfug verursacht Cellulite. Außerdem rauche ich nicht; alles, was die Durchblutung behindert (wie zum Beispiel Tabak), muss man aus seinem Leben streichen. Und ich trinke literweise Wasser, um meinen Organismus durchzuspülen. Wenn ich gut hydriert bin, habe ich auch mehr Energie.

Drei Faktoren tragen zur Cellulitebildung bei: überschüssiges Körperfett, träge Durchblutung und Wassereinlagerung. Diese Faktoren schwächen das Bindegewebe unter der Haut, bis es nachgibt. Wenn das passiert, drückt der Speck gegen die Haut und bildet Dellen. Rund 90 Prozent aller Frauen haben Cellulite, besonders die mit fetten Hinterteilen. Natürlich hasst es jede Frau, Cellulite zu haben. Ich hab noch keine getroffen, die mehr davon will!

Wenn man nichts gegen Cellulite tut, verliert die Haut ihre Elastizität, und die Dellen treten deutlicher hervor. Das Lymphsystem, das schadhafte Zellen, Bakterien und Viren einsammelt und filtert, spielt ebenfalls eine Rolle. Unter normalen Bedingungen entzieht die Lymphe dem Gewebe Flüssigkeiten. Die Cellulite mit ihrem eingelagerten Fett und dem geschwächten

Bindegewebe kann diesen Abfluss blockieren, und die entstehenden Schwellungen verschlimmern die Cellulite.

Das »Wundermittel« dagegen heißt einfach: gesundes Essen mit dem richtigen Verhältnis zwischen Protein, Fett und Kohlenhydraten und dazu Krafttraining. Ein anderes Mittel gibt es nicht – keine Massage, keine Creme, kein Öl, kein Tiegelchen voller Hoffnung. Gäbe es eins, glaub mir, ich hätte es gefunden und allen meinen Kundinnen davon berichtet!

Besonders durch das Krafttraining bilden sich Muskeln, die die Cellulite gewissermaßen wegbügeln. Ohne diese Art des Trainings bleiben die Gesäßmuskeln kraftlos und schlaff. Das Fett setzt sich auf dem Muskel ab und bewirkt den schrumpeligen Anblick, den keiner sehen will!

Glaub mir, Cellulite geht wirklich weg. Ich habe es bei den Frauen, die ich trainiere, gesehen: Wenn sie trainieren und vernünftig essen, verschwindet alles.

## ICH BIN EIN BADASS!

Obwohl sie mit ihren 20 Prozent Körperfett richtig fit war, schämte sich Sarah (40) extrem für die fiese Cellulite an Bauch, Beinen und Po und geriet bei herannahender Strandsaison jedes Mal ins Hyperventilieren. Egal, was sie aß oder wie hart sie trainierte, sie wurde die Dellen einfach nicht los.

Ich gab Sarah einen meiner Ernährungspläne, bei dem nur unverarbeitete Lebensmittel zugelassen waren. Dazu fing sie mein Trainingsprogramm an.

Sarah war motiviert und diszipliniert. Das zahlte sich in mehr als einer Hinsicht aus.

Sie nahm noch einmal fast 5 Kilo ab und reduzierte ihren Körperfettanteil auf 16 Prozent.

Aber das Tollste kommt noch: Nach der dritten Woche war ihre Cellulite weg. Wirklich wahr.

Und das ist noch nicht alles. Sie flüsterte mir zu, dass bei ihr und ihrem Mann im Schlafzimmer mehr abginge als je zuvor. Ihr neugewonnenes Selbstvertrauen und ihre schlanke Figur hatten die Leidenschaft wieder entfacht. Er konnte die Finger nicht von ihr lassen!

## WEG MIT DER CELLULITE ... ICH WILL SPASS!

Willst du endlich loslegen? Dann hol schon mal deine knappen Shorts, und wir machen uns gleich bereit für unser Abenteuer.

# 3. Meine PREP-Erfolgsstrategie

**HUNDERTE MEINER KLIENTINNEN HABEN** mit meinem Programm sofort Erfolg gehabt und kiloweise abgenommen, wenn sie es mit der folgenden Strategie begonnen haben.

Ich nenne sie die PREP-Strategie. PREP ist die Abkürzung für: Photo vom Körper, realistisches Zielgewicht, Ermittlung des BMI und Portionierung. Die PREP-Strategie legt Eckwerte fest, an denen du deinen Erfolg messen kannst, und zeigt dir, ob du deinem Ziel näher kommst. Außerdem hilft sie dir dabei, auf Kurs zu bleiben, falls die Willenskräfte nachlassen. Wenn du diese Methode anwendest, werden dir die kleinen Erfolge reihenweise zufliegen.

Ich weiß, du bist bereit ... also los.

## PHOTO VOM KÖRPER

Mach an dem Tag, bevor du mit dem Programm anfangen willst, mehrere »Vorher«-Fotos deines ganzen Körpers und denk auch an ein »Belfie« (ein »Buttselfie«, ein Foto von deinem Hintern). Fotografier dich von allen Seiten, von vorne, von der Seite und von hinten. Am besten trägst du dabei einen zweiteiligen Badeanzug, wenn du einen hast, und stellst dich vor einen neutralen Hintergrund oder eine weiße Wand. Wenn dich keiner im Badeanzug sehen soll, kannst du die Kamera auf ein Stativ stellen und den Selbstauslöser benutzen. Sonst lass dich von einem Familienmitglied oder einer engen Freundin fotografieren.

Mir ist klar, dass du das wahrscheinlich nicht möchtest und lieber damit warten würdest, bis du fitter aussiehst, aber wenn du erst einmal Veränderungen an dir bemerkst, wirst du dir wünschen, du hättest die Vorher-Fotos gemacht. Glaub mir einfach. Mach die Fotos und versteck sie! Niemand außer dir braucht sie zu sehen.

Diese Bilder sind sehr wichtig für deinen Erfolg. Denn eines der besten Mittel, um auf Kurs zu bleiben, ist, sich den bisherigen Erfolg vor Augen zu halten – Erfolg, der unleugbar ist.

Wenn ich an die Kundinnen aus den letzten Jahren zurückdenke, die die extremsten Erfolge hatten, dann waren es die, die Vorher-Fotos gemacht hatten.

# REALISTISCHES ZIELGEWICHT

Die meisten meiner Kundinnen hassen ihre Waage. Schon beim Anblick des Geräts brechen sie in Schweiß aus. Die Skala entscheidet bei ihnen über die Stimmung des ganzen Tages. Runter: gut; rauf: schlecht. Runter: gesund; rauf: Sie fühlen sich elend. Ich kann das verstehen, und ich halte auch nicht viel davon, sich mit der Waage zu wiegen. Ich halte es aber für wichtig, wenigstens das Gewicht zu wissen, das man vor Beginn des Programms hat. An diesem Wert kann man dann seinen Fortschritt messen. Wenn du dich jedoch regelmäßig wiegen möchtest, dann mach es nur einmal pro Woche.

Aber lass dich von den Zahlen, die die Waage zeigt, nicht steuern oder gar quälen. Dein Gewicht schwankt möglicherweise aufgrund von Harnverhalt, Verstopfung, Natriumzufuhr oder wegen des gestrigen Abendessens oder anderer Faktoren, die nichts mit Gewichtszunahme zu tun haben.

Bevor du also loslegst, bestimmst du dein Startgewicht. Mach es am Morgen, unbekleidet. Notier dir das Gewicht, vielleicht in einem Tagebuch.

Die folgende Tabelle zeigt eine Zielgewichtsspanne für Frauen verschiedener Altersgruppen und Körpergrößen an. Such dir die passende Gewichtsspanne heraus und nimm sie als Zielgewicht.

Na gut, wenn du wie ich die Waage hasst, darfst du sie meiden. Aber dann solltest du deine Fortschritte auf andere Weise überprüfen, etwa indem du abgleichst, wie deine Klamotten sitzen, oder wie du nackt im Spiegel aussiehst. Beide Vergleichsmöglichkeiten werden bald von einer fabelhaften Entwicklung berichten. Dann machst du bestimmt mit den richtigen Sachen weiter und vertraust darauf, dass sie richtig wirken.

## Tabelle 1: Zielgewichtsspannen für Frauen

| Größe | Alter/Gewicht in kg | | | | |
|---|---|---|---|---|---|
| | 20–29 | 30–39 | 40–49 | 50–59 | 60–69 |
| 1,47 | 38–50 | 42–54 | 45–58 | 48–61 | 52–64 |
| 1,50 | 39–52 | 43–56 | 47–59 | 50–63 | 54–67 |
| 1,52 | 41–54 | 44–58 | 48–61 | 52–65 | 56–69 |
| 1,55 | 42–56 | 46–59 | 50–63 | 53–67 | 58–71 |
| 1,57 | 43–58 | 48–62 | 51–65 | 55–69 | 59–74 |
| 1,60 | 45–59 | 49–63 | 53–68 | 57–72 | 61–76 |
| 1,63 | 46–61 | 51–66 | 55–70 | 59–74 | 63–78 |
| 1,65 | 48–63 | 52–68 | 57–72 | 61–76 | 65–81 |
| 1,68 | 49–65 | 54–70 | 58–74 | 63–79 | 67–83 |
| 1,70 | 51–67 | 55–72 | 60–77 | 65–81 | 69–86 |
| 1,73 | 53–69 | 57–74 | 62–79 | 67–83 | 72–89 |
| 1,75 | 54–71 | 59–76 | 64–81 | 68–86 | 73–91 |
| 1,78 | 55–73 | 61–78 | 66–83 | 71–88 | 76–94 |
| 1,80 | 57–76 | 62–81 | 68–86 | 72–91 | 78–97 |
| 1,83 | 58–77 | 64–83 | 69–88 | 75–94 | 80–99 |

**Quelle: Gerontology Research Center, National Institutes of Health**

# LEBST DU WIE EIN BADASS?

Dieser Fragebogen zeigt dir, wie du während des Badass-Body-Programms dein Leben gesünder und besser gestalten kannst. Lies dir die Fragen und die Antworten durch und markiere den Buchstaben, der deiner Antwort am nächsten kommt. Sei ehrlich!

### 1. Wie viel Nachtschlaf gönnst du dir im Durchschnitt?

a) weniger als sechs Stunden

b) sechs bis acht Stunden

c) mehr als acht Stunden

## 2. Wann war deine letzte ärztliche Vorsorge?

a) innerhalb des letzten halben Jahres

b) innerhalb der letzten zwei Jahre

c) weiß nicht mehr

## 3. Wie viele Portionen Obst oder Gemüse isst du am Tag?

a) zwei bis vier

b) fast gar nichts

c) fünf oder mehr

## 4. Wie viel reines Wasser trinkst du am Tag?

a) acht Gläser oder mehr

b) vier bis sieben Gläser

c) drei Gläser oder weniger

## 5. Wie viel Sport treibst du in der Woche?

a) sieben Stunden oder mehr

b) vier bis sieben Stunden

c) drei Stunden oder weniger

## 6. Wie oft isst du proteinreiche Mahlzeiten?

a) einmal am Tag

b) bei jeder Mahlzeit

c) höchstens ein paarmal die Woche

## 7. Wie oft trinkst du Alkohol?

a) gar nicht, oder ein-, zweimal die Woche

b) drei- bis viermal die Woche

c) mindestens siebenmal wöchentlich

## 8. Wie hoch ist dein Körperfettanteil?

a) unter 20 Prozent

b) zwischen 20 und 30 Prozent

c) über 30 Prozent

### 9. Wie schätzt du deine Gestresstheit ein?

a) mittel

b) hoch

c) ich bin selten gestresst; ich kann damit umgehen

### 10. Meidest du Lebensmittel mit Zuckerzusatz?

a) meistens

b) manchmal

c) selten

### 11. Rauchst du?

a) ich will aufhören

b) nie

c) eine Schachtel pro Tag oder mehr

### 12. Hast du einen festen Sexpartner (oder bist abstinent)?

a) ja

b) ja, halbwegs

c) ich habe eher viele Sexpartner

### 13. Wie oft nimmst du illegale Drogen?

a) nie

b) selten

c) mindestens einmal die Woche

### 14. Mit deinem Beruf oder Broterwerb bist du ...

a) einigermaßen glücklich und erfüllt

b) sehr glücklich und erfüllt

c) unglücklich

### 15. Nimmst du dir Zeit für lustige, entspannende oder erholsame Aktivitäten?

a) kaum

b) wenig

c) immer

*1. Die beste Antwort ist c. Acht bis zehn Stunden pro Nacht sind optimal, wenn auch bei vollem Terminplan nicht immer machbar. Versuch neun Stunden zu schaffen – das ist schon richtig gut. Weniger als sechs Stunden Schlaf pro Nacht geht Studien zufolge mit Gewichtszunahme einher.*

*2. Die beste Antwort ist a. Jährliche Vorsorgeuntersuchungen und regelmäßige Zahnarztbesuche sind ein Muss. Eine jährliche Untersuchung kann Probleme dann aufdecken, wenn sie noch behandelbar sind. Regelmäßige Zahnarztbesuche und Zahnreinigungen beugen der fiesen Parodontose vor. Garstige Bakterien können dabei zum Herz vordringen und schlimme Krankheiten verursachen. Also lieber täglich Zahnseide benutzen und zweimal (wenigstens einmal) im Jahr die Zähne reinigen lassen.*

*3. Die beste Antwort ist c. Wenn du täglich eine ausgewogene Mischung aus Obst und Gemüse verzehrst, steigert das deine Abwehrkräfte, fördert deine Verdauung, und hilft dir, dein Gewicht zu halten. Ergänze deine Obst- und Gemüseportionen immer mit etwas Protein und Fett. Diese Kombi sorgt für einen stabilen Blutzuckerspiegel, hält den Hunger in Schach und aktiviert die Fettverbrennung.*

*4. Die beste Antwort ist a. Nach derzeitigem Wissensstand sind zwei Liter am Tag empfehlenswert. Diese Mindestmenge steigert sich, wenn man intensiv Sport treibt oder körperlich anstrengende Arbeit verrichtet. Tee, alkoholische Getränke, Säfte und andere Getränke mit Geschmack zählen übrigens nicht – man braucht Wasser. Als Faustregel gilt, das eigene Gewicht in Kilo durch 30 zu teilen. Heraus kommt, wie viel Liter man am Tag trinken sollte. Wer beispielsweise 66 Kilo wiegt, muss täglich 2,2 Liter trinken, das sind 11 volle Gläser (200 Milliliter). Die Faktenlage ist eindeutig: Je mehr Wasser man trinkt, desto eher nimmt man ab. Ich habe immer meine Lieblingstrinkflasche bei mir, damit ich den Tag über mehr trinke. Mein Ziel ist, sie fünfmal täglich aufzufüllen, dann weiß ich, dass ich genug getrunken habe.*

*5. Die beste Antwort ist a. Ich kann gar nicht genug vom Krafttraining schwärmen. Es wirkt Wunder: Man bekommt einen tollen Körper, kann sein Gewicht halten, hat Energie, sexuellen Appetit, beste Gesundheit und ein langes Leben. Glaub bloß nicht, dass man sich stundenlang abplacken muss. Qualität, nicht Quantität, darum geht es. Ein achtminütiger, intensiver, konzentrierter Workout bewirkt mehr als eine Stunde zu leichtes oder zu unstrukturiertes Training. Auch bei der Fitness ist Abwechslung sinnvoll: Bootcamp, Laufen, Yoga und so weiter. Egal, was du anfängst, es sollte Spaß machen. Je mehr Spaß es dir macht, desto besser ist es für dich!*

*6. Die beste Antwort ist b. Die meisten Menschen essen zu wenig Protein. Protein trägt zur Muskelbildung und Fettverbrennung bei. Es zügelt den Appetit und erzeugt ein Sättigungsgefühl, besonders, wenn man es mit Kohlenhydraten und Fett verzehrt.*

*7. Die beste Antwort ist a. Vielleicht hast du ja gelesen, dass es gut für Herz und Kreislauf ist, mehrmals pro Woche ein Glas Wein zu trinken. Das stimmt, aber es wird auch mit einem höheren Risiko, an Brustkrebs zu erkranken, in Verbindung gebracht. Zu viel Alkohol macht es dir auch schwerer, Körperfett abzubauen, besonders die hartnäckige Cellulite. Hier musst du Vor- und Nachteile abwägen.*

*8. Die beste Antwort ist a. Es geht bei einer gesunden Lebensweise nicht darum, wie viel man insgesamt wiegt, sondern um den Körperfettanteil. Wer unter 20 Prozent Körperfett hat, ist gut in Form. Unter 15 Prozent wird es allerdings heikel. Für Frauen ist das zu niedrig und kann gefährlich werden. Es könnte deinen Menstruationszyklus stören und andere Probleme verursachen.*

*9. Die beste Antwort ist c. Stress erlebt jeder Mensch auf seine Weise, aber niemand ist frei davon. Was zählt, ist, wie man mit Stress umgeht. Was für mich superstressig ist, mag für dich nur leicht nervig sein. Stress bringt den Körper dazu, ein Hormon namens Cortisol auszuschütten. Ein chronisch erhöhter Cortisolspiegel kann zu Fetteinlagerung im Bauch beitragen. Das führt zu Übergewicht, Gesundheitsproblemen und Diabetes. Der Badass-Body-Plan wirkt mit seinem Trainingsprogramm und seiner proteinreichen Ernährung stresslindernd.*

*10. Die beste Antwort ist a. Zucker ist ein viel schlimmeres Nahrungsmittel als Fett, da er eine verheerende Wirkung auf den Stoffwechsel hat, Blutzuckerschwankungen und Fettleibigkeit verursacht. Finger weg!*

*11. Die beste Antwort ist b. Rauchen bringt dich um! Wie ich schon erwähnte, habe ich früher stark geraucht, und daher weiß ich, wie schwer das Aufhören ist. Aber ehrlich gesagt, ist nichts für deinen langfristiges Wohlergehen so wichtig wie das Nichtrauchen. Punkt.*

*12. Die beste Antwort ist a. Sex ist was Wunderbares, aber heutzutage kann er dich umbringen, wenn du ihn nicht safe praktizierst – und am besten mit einem festen Partner.*

*13. Die beste Antwort ist a. Illegale Drogen wie Marihuana, Kokain, Heroin oder Crystal Meth ruinieren deine Gesundheit und dein Leben. Genauso ist es mit dem Missbrauch von Medikamenten, beispielsweise Schmerzmitteln. Setz sie lieber ab.*

*14. Die beste Antwort ist b. Glückliche, optimistische und mit ihrem Leben zufriedene Menschen leben länger und gesünder. Studien über Studien haben dies belegt.*

*15. Die beste Antwort ist c. Es heißt ja nicht umsonst: Arbeit allein macht nicht glücklich. Nimm dir Zeit für die vergnüglichen Seiten des Lebens. Das bringt Körper, Geist und Seele in Einklang. Unternimm was Schönes, denn damit tust du was für dein Glück und deine Gesundheit.*

# NA, WIE HAST DU ABGESCHNITTEN?

☐ **ZEHN ODER MEHR »BESTE ANTWORTEN«**

Gut für dich! An dir können sich alle ein Beispiel nehmen, die ein Gesundheits-Badass werden wollen. Behalte deine guten Gewohnheiten bei. Ändere dich da, wo du noch Fehler machst, und arbeite an dir.

☐ **SIEBEN BIS NEUN »BESTE ANTWORTEN«**

Du bist drauf und dran, ein Badass zu werden, musst aber noch einiges dafür tun. Je nachdem, was du angekreuzt hast, musst du womöglich mehr oder intensiver trainieren, gesundheitsschädliches Verhalten wie Rauchen und Trinken abstellen oder deine Ernährung gemüselastiger gestalten.

☐ **SECHS ODER WENIGER »BESTE ANTWORTEN«**

Mist, du bist noch ein gutes Stück vom Badass-Lifestyle entfernt. Übernimm jetzt die Verantwortung für deine Gesundheit, damit du später die Folgen nicht zu spüren bekommst. Aber, liebes Badass-Küken, ich glaub an dich: Die Tatsache, dass du dieses Quiz tapfer durchgestanden hast, zeugt von deiner Bereitschaft, dich ab jetzt für einen starken und gesunden Körper einzusetzen.

## ERMITTLUNG DES BMI

Eine Waage kann nicht zwischen Muskelmasse und Körperfett unterscheiden. Darum ist es für manche Frauen schwer zu sagen, ob sie wirklich übergewichtig sind. Beispiel: Zwei gleich große Frauen können beide 70 Kilo wiegen, wobei die eine mit 30 Prozent Körperfett fett wirkt, während die andere bei einem Fettanteil von 20 Prozent fit und durchtrainiert aussieht. Mit ihren 70 Kilo ist sie rank und schlank, stark und gesund. Die Zahl auf der Waage ist unwichtig. Wichtig ist die Zusammensetzung ihres Körpergewichts.

Damit ist das Verhältnis zwischen Körperfett und Muskelmasse gemeint. Es ist ein guter Indikator für deinen allgemeinen Gesundheitszustand und verrät einiges über deine Ernährungs- und Trainingsgewohnheiten.

Es gibt einige Methoden zur Analyse der physiologischen Zusammensetzung, von einfachen Tricks bis zu aufwändigen Verfahren. Hier nur einige:

- Bei der **Hautfaltenmessung** misst man das direkt unter der Haut liegende Fett. Dabei wird an bis zu zehn Körperstellen gemessen, wobei Messungen an Bauch, Trizeps, Brust und Oberschenkel meist für ein genaues Ergebnis reichen. Die Hautfaltendicke wird mithilfe verschiedener Messzangen ermittelt, die die Speckfalten vom darunter liegenden Muskelgewebe ziehen. Mit den Messergebnissen wird eine Formel gefüttert, die dann die Anteile an Körperfett und Muskelmasse ausspuckt.

Die Genauigkeit der Hautfaltenmessung hängt davon ab, wie fachkundig sie durchgeführt wird und an wie vielen Stellen. Um ein optimales Ergebnis zu erhalten, solltest du deine Hautfalten durch einen Experten messen lassen, vielleicht durch jemanden im Fitnessstudio oder durch eine Arzthelferin. Lass dich jedes Mal von derselben Person messen. Die Hautfaltenmessung funktioniert übrigens nicht bei starker Fettleibigkeit. Die Messgeräte sind nicht groß genug für die dann vorliegende Hautfaltendicke.

- Mit einer **Bioimpedanz-Waage** kann man sich ganz einfach zu Hause messen. Sie sieht genauso aus wie eine ganz normale Badezimmerwaage und ist für wenig Geld – unter 50 Euro – im Einzelhandel erhältlich.

Man steigt einfach auf die Standfläche, und das Gerät misst augenblicklich die Zusammensetzung des Körpers. Anschließend werden Gewicht, Körperfett, Wassergehalt und Muskelmasse angezeigt. Die Messung erfolgt nach dem Prinzip der bioelektrischen Impedanzanalyse, wobei ein nicht wahrnehmbarer elektrischer Impuls durch den Körper geschickt und sein Weg durch Fett, Muskeln und Wasser vermessen wird. Ein schnelles Signal bedeutet, dass man eine ganz schöne Muskulatur hat. Das liegt daran, dass Wasser Elektrizität leitet, und Muskeln bestehen zu rund 70 Prozent aus Wasser. Fett enthält dagegen nicht so viel Wasser und hat daher eine höhere »Impedanz«, also einen höheren Widerstand.

Solche Waagen sind jedoch üblicherweise nicht sehr genau bei fettleibigen oder sehr dünnen Menschen.

Beim hydrostatischen Wiegen, der genausten Methode zur Feststellung des Körperfettanteils, sitzt man auf einem Stuhl, der an einer Waage hängt. Man atmet aus und wird dann in einen Wassertank getaucht, wo man etwa zehn Sekunden lang den Atem anhalten muss, während das Unterwassergewicht gemessen wird. Die ganze Prozedur wird mehrmals wiederholt. Aus dem Durchschnitt der drei schwersten Messungen wird dann mittels einiger Gleichungen der Körperfettanteil errechnet. Die Methode ist nicht nur umständlich, sondern auch bei Frauen weniger akkurat, da bei uns die Menge der fettfreien Körpermasse (Knochen, Muskeln und anderes Nichtfettgewebe) stärker variiert. Wenn du dich dennoch so vermessen lassen willst, erkundigst du dich am besten bei der medizinischen oder sportwissenschaftlichen Fakultät der nächstgelegenen Uni oder fragst deinen Hausarzt nach Adressen.

- Es gibt noch ein paar **Lowtech-Tests**, die ich empfehlen kann. Einer der einfachsten besteht darin, den Taillenumfang mithilfe eines Maßbands zu ermitteln. Lege dir dazu das Maßband genau über den Hüftknochen um, ohne den Bauch einzuziehen. Das Band sollte aber auch nicht locker sitzen. Wenn die Taille mehr als 90 cm misst, hast du wahrscheinlich zu viel Körperfett und unterliegst einem höheren Risiko für Herzkrankheiten.

  Die Verteilung des Körperfetts lässt sich auch anhand des Taille-Hüft-Verhältnisses einschätzen. Dazu misst du deine Taille mit dem Maßband an der schmalsten Stelle – ungefähr in Nabelhöhe. Dann misst du deine Hüftweite an der breitesten Stelle. Teile nun deine Taillenweite durch deine Hüftweite. Sagen wir mal, du hast eine Taille von 80 Zentimetern und eine Hüftweite von 100 Zentimetern. Das Taille-Hüft-Verhältnis beträgt dann 0,8. Ideal ist ein Taille-Hüft-Verhältnis unter diesem Wert; 0,8 bis 0,85 ist grenzwertig; ein Wert über 0,85 ist ein Risikofaktor für Herzkrankheiten und Diabetes.

- Ansonsten kannst du auch einfach das **Jeans-o-Meter** einsetzen! Schlüpf in deine Lieblingsröhre – vielleicht die, die vor einiger Zeit zu eng geworden ist – und guck, ob sie passt. Du kannst dich nicht reinzwängen? Dann musst du wohl noch Körperfett verbrennen und fitte Muskeln aufbauen.

Aus Expertensicht ist es für die Gesunderhaltung und für ein geringes Erkrankungsrisiko ratsam, einen gesunden Körperfettanteil einzuhalten. Tabelle 2 listet Körperfettwerte auf, die für bestimmte Fitnesslevels erstrebenswert sind. Um gut auszusehen und dich wohlzufühlen, solltest du dich am unteren Ende der jeweiligen Spanne orientieren.

Zum Schluss noch mein persönlicher Rat: Ich weiß, dass einige von euch Zahlen mögen und Genauigkeit schätzen. Wenn du zu dieser Sorte gehörst, dann miss deinen Körperbau unbedingt mithilfe einer Hightech- oder Lowtech-Methode und vergleiche das Ergebnis mit der Tabelle. Ich bin weder Ärztin noch Sportwissenschaftlerin. Ich tu auch im Fernsehen nicht so, als wär ich eine. Aber ich sehe es, wenn jemand zu dick ist. Wenn du wissen willst, ob du einen hohen Körperfettanteil hast, dann mach dich einfach bis auf die Unterwäsche nackig. Ich sag dir, was ich sehe, und zwar ehrlich. Jetzt mal im Ernst: Das kannst du auch selbst.

Tabelle 2: Körperfettanteil bei Frauen

| Körperliche Fitness | Körperfettanteil |
|---|---|
| essenzielles Fett (zur Gesunderhaltung nötiges Minimum) | 10 bis 13 % |
| Sportlerinnen | 14 bis 20 % |
| fitte Frauen (regelmäßig trainierend) | 21 bis 24 % |
| durchschnittliche, leichte Aktivität (noch akzeptabel) | 25 bis 32 % |
| fettleibig (erhöhtes Risiko für Bluthochdruck, Herzkrankheit, Diabetes, Gallensteine, Arthrose und bestimmte Krebsarten) | 32 % und höher |

**Quelle: American Council on Exercise (ACE)**

## PORTIONIERUNG

Beim letzten P der PREP-Strategie geht es nicht so sehr um deinen Körperzustand, sondern um eine figurfreundliche neue Fertigkeit: die Portionskontrolle. Beim Badass-Body-Plan ist das Messen und Wiegen von Nahrungsmitteln sehr wichtig. Damit werden die richtigen Mengen an Protein, Kohlenhydraten und Fett bestimmt, die zur Fettverbrennung und zum Muskelaufbau notwendig sind. Ja, ich weiß. Es klingt furchtbar lästig, und ich biete ja auch einen Ernährungsplan an, der ohne Messen und Wiegen auskommt. Aber wenn du einen sexy Körper willst, und zwar möglichst schnell, dann musst du, das kann ich dir versichern, wenigstens am Anfang etwas mehr dafür tun.

Du brauchst das folgende Zubehör:

- Messlöffel (1 Esslöffel, 1 Teelöffel, ½ Teelöffel, ¼ Teelöffel),
- eine Küchenwaage für alles, was in Gramm gemessen wird.

Nachdem du einmal alle Nahrungsmittel gewogen oder gemessen hast, kannst du deine Portionen dann per Augenschein abschätzen (zum Beispiel im Restaurant), ohne alles auf die Waage packen zu müssen.

# EINE SACHE NOCH: GIB MIR DEIN EHRENWORT

Hier und jetzt sollst du eine ...

## SELBSTVERPFLICHTUNG

... ablegen. Lies diese Selbstverpflichtung durch und setze ein Sternchen neben jedes Versprechen. Dann unterschreib das Ganze mit Ort und Datum. Häng diese Selbstverpflichtungserklärung irgendwo auf, wo du sie jeden Tag sehen kannst. Am Kühlschrank, am Badezimmerspiegel oder im Auto.

_____ Ich bin zu 100 Prozent entschlossen, den Badass-Body-Plan zu befolgen.

_____ Ich werde 21 Tage lang für mich selbst und den Plan »zur Verfügung stehen« und alles tun, was der Plan vorsieht.

_____ Ich werde verlockendes Nasch- und Knabberzeug wegschmeißen und es durch nahrhafte Lebensmittel ersetzen.

_____ Von heute an haben Gesundheit und Fitness bei mir höchste Priorität.

_____ Ich werde Tag für Tag mein Verhalten so ändern, dass es meinem Körper guttut.

_____ Mir ist bewusst, dass der Plan eine neue Lebensweise ist und nicht etwas, das ich nach Belieben tun oder lassen kann.

_____ Mir ist bewusst, dass mir die Fürsorge für meinen Körper meine wertvollste Lebensgrundlage erhält.

Datum: _____ Unterschrift: _____

Diese Selbstverpflichtung für 21 Tage sollte für dich nicht verhandelbar sein – egal, was dazwischenkommt. Nur 21 Tage. Das schaffst du!

Mit 21 Tagen meine ich natürlich nicht, dass du danach aufhören sollst. Ich möchte, dass diese Lebensweise auf lange Sicht für dich zum Alltag wird.

Aber schon nach Ablauf der 21-Tage-Frist wirst du dich über Erfolge freuen können – du wirst dich körperlich und mental besser fühlen und auch besser aussehen. Herzlichen Glückwunsch zum ersten Schritt!

Ich möchte, dass du im Laufe des Programms deinen Erfolg regelmäßig an deinen Eckwerten misst. Hast du abgenommen? Hat dein Körperfettanteil Prozente eingebüßt? Wirkt dein Spiegelbild schlanker? Hast du schon attraktive Muskulatur entwickelt? Hast du deine Portionen unter Kontrolle, wirst du schön satt? Fühlst du dich schon selbstbewusster und stärker?

Jedes Ja als Antwort auf diese Fragen gibt dir einen starken Motivationsschub und macht es dir leichter, den Plan durchzuziehen und dein Leben zu verändern. Sollte deine Willenskraft je schwächeln, musst du dir vor Augen halten, wie weit du schon von deinen Startwerten weg bist, und dass du auf keinen Fall mehr dahin zurück willst.

# 4. Po-Kost

**WIR FRAUEN TUN EINE** Menge für unser Äußeres. Wir zupfen uns die Augenbrauen, färben uns die Haare, enthaaren unsere Bikinizone und tragen Creme und Make-up auf. Aber was unser Inneres angeht, lassen wir uns gerne gehen. Wir führen unserem Körper Dreck zu und lassen ihn durch Bewegungsmangel verkommen.

Ich möchte dies durch den Vergleich mit einem Automotor verdeutlichen. Zucker im Tank macht den Motor kaputt. Mit hochoktanigem Kraftstoff dagegen läuft das Auto länger und schneller. Mit dem Körper des Menschen ist es ebenso: Je besser der Treibstoff ist, den man sich zuführt, desto länger läuft man ohne teure Reparaturen und desto später wird man endgültig aus dem Verkehr gezogen. Auf der Autobahn des Lebens möchte man doch als gepflegter Ferrari mit Superbenzin dahinsausen.

Unser Supertreibstoff ist die richtige Ernährung.

## DARF ICH VORSTELLEN: DIE MAKROS

Falls du sie noch nicht kennst, musst du sie unbedingt kennenlernen: die Makronährstoffe, kurz »Makros«: Protein, Kohlenhydrate und Fett. Alles, was du isst, vom Frühstücksmüsli bis zum abendlichen Steak, besteht aus Makros. Dieses Dreigespann versorgt dich mit in Kalorien messbarer Lebensenergie. Daneben enthält das Essen auch Mikronährstoffe: Vitamine, Mineralien und sekundäre Pflanzenstoffe. Sie enthalten keine Energie, sondern tragen zum Stoffwechsel und zur Verwertung der Makros bei. Ohne Makronährstoffe würden wir verhungern, ohne Mikronährstoffe würden wir Mangelerkrankungen und Gesundheitsprobleme bekommen und schließlich an Fehlernährung sterben.

Bei jeder Mahlzeit und jedem Snack des Badass-Body Plans isst du eine genau ausgewogene Mischung der drei Makros, und dadurch erhältst du auch alle nötigen Mikros. Ich gebe dir im Folgenden einen Überblick.

# PROTEIN

Unter den Makros, die der Körper benötigt, ist Protein der König. Warum? Weil es für den Aufbau und Erhalt sämtlicher Körperstrukturen absolut notwendig ist. Dabei spreche ich nicht nur von der Muskulatur, sondern auch von Bändern und Sehnen, Blutgefäßen, Hirn, Haut, Immunsystem – praktisch von allem. Aufgrund des natürlichen Absterbens alter Zellen wird ständig Protein gebraucht, um sie zu reparieren oder zu ersetzen. Wenn die Ernährung nicht für stetigen Proteinnachschub sorgt, können Körperstrukturen Schaden nehmen.

Protein ist ein erstklassiger Fettverbrenner. Zum Hintergrund: Protein, Kohlenhydrate und Fett werden nach ihrem »thermischen Effekt« bewertet, der sich daran bemisst, wie viele Kalorien zu ihrer Verbrennung nötig sind. Zuckrige Kohlenhydrate und Fette haben eine dreiprozentige Verwertungsrate, das heißt, dass 3 Kalorien nötig sind, um 100 Kalorien davon zu verbrennen. Natürliche Kohlenhydrate wie Obst und Gemüse kommen auf einen Wert von 20 Prozent (zur Verbrennung von 100 Kalorien davon werden 20 benötigt). Protein hat mit 30 Prozent den höchsten thermischen Effekt, daher ist Protein ein Fettkiller.

Das meiste Protein im Badass-Body-Plan ist tierisches Eiweiß. Ich vertrete den Standpunkt, dass tierisches Protein im richtigen Maß ein wichtiger Bestandteil menschlicher Ernährung und eine Voraussetzung für straffen Körperbau ist.

Ich weiß, was du denkst: Wo bleiben die pflanzlichen Proteine wie Bohnen, Hülsenfrüchte, Sojaprodukte und so weiter. Das sind alles akzeptable Proteinquellen, allerdings teilweise kohlenhydratreich oder verarbeitet (Sojaprodukte, Veggie-Burger), was das Muskelwachstum hemmt und auch bei der Bekämpfung von Gesäßspeck und Cellulite hinderlich ist.

Ich gestehe: Ich war selbst acht Jahre lang Vegetarierin, habe aber im Alter von 20 wieder mit dem Fleischessen angefangen und es bisher nicht bereut. Es liegt unter anderem am Fleisch, dass ich überhaupt magere Muskelmasse aufbauen konnte. Also lass mir mein tierisches Protein. Wenn man mir mein Steak wegnimmt, ist das, als würde man mich einsperren.

# KOHLENHYDRATE

Bei den Kohlenhydraten in unserem Essen handelt es sich einfach um Zucker und Stärke. Der Körper verbrennt Kohlenhydrate als Treibstoff. Auch das Hirn wird mit Kohlenhydraten betrieben. Hast du dich schon mal schlapp und launisch gefühlt? Ich schon. Das kommt daher, dass dem Körper die Kohlenhydrate ausgehen. Zu den Kohlenhydratquellen gehören Getreide, Frühstücksflocken, Obst und Gemüse. Sie enthalten essenzielle Vitamine und Mineralien, sowie Ballaststoffe und Pflanzenwirkstoffe, die der Gesunderhaltung und Krankheitsvorbeugung dienen.

Kohlenhydrate gibt es in zwei Formen: einfach und komplex. Einfache Kohlenhydrate finden sich in Obst, Milchprodukten, Brot und vielen industriell verarbeiteten Lebensmitteln. Sie stecken auch in raffiniertem, also weißem Zucker, wie er in vielen Süßwaren vorkommt. Komplexe Kohlenhydrate sind dagegen in Getreide, Kartoffeln, Bohnen und Gemüse enthalten.

Kohlenhydrate können Ärger machen. Isst du zu viel davon, wirst du dick. Wenn wir Kohlenhydrate essen, reagiert der Körper darauf mit der Ausschüttung des Hormons Insulin. Insulin aktiviert Enzyme im Fettgewebe; diese Enzyme sorgen dafür, dass Fett aufgenommen und eingelagert wird. Wenn der Insulinspiegel sinkt, wird Fett freigesetzt und verbrannt. Die schlimmste denkbare Diät bestünde also aus vielen Kohlenhydraten, denn der Körper verarbeitet sie zu Fett in rauen Mengen. Wer bei den Kohlenhydraten zulangt, kann daher nicht erwarten, dass er abnimmt und einen hübschen Knackarsch bekommt.

Ich habe den Badass-Body-Plan so justiert, dass du genügend Energie aus Kohlenhydraten erhältst, allerdings in Mengen, die den Körper im Fettverbrennungsmodus halten. Außerdem werden die Kohlenhydrate mit Proteinen und Fetten optimal ergänzt.

# FETT

Ich liebe Erdnussbutter, und zwar besonders gerne auf meinem Rührei (gar nicht eklig; es schmeckt wirklich toll!). Ich mag auch den Speck, den ich mir gleich neben den Eiern brutzle. Und ich esse hin und wieder schön marmoriertes rotes Fleisch. Klar, manche Experten halten fettarmes Essen immer noch für gesundheitsfördernd und vernünftig, aber das ändert sich gerade.

Ich bin fest davon überzeugt, dass wir alle wieder mehr Fett essen müssen, auch das oft dämonisierte gesättigte Fett. Ich spreche nicht von fettigem Junkfood und künstlichen Transfetten, sondern von Frischfleisch, Nuss- und Körnerpasten, Butter und Sahne. Diese Lebensmittel sind wahre Goldminen an Nährstoffen.

Überrascht? Schau dir mal die Vorteile von Fett an:

1. Fett zügelt den Hunger. Fett hat vor allem den Zweck, dass die Nährstoffe langsamer in den Blutkreislauf aufgenommen werden. Das hat zur Wirkung, dass man sich gesättigt fühlt und dass das Verlangen nach Essen hinausgezögert wird. Wenn du deinen Mahlzeiten und Snacks Fett beigibst, brauchst du weniger Essen, als du glaubst. Fett ist ein natürlicher Appetitzügler!

2. Fett transportiert bestimmte Vitamine. Einige essenzielle Vitamine werden erst durch Fettmoleküle für den Körper nutzbar, als da wären: Vitamin A, D, E und K. Man spricht hier von den fettlöslichen Vitaminen.

3. Fett macht das Essen lecker. Butter schmeckt beispielsweise köstlich auf Gemüse (und natürlich auf Popcorn). Blattsalate und Rohkost werden durch ölige Dressings erst lebendig, und frische Beeren mit Sahne gehören zu den leckersten Freuden des Lebens.

Der Glaube, Fett mache fett, ist ein Irrtum. Es gibt kaum Hinweise darauf, dass die Zufuhr von Fett zu Gewichtszunahme führt. Fett ist kein Fettmacher. Fett brauchst du daher nicht zu fürchten.

## ICH BIN EIN BADASS!

Nach der Geburt ihres ersten Kindes konzentrierte sich Amanda (35) ganz auf ihre kleine Tochter, ihre eigene Fitness und Gesundheit wurden zweitrangig. Zwischen Muttersein, Kochen und Haushalt ließ der hektische Tagesablauf keine Zeit, auf die Linie zu achten. Sie hatte auch zuvor nie Diät gehalten oder Sport getrieben, da war es nur natürlich, dass die Pfunde mehr wurden, besonders an Bauch und Schenkeln. Sie begann sich in ihrem Körper unwohl zu fühlen und versteckte sich in den übergroßen Pullis und T-Shirts ihres Mannes.

Als ihre Tochter zwei wurde, befand Amanda, dass »Ich hab ja gerade ein Baby gekriegt« als Ausrede nicht mehr zog, außerdem wollte sie nicht eine Mutter werden, die mit den Kindern nicht mithalten kann.

Ich empfahl ihr einen Diätplan, der sie Schritt für Schritt an eine bessere Ernährungsweise mit Protein und frischem Obst und Gemüse heranführen sollte. So konnte sie zu einem ausgewogenen Verhältnis zwischen den Makros finden und erfolgreich abnehmen.

Wie erfolgreich? Jetzt kommt's: Amanda nahm in den ersten 21 Tagen acht Kilo ab. Wie cool ist das denn?

Mit das Wichtigste, was sie dabei lernte, war, sich fürs Essen und fürs Training Zeit zu nehmen. Dadurch wurde sie viel glücklicher und mit ihr ihre Familie – und das ist schließlich das Allerwichtigste.

## ECHT SCHRECKLICHE, OKAYE UND PREMIUMMAKROS

Auf die Makros kommt's an, keine Frage. Aber es gibt solche und solche, und manche sind echt schlimm. Ich unterteile die Makros in folgende Qualitätsklassen:

## PREMIUMMAKROS

Hierbei handelt es sich um »vollwertige« Nahrungsmittel im Naturzustand – kein Industriefraß. Auf ihnen klebt kein Etikett mit langer Zutatenliste. Beispiele sind:

**Proteine:** Fleisch (Rind, Schwein, Lamm, Kalb und so weiter), Geflügel, Fisch, Schalentiere, Eier und Eiklar.

**Nicht stärkehaltiges Gemüse:** Brokkoli, Blumenkohl, alle Arten von Paprika, Spargel, Salat und anderes Blattgemüse, grüne Bohnen, gelbe Bohnen, Kohl, Kürbis, Gurken, Tomaten, Radieschen, Zwiebeln, Zucchini und vieles mehr. Diese Nahrungsmittel sind kalorienarm, ballaststoffreich und dabei sehr nahrhaft.

**Obst:** Obst steckt voller Nähr- und Ballaststoffe und liefert dazu noch Energie in Form von Kohlenhydraten für Alltagsaktivitäten und Training. Jede Art von Obst ist als ganze Frucht beim Badass-Body-Plan erlaubt.

**Fett:** Du bekommst von mir in jeder Form dein Fett weg! Fett liefert Energie, unterstützt die Fettverbrennung und schmiert deine Gelenke. Fett macht auch glücklich – es ist ein wunderbarer Stimmungsaufheller. Außerdem signalisiert es deinem Körper, dass du satt bist, und verhindert, dass du dich überfrisst. Die Liste der Fett-Bausteine auf Seite 94 bietet eine reiche Auswahl. Premiumfettquellen wie Nüsse und Saaten sind eine hervorragende Wahl, da sie reich an natürlichen Fetten und Ballaststoffen sind.

In den ersten 21 Tagen solltest du ausschließlich zu Premiumlebensmitteln greifen.

## OKAYE MAKROS

Es gibt einigermaßen gesunde Lebensmittel, die du in Maßen und mit Bedacht essen darfst, die aber bei übermäßigem Verzehr deinen Abnehmerfolg verzögern. Dazu gehören Milchprodukte und stärkehaltige Nahrungsmittel wie Kartoffeln und Getreideprodukte. Es hat zwar gewisse Vorteile, Milchprodukte auf den Speiseplan zu setzen, sie eignen sich gut zum Kombinieren, können aber auch schnell zu Gewichtszunahme führen. Zudem vertragen viele Menschen die in Milch enthaltene Laktose nicht und bekommen Verdauungsprobleme. Die meisten aus Milchprodukten gewonnenen Nährstoffe lassen sich leicht aus anderen Quellen decken, zum Beispiel aus konserviertem Lachs, Brokkoli und grünem Blattgemüse. Was stärkehaltige Lebensmittel angeht: Hülsenfrüchte und Getreide sind zwar gesund, aber sehr kohlenhydrathaltig. Kohlenhydrate pushen den Insulinspiegel. Das sollten wir vermeiden, da Insulin den Fettstoffwechsel beeinflusst und das Fett in die Pölsterchen einlagert. Wenn man Kohlenhydrate in Maßen isst, bleibt das Insulin schön brav.

## ECHT SCHRECKLICHE MAKROS

Egal wie brav wir Frauen gerne sein wollen, ab und zu sind wir eben ein bisschen unartig und rufen den Typen zurück, der zwar ganz bestimmt nicht der Richtige, aber dafür gut in der Kiste ist. Mit den echt schrecklichen Makros verhält es sich ebenso: Sie sind verlockend, aber verhängnisvoll. Ich spreche von Junkfood, von allem, was in Schachteln daherkommt, lange Zutatenlisten auf dem Etikett aufweist, von Fertigfraß, Dosenfleisch, Sojaprodukten (Soja sorgt für Östrogen, ein Zunehm-Hormon), Softdrinks, Alkohol und allem, was Zucker oder Zuckeraustauschstoffe enthält.

Echt schreckliche Makros sind Industrieprodukte. In ihnen stecken Zusatz-, Konservierungs-, Aroma-, Farb- und Süßstoffe sowie verarbeitete Fette, raffinierter Zucker, Natrium und sonstiger künstlicher Dreck. Dein Körper ist einfach nicht dafür gebaut, diese Stoffe zu verarbeiten, und daher machen sie dich dick und ungesund. Deine Muskeln verlangen nach hochwertigem Premiumessen und danken es dir, wenn du sie bestmöglich fütterst. Versorg deinen Körper mit erstklassigem Treibstoff, dann erreichst du erstklassige Fitness und Leistungsfähigkeit.

Andererseits bin ich auch realistisch und weiß, dass man dann und wann Appetit auf Ungesundes bekommt. Das macht nichts. Ich selbst gönne mir ab und an ein Törtchen. Weiter hinten im Buch zeige ich dir, wie man so schummelt, dass nicht gleich der ganze Ernährungsplan kippt. Aber wenn du wirklich Erfolg haben willst, solltest du dir die echt schrecklichen Makros verkneifen.

**PREMIUM**

Fleisch

Gemüse

Obst

Nüsse und Saaten

**OKAY**

Milchprodukte

naturbelassene Getreide und stärkehaltige Lebensmittel

**ECHT SCHRECKLICH**

handelsübliche Markenprodukte mit langen Zutatenlisten und chemischen Zusatzstoffen, auch Brot und Nudeln

Fleischersatzprodukte wie Soja-Burger, Veggie-Burger und Ähnliches

Süßigkeiten (zuckerhaltige Nahrungsmittel nur an Schummeltagen)

Alkohol (nur an Schummeltagen)

# DIE RICHTIGE KOMBINATION

Beim Badass-Body-Plan besteht die »ideale« Mahlzeit aus den idealen Bestandteilen – Protein, Kohlenhydrate und Fett – im idealen Verhältnis. Zu jedem Essen und jedem Snack gehören daher unbedingt alle drei Makros: Protein zur Muskulaturwiederherstellung und -entwicklung, Kohlenhydrate zur Energiegewinnung und Fett zur Appetitzüglung.

Meine Methode der richtigen Makromischung bringt dich auf den Weg zu einem wunderbar definierten, wohlgeformten Körper inklusive Po. Die richtige Kombination aus Makronährstoffen hält den Blutzuckerspiegel in der Spur. Mit einem stabilen Blutzuckerspiegel hast du den ganzen Tag lang reichlich Energie und kannst mehr Körperfett verbrennen. Und wie bereits erwähnt spielt Fett sowohl beim Fettabbau als auch beim Muskelaufbau eine Rolle und trägt nebenbei zur generellen Gesundheit und zum mentalen Wohlbefinden bei.

## EIN WORT ZU PO-KOST ...

Nach einigen grundlegenden Infos zum Nährwert von Protein, Fett und Kohlenhydraten schauen wir uns die Makros jetzt noch einmal unter dem Aspekt der Pofett-Verbrennung an.

Wie gut du deinen Arsch formen kannst, hängt sehr davon ab, welche Makros du im Laufe des Tages zu dir nimmst. Beim Badass-Body-Plan lernst du, bestimmte Makronährstoffe auszuwählen, die den hartnäckigen Speck an Po, Schenkeln, Armen und sonst wo wegbrennen – das nenne ich Po-Kost. Du bekommst eine große Auswahl an gesundem, satt machendem Essen, aber die Po-Kost ist das A und O des Badass-Body-Plans.

## PO-KOST: PROTEIN

Wie jede andere Muskelgruppe braucht auch dein Hinterteil Protein, um strammer zu werden. Um diesen Prozess zu unterstützen, enthalten deine Mahlzeiten ein bestimmtes Maß an Protein. Hier sind die optimalen Proteinquellen.

## FISCH

Meinen Kundinnen empfehle ich in erster Linie Fisch und an zweiter Stelle Geflügel. Ich selbst wechsle bei meinen Mahlzeiten meistens zwischen diesen beiden Fleischarten, weil ich so schlanker bleibe. Fisch gibt sein Protein nach dem Essen langsam an die Muskeln ab. Der Körper bleibt daher rund um die Uhr im Muskelaufbaumodus. Die Omega-3-Fettsäuren von Fischen wie Thunfisch oder Lachs wirken dabei auch fettverbrennend. Fisch hebt außerdem den Spiegel eines Hormons namens Leptin. Das von Fettzellen produzierte Leptin steuert die Fetteinlagerung, indem es den Körper auf Fettverbrennung umstellt.

## HUHN UND PUTE

Geflügel ist eine wunderbare Proteinquelle, die den Aufbau von körperstraffender Muskulatur unterstützt. Besonders Putenfleisch enthält Tryptophan, einen Stoff, aus dem der Körper Serotonin herstellt – eine stimmungsaufhellende, entspannende, stressabbauende Substanz. Wer Pute isst, lässt sich nicht so leicht zu Naschattacken und Stressfutterei hinreißen.

## SCHWEIN

Bitte einen Trommelwirbel: Bei mir darfst du Schweinefleisch essen. Schweinefleisch wirkt fettverbrennend! 2012 bezeugte eine Studie in der Zeitschrift Nutrients, dass Menschen, in deren Ernährung Schweinefleisch die Hauptproteinquelle darstellte, ihre körperliche Zusammensetzung ändern konnten: weg vom Schwabbel und hin zu körperstraffenden Muskeln. Anders gesagt änderte sich ihre Figur zum Besseren: dünnere Taille, schmalere Hüften und Schenkel und insgesamt weniger Körperfett. Jawoll!

## RIND

Aufgepasst, Kuhesser: Ihr braucht euer geliebtes rotes Fleisch nicht aufzugeben. Ihr werdet nicht mit einem T-Bone zwischen den Zähnen sterben. Ich weiß, dass Rindfleisch als fettig verrufen ist und dass viele Menschen es deshalb weglassen. Und es stimmt, Rindfleisch enthält viel gesättigte Fettsäuren. Aber keine Sorge, gesättigtes Fett gehört zur Ernährung, als Zutat für das fettverbrennende Testosteron.

Rindfleisch enthält massig Eisen, und Eisen transportiert den Sauerstoff im Blut zu den Muskeln und den anderen Organen. Und für die Fettverbrennung braucht man eine entsprechende Durchblutung.

Rind steckt außerdem voller weiterer Nährstoffe, die dich in deinem Streben nach dem Badass-Body unterstützen, zum Beispiel die B-Vitamine. Diese Nährstoffe sind an der Reparatur der Muskelfasern nach dem Training, der Produktion von roten Blutkörperchen und der Proteinsynthese beteiligt, alles Prozesse, die Teil des Muskelaufbaus sind. Studien haben gezeigt, dass Menschen, die Rindfleisch essen, mehr abnehmen als solche, die keines essen.

Ein weiterer Pluspunkt: Rindfleisch schützt das Muskelgewebe. Je mehr Muskeln man hat, desto höher der Metabolismus. Die Auswirkung: mehr Fettverbrennung, bessere Gewichtskontrolle. Mehr zu diesem Thema weiter hinten!

Falls dein Arzt dir jedoch zur Zurückhaltung bei gesättigtem Fett geraten hat, solltest du genau darauf achten, was du auf den Grill oder in die Pfanne schmeißt. Meine Lieblingsstücke sind Rolle, Filetspitze, Steaks aus der Blume und 95-prozentig mageres Rinderhack (Tatar). Diese Stücke enthalten generell weniger gesättigtes Fett.

## EIER

Ohne Eier komme ich nicht in den Tag. Ich esse jeden Morgen welche, und zwar mit dem Eigelb, denn das ist reich an Protein, das der Körper leicht aufnimmt. Und richtig zubereitet schmecken sie köstlich.

Zum Eigelb: Viel zu viele cholesteringeplagte Leute schmeißen das Eigelb weg, als wär's Sondermüll. An der University of Connecticut hat man den Cholesterineffekt einer Eierdiät (640 Milligramm zusätzliches Cholesterin am Tag) und einer eifreien Ernährung (0 Milligramm Cholesterin am Tag) bei 25 Männern und 27 Frauen getestet. Das im Eigelb enthaltene Cholesterin führte nicht zu vermehrtem LDL-Cholesterin, der fiesen Sorte, die Herzkrankheit mitverursacht. Fazit: Du kannst Eier wieder in deinem Kühlschrank willkommen heißen.

Eier verbrennen am ganzen Körper Fett, besonders aber Bauchfett. Laut einer Studie von 2009, die im Journal of Nutrition, Health & Aging erschien, erfuhren Menschen, die Krafttraining machten und ihren Eierverzehr steigerten, ziemlich beeindruckende Veränderungen ihres Körperbaus: mehr Muskeln und weniger Fett an Bauch und Beinen. Solche Studien sind genau mein Ding. Ein Hoch auf Eier!

## MOLKENPROTEIN UND KRÄFTIGUNGS-SHAKES

Als Teil einiger meiner Ernährungspläne wirst du ein-, zweimal am Tag meine Kräftigungs-Shakes trinken. Diese Shakes enthalten ein fast schon magisches Protein, das Molkenprotein.

Das aus Kuhmilch gewonnene Molkenprotein ist eine natürliche, vollwertige und unschlagbare Proteinquelle. Ich bin davon so begeistert, weil es mit den Aminosäuren Bausteine für die Reparatur und den Aufbau von Muskeln bereitstellt. Molkenprotein enthält auch reichlich Leucin, eine die Fettverbrennung unterstützende Aminosäure.

Der beste Zeitpunkt, um einen Kräftigungs-Shake zu trinken ist spätestens 10 Minuten nach dem Training, am besten gleich nach dem Workout. Nicht warten! Forschungen haben immer wieder gezeigt, dass die Einnahme von Molkenprotein mit ein paar Kohlenhydraten direkt nach dem Training das Muskelwachstum steigert. Die Kombi aus Molkenprotein und Kohlenhydraten bewirkt, dass der Körper die Aminosäuren besser aufnimmt und den Muskeln zuführt, wo sie das Wachstum fördern.

Bei Lactoseintoleranz ist es in Ordnung, zu einem anderen Eiweißpulver zu greifen, beispielsweise Hanf- oder Erbsenprotein.

### Tipp von Christmas: Die Feinde des Knackarschs

So wie das richtige Essen den Körper zum Verbrennen von Fett bringen kann, können die falschen Lebensmittel beim Fettverbrennungsprozess eine Vollbremsung bewirken. Zu diesen Nahrungsmitteln zählen Zucker, zu viel Natrium (Salz), industriell verarbeitete Lebensmittel (die mit dem bunten Etiketten) und Alkohol. Im Einzelnen:

**Zucker.** Komm runter vom Zucker! Denk dran, das Zeug ist ein echt schrecklicher Makro. Wenn du Zucker oder gezuckertes Zeug isst, verwertet dein Körper ihn als Energie, anstatt dafür die Fettreserven anzubrechen. Damit sabotierst du deine Abnehmversuche. Viel Zucker ist dazu nicht nötig. Selbst ein Stückchen Schokolade stört den Fettverbrennungsprozess und wird im Körperfett eingelagert. Ich meine übrigens alle Arten von Zucker, nicht nur das weiße Rieselzeug. Finger weg von allem, was folgt: Raffinade, Sirup, Honig, Melasse, brauner Zucker, Marmelade, Gelee, Süßigkeiten, Dessert, Speiseeis und Gebäck – alles, was du »süß« nennen würdest, kommt auf die schwarze Liste. Sei ehrlich zu dir selbst.

**Salz.** Ein wenig Salz darf sein, aber zu viel davon verursacht allerlei Probleme, die mit der Gewichtszunahme zusammenhängen. Vor allem bringt Salz den Körper dazu, Wasser einzulagern. Das verfälscht deinen wahren Abnehmerfolg auf der Waage, und es verursacht Cellulite. Zweitens führt übermäßiger Salzverzehr zu Verdauungsproblemen. Wenn dein Verdauungssystem nicht richtig funktioniert, musst du mit Verstopfung und unzureichender Nährstoffaufnahme rechnen. Dadurch verlangsamt sich dein Stoffwechsel, und Fett wird nicht so schnell abgebaut. Daher nimmst du zu.

Den Salzgehalt deiner Ernährung bekommst du am besten in den Griff, indem du verarbeitete und verpackte Lebensmittel meidest und dir angewöhnst, frisches, vollwertiges Essen selbst zuzubereiten. Lass dabei das Tafelsalz weg. Setze stattdessen kreativ Kräuter und Gewürze ein. Sautiere Fleisch und Gemüse in fettfreier, salzarmer Hühnerbrühe oder in Wein oder benutz den Grill.

**Milchprodukte.** Viele Menschen vertragen keine Milchprodukte, da diese Blähungen, Krämpfe oder peinliche »Emissionen« verursachen können. Außerdem führen sie zu chronischen Entzündungen im Körper. Hör auf deinen Körper und lass nötigenfalls die Milchprodukte weg, wenn du diesen okayen Makro nicht verträgst. Mandelmilch ist ein prima Ersatz.

**Alkohol.** Vorsicht mit diesem echt schrecklichen Makro – er ist voller Zucker. Außerdem hebt er den Östrogenspiegel enorm an, was Cellulite verursacht und verschlimmert. Wenn du Alkohol trinken möchtest, zählt er als Kohlenhydrat, sollte sparsam konsumiert werden und mit dem Wissen, dass er den Abnehmerfolg stärker hemmt als alles andere.

# PO-KOST: FETT

Mein Ernährungsprogramm setzt auf zwei Sorten Fett: solches mit gesättigten Fettsäuren und solches mit einfach ungesättigten Fettsäuren (EUFS – ich nenne sie Eufs). Da du zur Förderung des Muskelwachstums hauptsächlich Protein aus tierischer Herkunft essen wirst, wird gesättigtes Fett dabei sein. Jetzt nicht panisch werden, erst zuhören. Gesättigtes Fett ist wichtig zur Aufrechterhaltung des Testosteronspiegels. Testosteron ist ein männliches Hormon, von dem wir Frauen auch ein wenig haben, und das ist gut so. Im Körper unterstützt es die Fettverbrennung und macht uns ein bisschen geiler als sonst – zwei super Gründe, um dieses Hormon zu mögen. Wir sollten uns also mit dem Rohmaterial zum Bau von ein wenig Testosteron versorgen, und dieses Rohmaterial ist gesättigtes Fett.

Was die Eufs angeht, können sie tatsächlich Bauchspeck reduzieren, inklusive des sogenannten viszeralen Fetts, mit dem deine inneren Organe eingepackt sind, und das mit vielerlei Krankheiten in Verbindung gebracht wird, darunter Diabetes, Brustkrebs, Herzleiden und Demenz.

Neuere Studien weisen darauf hin, dass Eufs eher als Muskeltreibstoff verwertet werden als andere Fette. Zudem sind Eufs wie für Sportler gemacht. Sie ersparen den Verbrauch von Muskel-Glykogen zur Energiegewinnung – was bedeutet, dass man länger trainieren und dabei Fett verbrennen kann. Eufs beziehst du aus Mandelmus, Avocados und Nüssen. Vergiss nicht, dass Fett auch füllt und für Sattheit zwischen den Mahlzeiten sorgt. Du hast die Auswahl.

## SPECK

Ohne rot zu werden erkläre ich hiermit Speck zum Diätnahrungsmittel. Ich esse fast jeden Tag Speck oder koche damit. Speck gibt vielen Gerichten einen geschmacklichen Hintergrund. Eine kleine Menge reicht aus. Ich liebe den rauchigen, süßen Geschmack. Als Fettlieferant macht er lange satt. Speck ist eine hervorragende Quelle von gesättigtem Fett, das den Testosteronspiegel stabilisiert. Das funktioniert wirklich. Jetzt gibt es endlich eine Ausrede, um Speck zu essen. Aber unter einer Bedingung: Iss vernünftige Mengen davon und nicht anstelle von Fetten auf pflanzlicher Basis wie Avocados und Nüssen. Speck ist super, aber nicht das richtige Fett, um sich einzig damit satt und zufrieden zu essen.

## NÜSSE

Nüsse sind vollgepackt mit Protein, Vitaminen und Eufs. Vom Prinzip her ein beinahe perfektes Nahrungsmittel. Kombiniert mit einem Protein- und Kohlenhydratlieferant sind Nüsse ein toller Snack. Sie enthalten auch etwas gesättigtes Fett, und damit steckt in jedem knackigen Bissen wahre Fettverbrennungs-Power.

## MANDELMUS

Mein Lieblings-Eufs ist Mandelmus. Alles, was mit Mandeln zu tun hat, finde ich fabelhaft. Mandelmus liefert Mineralien, unter anderem Kalium, das mit dem Schweiß ausgeschieden wird und zur

Verhinderung von Muskelkrämpfen benötigt wird. Ich mixe gern Mandelmus in meinen Basic-Booty-Kräftigungs-Shake. Mandelmus ist für Mahlzeiten und Snacks als Fettlieferant die erste Wahl.

Wenn du unverständlicherweise kein Mandelmus magst, kannst du durchaus Erdnussbutter nehmen – mein Lieblings-Eufs Nummer zwei – oder andere Nusspasten wie Cashew- oder Walnussmus.

## AVOCADOS

Ich glaube, ich könnte ohne Avocados nicht leben. Sie sind eine tolle Eufs-Quelle und enthalten dazu noch viele Ballaststoffe, die nachweislich Schenkel- und Po-Fett vernichten. Mit 3 Gramm Ballaststoff pro Portion gehört die Avocado zu den Früchten mit dem höchsten Ballaststoffanteil.

Daneben liefern Avocados auch noch andere essenzielle Nährstoffe, darunter Kalium für den Elektrolythaushalt, Vitamin C für die Immunabwehr und die Zellreparatur, Vitamin E für Antioxidantien und die Blutkörperchen, Vitamin B6 für die Hirnfunktion und die Bildung von roten Blutkörperchen und Magnesium für die Muskelkontraktion.

Die großartige Avocado ist darüber hinaus ein Bauchspeckvernichter – das ist wissenschaftlich belegt. Ein besseres Allround-Körperformungs-Nahrungsmittel findet man einfach nicht, und schon gar keins, das so vielseitig ist – man kann sie einfach so essen oder nach unzähligen Rezepten zubereiten.

## PO-KOST: KOHLENHYDRATE

Du weißt es, ich weiß es: Low-Carb-Diäten sind kein Zuckerschlecken. Mit dem Badass-Body-Plan gehst du zunächst auf Kohlenhydratentzug, aber schon nach kurzer Zeit lässt das Verlangen nach. Dein Körper wird sein Fett zur Energiegewinnung nutzen. Natürlich kannst du bestimmte Kohlenhydrate essen, auch Obst, was bei Low-Carb-Diäten normalerweise verboten ist. Du kannst auch Gemüse genießen und sogar bestimmte stärkehaltige Kohlenhydratlieferanten wie Süßkartoffeln. Ich habe genügend Obst und Gemüse eingeplant, damit du nicht zum Opfer unbarmherziger Gelüste nach Süßem und Stärkehaltigem wirst.

---

### Tipp von Christmas: Auch keine künstlichen Süßstoffe!

Künstliche Süßungsmittel machen mich echt sauer. Sie machen nämlich fett – sogar die gelegentliche Cola light. Süßstoffe lösen viele der Reaktionen aus, die auch Zucker auslöst, da die Rezeptoren auf der Zunge und im Magen nicht zwischen echtem und vorgetäuschtem Zucker unterscheiden können. Sie tricksen also das Gehirn aus, sodass es nach noch mehr Süßem und

Zucker giert, und bringen den Blutzuckerspiegel durcheinander. Außerdem ist unser Körper nicht dazu gemacht, Chemikalien und andere künstliche Inhaltsstoffe zu verarbeiten. Wenn man welche aufnimmt, weiß der Körper nichts damit anzufangen. Also packt er die rätselhafte Chemikalie in Fett und lagert sie irgendwo ein, wo man sie eher nicht haben will.

Einer der schlimmsten Süßstoffe ist Aspartam. Wenn Aspartam im Darm abgebaut wird, entsteht Methanol. Methanol wird unter anderem in Frostschutzmittel und Raketentreibstoff verwendet. Der Körper zerlegt es in verschiedene Abbauprodukte, darunter Formaldehyd, ein krebserregender Stoff, mit dem Bestatter Leichen einbalsamieren. *Geht's noch?*

## OBST

Iss Obst. Es gibt so viele Nachweise dafür, dass Obst als Teil der Ernährung zur Gewichtsabnahme und zum Sättigungsgefühl beiträgt. Obst ist Mutter Naturs Naschzeug und das Beste, was du essen kannst, um deinen naturgegebenen Jieper auf Süßes zu besänftigen. Es liefert reichlich Ballaststoffe und sorgt in meinem Ernährungsplan für einen ausgewogenen Kohlenhydratanteil.

Eine meiner Lieblingsfrüchte ist der Apfel. Ich esse fast jeden Tag Äpfel zum Frühstück, weil sie langsam verbrennende Früchte sind, also ihre Energie über einen längeren Zeitraum hinweg abgeben. Das liegt daran, dass sie Pektin enthalten, eine Ballaststoffart, die langsam verdaut wird und die Gewichtsreduktion antreibt. Pektin verhindert, dass Traubenzucker schnell vom Körper aufgenommen wird, und vermeidet dadurch die Fetteinlagerung und das Verlangen nach Zucker.

Orangen werden schneller verwertet, enthalten aber mehr Nährstoffe, unter anderem eine Riesendosis Vitamin C, das den Körper beim Einsatz von fettverbrennenden Hormonen unterstützt. Außerdem lässt Vitamin C das hautstraffende Collagen entstehen, stärkt das Bindegewebe unter der Haut und beugt so der (Achtung, kein Wortspiel) Orangenhaut vor. Orangen haben darüber hinaus harntreibende Eigenschaften. Sie tragen dazu bei, dass das eingelagerte Wasser, das den Delleneffekt bei Cellulite verstärkt, ausgeschieden wird.

Beeren sind ganz kohlenhydratarm und reich an fettverbrennenden Ballaststoffen. Studien zufolge bringen sie den Körper auch dazu, Insulin besser einzusetzen. Insulin ist ein Hormon, das Fetteinlagerung begünstigt, deshalb sollte es nicht untätig im Blut rumhängen, ohne seine Aufgabe zu erledigen (nämlich Traubenzucker als Energieträger den Zellen zuzuführen). Dein Körper reagiert vielleicht nicht so empfindlich auf Insulin, das zur Umwandlung von Zucker in Energie beiträgt.

Die in den Beeren enthaltenen Nährstoffe regen die Fettzellen dazu an, Leptin zu bilden und abzugeben. Außerdem enthalten Beeren das für den Muskelstoffwechsel und die Fettverbrennung wichtige Carnitin. Es gibt eine große Auswahl an Beeren, von Himbeeren über Erdbeeren bis zu Brombeeren – alle sind superlecker.

Kommen wir zu den Trauben. Diese natürlichen Süßigkeiten werden oft verteufelt. Kritiker behaupten, dass Trauben zu viel Zucker enthalten, um in einem Abnehmprogramm von Nutzen zu sein. Ich bin anderer Meinung. Forschungen haben gezeigt, dass Trauben einen hohen Gehalt an einer bestimmten Art von Antioxidantien besitzen, den Phenolen. Diese steigern die Thermogenese im Körper, also die Wärmebildung nach dem Essen. Die Wärme steigert den Kalorienverbrauch und die Fettverbrennung. Meines Erachtens sind Trauben also Fettverbrenner. Was macht es da, dass sie ein bisschen mehr Zucker enthalten als anderes Obst? Wenn die perfekte Diät im wirklichen Leben funktionieren soll, gehören Trauben auf jeden Fall dazu!

Wo wir gerade beim Thema Obst sind, sollte ich anfügen, dass Fruchtsäfte nicht erlaubt sind. Fruchtsäfte zischen wie nix durch den Verdauungstrakt; was an Zucker und Kohlenhydraten darin enthalten ist, wird wahrscheinlich als Fett eingelagert. Dagegen verlangsamt der Verzehr von ganzen, naturbelassenen Früchten die Abgabe von Zucker in den Blutkreislauf. Dieser Zucker wird eher nicht in Fettform weggepackt, besonders nicht, wenn man dazu Protein und Fett isst.

---

### Tipp von Christmas: Bohnen sind verboten

Du fragst dich vielleicht, warum meine Diät keine Bohnen und sonstigen Hülsenfrüchte vorsieht (zumindest nicht in den ersten 21 Tagen). Hülsenfrüchte sind zwar sehr gesund, enthalten aber Lektine, die als sehr bedenkliche Stoffe gelten. Lektine können die Wirkung von Hormonen nachahmen – eine Nebenwirkung, die zu Gewichtszunahme führen kann. Außerdem enthalten Hülsenfrüchte Enzymblocker, die dem Körper die Proteinverdauung verbocken. Was wir ja nicht wollen, weil Protein so ein fabelhafter Fettverbrenner ist.

---

# GEMÜSE

Von bestimmten Gemüsesorten kannst du so viel essen, wie dir lieb ist: grünes Blattgemüse wie Spinat, Brokkoli, Kopfsalat und jede Art von kalorienarmem Gemüse. Einiges spricht dafür, dass Gemüse das dickmachende Östrogen in Schach hält, sodass dein Hintern sich nicht noch mehr ausbreitet. Dafür sind im Gemüse enthaltene schützende Stoffe verantwortlich. Grüngemüse enthält viel Vitamin A, welches die Immunabwehr unterstützt, den Cholesterinspiegel senkt, Diabetes vorbeugt, zum Gewichtsabbau beiträgt und Verdauungsprobleme bekämpft.

Grünes Blattgemüse enthält viel Kalzium, ein Mineral, das dich schlank hält. Kalzium beschleunigt die Gewichtsabnahme, indem es die Bildung von Calcitriol hemmt, einem Hormon, das Zellen zur Fettproduktion anregt. Iss also Salat, so viel du willst. Sorge mit Grünkohl, Pak Choi und anderen Blattgemüsen für Abwechslung. Langweil dich bloß nicht mit Eisbergsalat zu Tode (der sowieso kaum Nährstoffe enthält)!

Wissenschaftler vermuten, dass die in Obst und Gemüse enthaltenen Antioxidantien eine wichtige Rolle im Kampf gegen Bauchspeck spielen. Zu diesen Antioxidantien gehört das in Möhren und Kürbis enthaltene Beta-Karotin und das in Orangen und Erdbeeren vorkommende Vitamin C.

---

### Tipp von Christmas: Ballaststoffe, Östrogen und dein Po

Sollte dein Po größer sein, als dir lieb ist, könnte es sein, dass du reichlich Östrogen im Körper hast. Östrogen fördert die Ablagerung von Fettzellen an Hintern und Schenkeln – und gilt als übelster Verursacher von Cellulite.

Eine ballaststoffreiche Ernährung senkt den Östrogenspiegel, indem sie dieses Dickmacherhormon über den Verdauungstrakt aus dem Körper befördert. Ballaststoffreich bedeutet streng genommen rund 26 Gramm Ballaststoffe am Tag – diese Menge bewirkt nachweislich den Abbau von Fett im Unterkörper. Genügend Ballaststoffe bekommst du, indem du viel Obst und Gemüse isst. Beides ist Teil meines Ernährungsplans.

Es gibt Nahrungsmittel, die den Östrogenspiegel heben – und deinen Hintern dicker machen. Dazu gehören Sojabohnen und Sojaprodukte, Tofu und Tempeh, die alle viel Östrogen enthalten. Alkohol hat dieselbe Wirkung. Lass die Finger von dem Zeug, wenn du einen Badass-Body willst.

---

## EXTRAS

Aus Kokosmilch und gutem Molkenproteinpulver mixe ich mir meinen Kräftigungs-Shake. Den trinke ich nach meinen intensivsten Workouts – meistens drei- oder viermal in der Woche –, um die Fettverbrennung und Muskelbildung anzuregen.

Du brauchst auch keine Angst vor fadem Essen zu haben. Bei dieser Diät kannst du unbegrenzt Kräuter und Gewürze verwenden, solange wenig Salz und kein Zuckerzusatz enthalten ist. Lass die Finger von den meisten Fertigsaucen, trockene Gewürzmischungen sind allerdings immer erwünscht.

Du kannst auch Datteln zur Befriedigung deines Naschbedürfnisses einsetzen. Datteln sind zuckersüß und dabei mit das Gesündeste, was du verputzen kannst. Sie bestehen aus mehr als 60 Prozent natürlichem Zucker und enthalten dazu noch Proteine, Ballaststoffe, Stärke und Fett. Die Vitamine A, B und C stecken außerdem mit drin. An Mineralien enthalten Datteln Eisen, Natrium, Kalzium, Schwefel und Phosphor. Datteln sind darüber hinaus harntreibend und verhindern Aufgedunsenheit. Iss bloß nicht zu viel davon: Eine oder zwei am Tag reichen aus, um die innere Naschkatze im Zaum zu halten. In deiner Makronährstoffbilanz zählen sie als Kohlenhydrate.

---

## Tipp von Christmas: Po-Kost auf einen Blick

Hier ist eine Liste mit Po-Kost. Häng sie an einem Ort in der Küche auf, wo du sie im Blick hast, und schau immer drauf, wenn du Mahlzeiten planst.

**PROTEIN**
Fisch
Huhn
Pute
Schwein
Rind
Eier
Molkenproteinpulver

**FETT**
Nüsse/Saaten
Nussmus/Saatmus
Avocados

**KOHLENHYDRATE**
grünes Blattgemüse
Gemüse
Äpfel
Beeren
Orangen
Trauben

---

## VON KÜHEN LERNEN, HEISST SIEGEN LERNEN

Bei einer großen Auswahl an Zutaten wirst du sechsmal am Tag zu essen bekommen: drei Mahlzeiten und drei Snacks – in anderen Worten, du wirst »grasen«. Es ist erwiesen, dass man durch Grasen, also durch über den ganzen Tag verteilte Kalorienaufnahme, schlank und fit bleibt, weil weniger Nahrung in Fett umgewandelt wird. Das Journal of the American College of Sports Medicine hat eine nette kleine Studie veröffentlicht, der zufolge die Teilnehmer, die viele über den Tag verteilte Mahlzeiten aßen, weniger Körperfett hatten als diejenigen, die den Großteil ihrer Kalorien beim Abendessen zu sich nahmen. Der Körper kann nur eine bestimmte Menge Essen auf einmal verarbeiten. Wenn man also zu viele Kalorien auf einmal isst, wird der Überschuss womöglich als Fett weggepackt.

Lass möglichst keine der sechs Essenszeiten aus. Wenn du länger als fünf Stunden nichts isst, reagiert der Körper unter Umständen, als wäre er am Verhungern, auch wenn du weißt, dass es bald Essen gibt. Der Körper »denkt« aber anders und fährt den Stoffwechsel runter, um Kalorien zu sparen. Bei der nächsten Mahlzeit speichert der Körper diese Kalorien dann womöglich als Fett ab, weil er sich für die nächste Hungerphase mit Vorräten versorgt. Daher solltest du grasen und dir zwischen den Hauptmahlzeiten etwas genehmigen.

Sechs Mahlzeiten kannst du zeitlich nicht unterbringen? Bei gequetschtem Terminkalender sind auch drei Mahlzeiten möglich. Wie, das zeige ich dir später. Der Badass-Body-Plan ist flexibel.

Po-Kost und optimale Makros schalten den Körper automatisch auf Fettverbrennung um, unterstützen dich beim Abnehmen und verleihen dir einen hammermäßig sexy Arsch. Wenn du noch nicht weißt, wie und wann du sie essen sollst, keine Sorge. In den folgenden Kapitel erfährst du's.

## Tipp von Christmas: Kaffee

Kaffee darfst du trinken, aber nur zu bestimmten Zeiten. Kaffee ist ein Appetitzügler, daher solltest du ihn nach dem Essen trinken – ich will ja, dass du isst. Trink eine Tasse, aber bis zur nächsten Mahlzeit nicht mehr als das. Auch nach 15 Uhr solltest du keinen Kaffee mehr trinken, denn er kann dich wach halten. Ich will, dass du gut schläfst, weil du dich im Schlaf erholst und für den nächsten Tag Energie tankst. Außerdem führt Schlafentzug zu Problemen bei der Gewichtsabnahme, weil schlechter Schlaf sich negativ auf die Hormone auswirkt, die die Fettverbrennung steuern. Kaffee wirkt dazu noch harntreibend und kann dem Körper daher wichtige Nährstoffe entziehen.

Wenn du Kaffee trinkst, dann trink ihn schwarz, ohne Zucker, Milch oder Sahne. Zucker kann abhängig machen, und Sahne gilt als Fett. Fett ist zwar erlaubt, aber Kaffeesahne kann die für den Tag vorgesehene Menge an Fett erhöhen.

Um optimale Ergebnisse zu erzielen, solltest du den Konsum von Kaffee und anderen koffeinhaltigen Getränken möglichst einschränken.

## 2. TEIL

# LASS ES HINTER DIR

# 5. Schritt für Schritt zum fertigen Menü: dein persönlicher Ernährungsplan

**SPECK AB- UND MUSKELN** aufbauen muss Spaß machen! Aber Diäten eilt viel zu oft der Ruf voraus, langweilig, vorhersagbar und fade zu sein statt lecker und abwechslungsreich. Nicht bei mir. Du wirst viele verschiedene leckere Sachen essen – sechsmal am Tag. Wenn du deinem Körper oft und gut zu essen gibst und nicht auf dem Arsch sitzt und tütenweise Kekse inhalierst, wird er es dir auf wunderbare Weise danken. Los geht's.

Im ersten Teil habe ich dir die Grundlagen meines Programms gezeigt – wie und warum es funktioniert, wie das Verhältnis von Protein, Kohlenhydraten und Fett sein muss, wie wichtig Po-Kost ist und welche Ergebnisse du erwarten kannst. Jetzt ist es für dich an der Zeit, die Sache in Gang zu bringen, indem du deine Mahlzeiten planst, dich richtig ernährst und von Tag zu Tag wichtige Veränderungen in deinem Leben anstößt.

Ich bitte dich, das Programm zunächst einmal 21 Tage lang gewissenhaft zu verfolgen, wenn du wirklich Gewicht verlieren, Muskeln dazugewinnen und körperlich fitter werden willst. Das sind nur drei Wochen deines Lebens! Nach den 21 Tagen kannst du Bilanz ziehen. Wie fühlst du dich, wie siehst du aus? Sitzt deine Kleidung besser? Hast du abgenommen? Wie steht's mit deinem Energielevel? Freust du dich über die Veränderungen, die in deinem Körper stattfinden?

Nach 21 Tagen kannst du das Ernährungsprogramm sicherlich etwas lockerer angehen und lernen, wie du im Speiseplan hin und wieder »schummeln« kannst. Du kannst auch die drei Wochen so oft wiederholen, bis dein Körper und dein Po so schön sind, wie du es dir gewünscht hast. Ich sage es deutlich: *Wenn du weiterhin den strengen und strikten Weg gehst, kommst du zu optimalen Ergebnissen, und zwar schneller.*

Ich wette, du wiederholst die drei Wochen. Warum? Weil du dich so gesund, energiegeladen und geistig lebendig fühlen wirst wie schon lange nicht mehr. Und es wird dir gefallen, wie du aussiehst.

Der Badass-Body-Plan ist eine Lebensweise, nicht nur eine Diät. In den ersten drei Wochen lernst du, dich ausgeglichen zu ernähren und Nahrungsmittel zu wählen, die gut für dich sind. Danach kannst du dieses Wissen in neue, lebenslange Essgewohnheiten umsetzen. Das Programm ist für dein ganzes Leben konzipiert, nicht nur für drei Wochen davon.

Wieso ich mir so sicher bin? Mir haben viele Menschen, die mein Programm absolviert haben, berichtet, dass sich schon die Erfolge der ersten Woche fantastisch anfühlten und dass sie dank diesem wirkungsvollen Ernährungs- und Trainingsprogramm mit jedem Tag schlanker und straffer wurden.

Gib dir selbst die Chance, es zu schaffen. Du verdienst es, und ich weiß, dass dir die Auswirkungen so sehr gefallen werden, dass du dich auch langfristig an den Plan halten wollen wirst.

Hau rein!

## SCHRITT 1: Entscheide dich für einen Plan

Jede Frau kommt mit ihren ganz eigenen Bedürfnissen und Zielen zu mir, und deshalb habe ich den Ernährungsplan für vier verschiedene Diät-Typen individualisiert: Es gibt den Minimal-Plan, den Abnehm-Plan, den Zuwachs-Plan und den Halte-Plan. Ich beschreibe sie dir im Einzelnen.

## DER MINIMAL-PLAN

Dieser Plan ist aufs Wesentliche reduziert, soll den Einstieg erleichtern und möglichst einfach sein. Anders als bei den anderen Plänen musst du dein Essen nicht wiegen oder messen. Durch Wiegen und Messen kommst du zu viel besseren Ergebnissen, aber wenn du dich damit noch nicht abgeben willst, empfehle ich dir, mit dem Minimal-Plan zu beginnen.

Er ist flexibel konzipiert und für diejenigen gedacht, die erst einmal einen Zeh in den Pool meiner Ernährungsweise stecken und ihre Portionen schätzen wollen. Du wirst dabei abnehmen, aber nicht so schnell und effektiv wie bei einem anderen Plan. Wie viel Muskulatur du aufbaust, hängt dabei von deinen Trainingsgewohnheiten ab. Je mehr du trainierst, desto mehr Muskeln wirst du zulegen. Bei diesem Plan isst du ausschließlich Premiumnahrungsmittel.

**Wähle den Minimal-Plan, wenn mindestens eines dieser Kriterien auf dich zutrifft:**

- Du möchtest hauptsächlich dein Körperfett reduzieren.
- Du willst die Sache lieber flexibel angehen und deine Portionen nicht messen oder wiegen.
- Du bist nicht sicher, ob du den Abnehm-, Zuwachs- oder Halte-Plan machen sollst. Wenn du findest, dass kein Plan so richtig zu dir passt, dann fang mit dem Minimal-Plan an.

# DER ABNEHM-PLAN

Der Abnehm-Plan ist streng darauf ausgerichtet, dass du von Anfang an Veränderungen zu sehen und zu spüren bekommst. Er funktioniert für diejenigen, die schnell ihren Extraspeck loswerden wollen. Um die besten Ergebnisse zu erzielen, musst du dein Essen wiegen und messen. Wunder dich nicht, wenn du in 30 Tagen sieben Kilo oder mehr abnimmst.

Der Abnehm-Plan hat von allen Plänen den geringsten Fettgehalt und damit auch die geringste Kalorienzahl. Daher räumt dein Körper seinen »Vorratsspeicher« schneller als bei den anderen Plänen. Es ist der ideale Plan, um sich für den Strand und die Sommermonate eine Bikinifigur zuzulegen.

Wie beim Minimal-Plan stehen auch beim Abnehm-Plan Premiumnahrungsmittel auf der Speisekarte – pure, natürliche Lebensmittel. Nebenbei ist der Plan hervorragend für Sportler geeignet, die für ihre Sportart eine bestimmte Gewichtsgrenze unterschreiten müssen.

**Wähle den Abnehm-Plan, wenn mindestens eines dieser Kriterien auf dich zutrifft:**

- Dein Körperfettanteil liegt bei 40 Prozent oder mehr, oder du hast mehr als 15 Kilo Übergewicht.
- Du pflegst eine bewegungsarme Lebensweise mit sitzender Berufstätigkeit und sehr wenig Sport.
- Du trainierst zwar, aber meistens nicht intensiv und höchstens dreimal die Woche.
- Du musst aus gesundheitlichen, kosmetischen oder sportlichen Gründen schnell abnehmen.
- Dein Ziel ist es, den Körperfettanteil schnell zu senken, ohne viel Muskelmasse zuzulegen.

## DER HALTE-PLAN

Vielleicht bist du deinem Wunschgewicht schon nahe und möchtest noch etwas Muskelpracht und einen Knackarsch dazu. Wenn das nach deinem Geschmack ist, solltest du den Halte-Plan befolgen. Er ist so konzipiert, dass dein Körperfett minimal bleibt. Du isst sauberes, vollwertiges Essen mit etwas mehr Abwechslung und Auswahl. Du musst deine Portionen wiegen und messen.

Dieser Plan ist auch für Frauen gedacht, die sich kurvige, sexy Muskeln zulegen wollen. Bei ihnen kann es sein, dass ihr Körper zwar auf der Waage gut aussieht, aber nackt vor dem Spiegel eine schlechte Figur macht, irgendwie teigig und ohne jegliche Definition. Als Dünnfette (wie ich eine war) kannst du durchaus mehr Fettzellen am Leib haben als manche deiner übergewichtigen Freundinnen.

**Wähle den Halte-Plan, wenn mindestens eines dieser Kriterien auf dich zutrifft:**

- Dein Körperfettanteil liegt zwischen 20 und 30 Prozent.
- Du trainierst drei- bis siebenmal die Woche, meist mit höherer Intensität.
- Du möchtest Körperfett abbauen.
- Du möchtest deine Muskelmasse schneller steigern als beim Abnehm-Plan.

## DER ZUWACHS-PLAN

Dieser Plan eignet sich für diejenigen, die an Muskelmasse zulegen wollen, also beispielsweise für Bodybuilderinnen in der Massephase oder für Marathonläuferinnen oder Triathletinnen, die bereits intensiv trainieren.

Beim Zuwachs-Plan bekommst du am meisten zu essen. Davon wirst du nicht dick, sondern baust die magere Muskelmasse auf, die du für dein gewünschtes Aussehen oder deine angestrebte Leistung brauchst. Zudem hast du eine breite Auswahl an Lebensmitteln. Das Wiegen und Messen ist für den Erfolg des Plans unerlässlich.

## Wähle den Zuwachs-Plan, wenn mindestens eines dieser Kriterien auf dich zutrifft:

- Du hast einen Körperfettanteil von weniger als 15 Prozent.
- Du bist sehr aktiv und befolgst einen intensiven Trainingsplan.
- Du trainierst mindestens zwei Stunden am Tag (mindestens zehn Stunden pro Woche).
- Du hast deinen idealen Körperbau fast erreicht, möchtest aber noch mehr Muskelmasse zulegen.
- Du möchtest deinen Körperfettanteil halten oder steigern.
- Du möchtest deine Muskelmasse schneller steigern als beim Abnehm- oder Halte-Plan.

In der Praxis des Badass-Body-Plans kann es sein, dass du mehrere oder sogar alle einzelnen Ernährungspläne durchläufst, je nachdem, welche Ziele du dir steckst und wie sich dein Körper verändert. Wenn du mit dem Abnehm-Plan beginnst und deinem Wunschgewicht nahe kommst, kannst du beispielsweise zum Halte-Plan übergehen. Oder wenn du sehr aktiv bist und sexy Muskeln draufpacken möchtest, kannst du den Zuwachs-Plan befolgen. Das ist das Schöne an diesem Programm: Du kannst es dir passend zu deinen Zielen und zu deinem Wunschkörper individualisieren.

Ich zum Beispiel befolge inzwischen meistens den Halte-Plan, da ich meinen Wunschkörper erreicht habe und sehr aktiv bin. Als ich jedoch für die NASCAR trainiert habe, bin ich zum Zuwachs-Plan übergegangen, um mich ausreichend mit Treibstoff zu versorgen und meine Leistungsfähigkeit zu pushen. Ich hatte jeden Tag zwei Trainingseinheiten oder Boxenstopp-Drills, jeweils zwei Stunden lang, und dazu noch mein normales Training. Ich brauchte mehr Essen für den Energiebedarf, den ich als Boxenmechanikerin hatte. Der Zuwachs-Plan unterstützte mich beim Muskelaufbau, beim Halten meines Körperfettanteils und bei der Leistungssteigerung. Als ich bei der NASCAR aufhörte, machte ich mit dem Halte-Plan weiter.

Für das CrossFit-Training und die Wettkämpfe wechsle ich zwischen verschiedenen Plänen, wie dir ein Blick in meinen Kalender weiter unten verrät.

Für einen Gewichthebe-Wettkampf auf nationaler Ebene habe ich zwei Wochen lang den Abnehm-Plan befolgt. Dadurch konnte ich mein Gesamtgewicht senken und in einer bestimmten Gewichtsklasse antreten. Der Abnehm-Plan reduzierte das Körperfett, ohne die Muskelmasse zu vermindern, und brachte mich so zu meinem idealen Wettkampfgewicht. Im August mache ich dann den Minimal-Plan, nachdem ich den größten Teil des Jahres über zu Trainings- und Wettkampfzwecken streng zu mir war.

# Tipp von Christmas: Zwölf Christmas-Monate

*Wie ich zwischen den Plänen hin- und herspringe*

Im Laufe eines Jahres setze ich alle vier Ernährungspläne ein. Als Sportlerin richte ich mich dabei nach meinen Wettkampfzielen. So sieht ein typisches Jahr aus:

**Januar:** Halte-Plan. Ich bereite mich auf die Qualifikation für die CrossFit Open vor, möchte für den Wettkampf aber nicht zu viel Masse zulegen, um schnell und kräftig zu sein. Ich mache normales Training und dazu noch Gewichtheben – sowie etwas spezielle Wettkampfvorbereitung.

**Februar:** Wegen der Qualifikationswettkämpfe befolge ich entweder den Halte- oder den Zuwachs-Plan, je nach Trainingserfordernis. Ich trainiere fünf- oder sechsmal pro Woche, dazu noch Wettkampfvorbereitung.

**März:** Zuwachs-Plan. Mein Ziel ist es, an Kraft und Muskelmasse zuzulegen. Ich trainiere fünf- bis siebenmal pro Woche, insgesamt etwa 10 bis 15 Stunden.

**April:** Ich wechsle zwischen Zuwachs- und Halte-Plan, bei Bedarf auch Minimal-Plan.

**Mai:** Für die CrossFit-Regionalmeisterschaften mache ich den Halte-Plan. Damit kann ich schnelle Leistungen erbringen, ohne zu schwer zu sein.

**Juni:** Halte- und Minimal-Plan. Ich trainiere fünf- bis siebenmal pro Woche, insgesamt etwa 10 bis 15 Stunden.

**Juli:** Um mich auf die CrossFit Games und die US-Meisterschaften im Gewichtheben vorzubereiten, befolge ich einen Monat lang den Abnehm-Plan. Nach den Wettkämpfen mache ich möglicherweise mit dem Minimal-Plan weiter und trainiere etwas weniger.

**August:** Minimal-Plan. Ich entspanne und genieße den Rest des Sommers, ohne mein Essen zu wiegen und zu messen. Aber ich halte mich an mein System und esse ausgewogen. Ich trainiere in nur einem CrossFit- oder Bootcamp-Kurs, laufe oder mache Yoga. Insgesamt trainiere ich vier- bis sechsmal die Woche. Ich gehe nicht ans Limit, sondern suche Abwechslung und genieße das Training.

**September:** Halte-Plan. Ich lege wieder los und esse für den Kraftzuwachs. Mein Trainingsplan umfasst immer noch vier bis sechs Einheiten pro Woche, aber ich steigere die Intensität.

**Oktober:** Zuwachs-Plan. Ich habe die seit August eventuell dazugekommenen Pfunde wieder abtrainiert. Mein Ziel heißt jetzt Muskelaufbau. Ich erhöhe meine Trainingseinheiten auf fünf pro Woche zu je anderthalb Stunden. Ich hebe schwere Gewichte, trainiere meine Ausdauer und mache Hot Yoga.

**November:** Ich mache drei Wochen lang den Abnehm-Plan, um ohne Kraftverlust in meine Gewichtsklasse zu gelangen. Mein Training läuft zwei Wochen vor dem Wettkampf langsam aus. In der Wettkampfwoche befolge ich den Halte-Plan, um meine Kraft zu erhalten.

**Dezember:** Halte-Plan. Jetzt geht es auf die American Weightlifting Open zu. Nach diesem Wettkampf mache ich bis Januar den Minimal-Plan.

Wie du siehst, ist der Badass-Body-Plan flexibel und passt sich deinem Körper und deinen Zielen an – das ganze Jahr über, das ganze Leben lang. Es muss nicht immer alles ganz exakt sein, aber wenn man hin und wieder einen der Pläne streng befolgt, bleibt man auch beim Minimal-Plan bei den richtigen Maßen.

## MEIN PERSÖNLICHER BADASS-BODY-PLAN

Ich starte mit folgendem Plan: _____

## SCHRITT 2: Finde heraus, wie viel du essen solltest

Deinen Wunschkörper zu erschaffen, ist wie ein Haus zu bauen. Du brauchst ein starkes Fundament und stabile Wände; Marmor-Arbeitsflächen und glitzernde Armaturen bringen überhaupt nichts, wenn das Haus fast zusammenfällt.

Das Fundament meiner Diät besteht aus Premiummakros mit ein paar okayen Zutaten, sowie richtig zubereiteter, nährstoffreicher Po-Kost. Wenn du mit diesen Zutaten erst einmal ein Fundament gelegt hast, kannst du anfangen, die Wände hochzuziehen – dazu verwendest du Nährstoffkombinationen, die ich »Bausteine« nenne.

Ein Baustein besteht aus einer bestimmten Menge Protein, Kohlenhydrate und Fett und wird zur Zusammenstellung deiner Mahlzeiten eingesetzt. Bei jeder Mahlzeit und jedem Snack isst du eine bestimmte Menge an Bausteinen. Die Anzahl hängt von folgenden Faktoren ab: 1) dem Diätplan, den du befolgst, Minimal-, Abnehm-, Zuwachs- oder Halte-Plan; und 2) deinem Körperbau, gemessen an deiner Körpergröße. Überleg mal: Eine Frau, die 1,77 Meter misst, braucht sicherlich mehr Essen als eine, die 1,57 Meter groß ist. Du kannst den Ernährungsplan ganz leicht an deine individuelle Körpergröße anpassen.

So bestimmst du deine Größenklasse:

Körperbau 1: 1,47 bis 1,57 Meter

Körperbau 2: 1,58 bis 1,68 Meter

Körperbau 3: 1,69 bis 1,78 Meter

Körperbau 4: 1,79 bis 1,83 Meter

Körperbau 5: 1,84 Meter und darüber

Tabelle 3: Die Anzahl der täglich zu essenden Bausteine ist wie folgt:

| Körperbau | Minimal-Plan | Abnehm-Plan | Halte-Plan | Zuwachs-Plan |
|---|---|---|---|---|
| Körperbau 1 | siehe Seite 102 | 8–12 Bausteine | 9–13 Bausteine | 11–14 Bausteine |
| Körperbau 2 | siehe Seite 102 | 11–14 Bausteine | 11–15 Bausteine | 13–17 Bausteine |
| Körperbau 3 | siehe Seite 102 | 12–15 Bausteine | 13–17 Bausteine | 14–18 Bausteine |
| Körperbau 4 | siehe Seite 102 | 13–16 Bausteine | 14–18 Bausteine | 16–19 Bausteine |
| Körperbau 5 | siehe Seite 102 | 15–20 Bausteine | 16–20 Bausteine | 17–22 Bausteine |

Die Speisepläne werden anhand dieser Tabelle zusammengestellt. An das System muss man sich erst gewöhnen, aber es geht dann schnell in Fleisch und Blut über – und ermöglicht langfristige Veränderungen bei den Ernährungsgewohnheiten.

Nichts, was von Wert ist, kommt ohne Mühe. Die meiste »Arbeit« macht dieses Programm während der Vorbereitung. Nach ein paar Tagen ist der Badass-Body-Plan dann außerordentlich leicht zu verstehen und anzuwenden.

# MEIN PERSÖNLICHER BADASS-BODY-PLAN

Mein Körperbau ist _____.

Pro Tag esse ich _____ Bausteine.

## ICH BIN EIN BADASS!

Die 26-jährige Allison war immer ein »grobknochiges« Mädchen und fand sich schon früh damit ab. Sie hatte viele Diäten und Ernährungsweisen ausprobiert. Manche funktionierten, aber sie flog jedes Mal wegen irgendwelcher Einschränkungen und Schwierigkeiten aus der Kurve. Allison beschloss, einen meiner Kurse zu besuchen, weil sie wusste, dass meine Diätpläne an die individuelle Körpergröße angepasst werden.

Allison sagte mir Folgendes: »Der Kurs war toll! Ich habe endlich sinnvolle Mittel gefunden, um meinen Körper in den Griff zu bekommen. Schon nach einer Woche hab ich mich so viel besser gefühlt! Ich hatte bei der Arbeit mehr Energie und geistige Klarheit. In den ersten paar Wochen habe ich 10 Kilo abgenommen.«

Am Ende konnte Allison ein Gewicht und eine Physiologie erreichen, mit der sie sich bei ihrer Körpergröße selbstbewusst, sexy und gesund fühlte.

Sie sagte zu mir: »Mit deinem Programm hab ich den Körper entdeckt, der immer schon in mir steckte – und das, ohne zu hungern.«

## SCHRITT 3: Bestimme, wie viele Bausteine du bei jeder Mahlzeit isst

Die Hauptmahlzeiten und Snacks bestehen aus mehreren Bausteinen, wobei es oft auch Spielraum gibt. Meistens planst du deine Mahlzeit mit dem unteren Grenzwert der Spanne. Aber wenn du Hunger hast, kannst du die Anzahl der Bausteine bis zur Obergrenze erhöhen. Anhand von Tabelle 4 kannst du bestimmen, wie viele Bausteine du zum Frühstück, zu Mittag und Abend und zu den Snacks isst:

Tabelle 4: Bausteine pro Mahlzeit

## ABNEHM-PLAN

| Mahlzeit | KÖRPERBAU 1 | KÖRPERBAU 2 | KÖRPERBAU 3 | KÖRPERBAU 4 | KÖRPERBAU 5 |
|----------|-------------|-------------|-------------|-------------|-------------|
| Anzahl der Bausteine | | | | | |
| Frühstück | 1–3 | 2–3 | 2–3 | 2–3 | 3–4 |
| Snack | 1 | 1–2 | 1–2 | 1–2 | 2–3 |
| Mittag | 2–3 | 2–4 | 2–3 | 3–4 | 3–4 |
| Snack | 1 | 2 | 2 | 2 | 2–3 |
| Abend | 3 | 3 | 3–4 | 4 | 4–5 |
| Snack | 0–1 | 1 | 1 | 1 | 1 |
| Gesamt | 8–12 | 11–13 | 12–14 | 13–16 | 15–20 |

## HALTE-PLAN

| Mahlzeit | KÖRPERBAU 1 | KÖRPERBAU 2 | KÖRPERBAU 3 | KÖRPERBAU 4 | KÖRPERBAU 5 |
|----------|-------------|-------------|-------------|-------------|-------------|
| Anzahl der Bausteine | | | | | |
| Frühstück | 2 | 2–3 | 2–3 | 2–4 | 3–4 |
| Snack | 1 | 1–2 | 2–3 | 2 | 2–3 |
| Mittag | 2–4 | 3–4 | 3–4 | 4–5 | 4–5 |
| Snack | 1–2 | 2 | 2 | 2 | 2 |
| Abend | 2–3 | 2–3 | 3–4 | 3–4 | 4–5 |
| Snack | 1 | 1 | 1 | 1–2 | 1 |
| Gesamt | 9–13 | 11–15 | 13–17 | 14–18 | 16–20 |

## ZUWACHS-PLAN

| Mahlzeit | KÖRPERBAU 1 | KÖRPERBAU 2 | KÖRPERBAU 3 | KÖRPERBAU 4 | KÖRPERBAU 5 |
|---|---|---|---|---|---|
| Anzahl der Bausteine | | | | | |
| Frühstück | 2–3 | 3–4 | 3–4 | 3–4 | 3–5 |
| Snack | 1 | 1 | 2 | 2 | 3 |
| Mittag | 2–3 | 3–4 | 4–5 | 4–5 | 3–5 |
| Snack | 2 | 2 | 2 | 2 | 2 |
| Abend | 3–4 | 4–5 | 3–4 | 3–4 | 4–5 |
| Snack | 1 | 1 | 1 | 2 | 2 |
| Gesamt | 11–14 | 14–17 | 14–18 | 15–19 | 16–22 |

## MINIMAL-PLAN

Beim Minimal-Plan werden alle Mahlzeiten, Frühstück, Mittag- und Abendessen sowie Snacks aus einer Premiumprotein-, einer Premiumkohlenhydrat- und einer Fettquelle zusammengestellt. Bausteine gibt es nicht, nur die Kombination der drei Makronährstoffe. Die Minimal-Speisepläne und ihre Zusammensetzung werden ab Seite 102 näher beschrieben.

## SCHRITT 4: Mach dir die Makrozusammensetzung der Bausteine klar

Je nachdem, ob du den Abnehm-, Zuwachs-, Halte- oder Minimal-Plan verfolgst, unterscheidet sich die Zusammensetzung der Bausteine ein wenig. Ein Beispiel:

Die Makronährstoffzusammensetzung eines Bausteins im **Abnehm-Plan** ist wie folgt:

- **1 Baustein =**
- 7 Gramm Protein
- 5 Gramm Kohlenhydrate
- 1,5 Gramm Fett

In Zutaten ausgedrückt besteht dieser Baustein aus:

- 1 großen hartgekochten Ei (7 Gramm Protein)
- 5 mittelgroßen Erdbeeren (5 Gramm Kohlenhydrate)
- 3 ungeschälten Mandeln (1,5 Gramm Fett)

Die Makronährstoffzusammensetzung eines Bausteins im Zuwachs- oder Halte-Plan ist wie folgt:

- 7 Gramm Protein
- 5 Gramm Kohlenhydrate
- 4,5 Gramm Fett (ALLERHÖCHSTENS, das heißt, diese Menge macht dich satt und glücklich, aber mehr ist nicht drin. Wenn nötig, kannst du weniger essen, aber nicht mehr.)

In Zutaten ausgedrückt besteht dieser Baustein aus:

- 1 großen hartgekochten Ei (7 Gramm Protein)
- 5 mittelgroßen Erdbeeren (5 Gramm Kohlenhydrate)
- 9 ungeschälten Mandeln (4,5 Gramm Fett)

## MEIN PERSÖNLICHER BADASS-BODY-PLAN

Bei meinem Plan besteht jeder Baustein aus _____ Gramm Protein, _____ Gramm Kohlenhydraten und _____ Gramm Fett.

### SCHRITT 5: Plane Kräftigungs- und Sättigungs-Shakes ein

Als Teil meines Programms kannst du dir Kräftigungs- (wenn angezeigt) und Sättigungs-Shakes gönnen. Jede Sorte Shake hat ihren eigenen Zweck, aber beide werden dich deinem Ziel näher bringen.

Kräftigungs-Shakes sollten direkt nach dem Training eingenommen werden. Dein Körper schuftet ganz schön beim Training. Muskelgewebe wird zerstört. Nährstoffe gehen drauf. Muskeltreibstoff wird verfeuert. Muskelhormone werden verbraucht. All das muss ziemlich schnell nach dem Workout erneuert und aufgestockt werden.

**Also her mit dem Kräftigungs-Shake:** Trink deinen Shake direkt nach dem Training. Dadurch wird alles, was du verbraucht hast, wieder aufgefüllt. Es ist wissenschaftlich erwiesen, dass die Einnahme eines Kräftigungsgetränks – aus Protein und Kohlenhydraten gemischt – nach dem Training für ein Hormonmilieu sorgt, das die Muskelbildung und die Fettverbrennung begünstigt. Insbesondere wird die Bildung von Hormonen wie dem Wachstumshormon, Testosteron und den Schilddrüsenhormonen angeregt, wenn man seinen ausgepowerten Körper mit diesen wichtigen Nährstoffen auflädt. Dabei ist das Timing entscheidend.

Die Kräftigungs-Shakes enthalten allerdings kein Fett. Fett behindert die Aufnahme von Protein und Kohlenhydraten. Da diese Makros jedoch so schnell wie möglich in die Muskeln gelangen sollen, sind meine Kräftigungs-Shakes fettfrei. Ab Seite 245 findest du köstliche Rezepte.

Ein Sättigungs-Shake ist eine satt machende Mixtur aus Protein, Kohlenhydraten und Fett. Er ist dazu da, ein Frühstück, ein Mittag- oder Abendessen oder einen Snack zu ersetzen. Das Wunderbare an diesem Alternativgericht ist, dass es für vielbeschäftigte Menschen die perfekte Lösung darstellt – für Studenten, die keine Zeit zum Kochen haben, für Mütter, die drei volle Mahlzeiten am Tag einfach nicht hinkriegen, oder für Karrierefrauen, denen die Zeit zum Mittagessen fehlt. Man füllt einfach ein paar Zutaten in den Mixer und kann Sekunden später eine leckere Mahlzeit schlürfen. (Köstliche Rezepte gibt's ab Seite 249.)

Alternativmahlzeiten können auf dem Weg zum umwerfenden Look hilfreich sein. Eine neuere Studie hat ergeben, dass Mahlzeitenersatz kombiniert mit wöchentlichem Training zu den wichtigsten Faktoren für erfolgreiche Gewichtsreduktion gehört. Du solltest auf jeden Fall damit anfangen, denn es hilft dir bei der Einhaltung deiner Bausteinportionen und beim Abbau von Körperfett.

---

## Tipp von Christmas: Bist du ein Drei-Mahlzeiten-Mensch?

Ich werde oft gefragt, ob man wirklich sechsmal am Tag essen muss. Nein, nicht unbedingt. Wenn du lieber dreimal am Tag isst – morgens, mittags und abends –, kannst du das natürlich auch. Das bedeutet, dass du deine Snack-Bausteine in die Hauptmahlzeiten einkalkulierst. Entscheidend ist, die für den Tag zugeteilte Anzahl an Bausteinen zu verspeisen. Du kannst sie auf drei Hauptmahlzeiten und drei Snacks verteilen oder auch nur drei Mahlzeiten essen. Die Ernährungspläne sind extrem flexibel und sollen sich deinen Bedürfnissen und deinem Tagesablauf anpassen.

---

## DIE LISTE DER BAUSTEINE

Du brauchst nicht jedes Gramm Protein, Kohlenhydrate oder Fett zu zählen. Du musst nicht mal Kalorien zählen. Nur deine Bausteine musst du zählen, und das ist ganz leicht.

Die folgende Nahrungsmittelliste ist in Protein-, Kohlenhydrat- und Fettlieferanten eingeteilt. So kannst du für jede Nährstoffgruppe ersehen, woraus ein Baustein besteht, und mithilfe der Liste deine Gerichte zusammenstellen.

Ich habe eine breite Auswahl an Lebensmitteln aufgelistet, die dir die Mahlzeitenplanung erleichtern. Du musst nur darauf achten, wie viele Bausteine du für jede Mahlzeit einsetzt – und dass immer die Mischung zwischen Protein, Kohlenhydraten und Fett stimmt. Anfangs kann die Bewältigung dieser Informationsmenge schwierig sein, aber nach ein bis zwei Wochen wirst du es drauf haben und instinktiv wissen, welche Menge an Lebensmitteln einen Baustein ergibt.

## DIE PROTEIN-BAUSTEINE

**Mengenangaben für Premium- und okayes Protein im Minimal-, Abnehm-, Halte- und Zuwachs-Plan**
Die Lebensmittel dieser Nährstoffgruppe sind in drei Kategorien eingeteilt: Ei und Proteinpulver, Land (Fleisch) und Wasser (Fisch).

Tabelle 5: Mengenangaben für Premium- und okayes Protein im Minimal-, Abnehm-, Halte- und Zuwachs-Plan

| Lebensmittel | Menge für 1 Baustein |
| --- | --- |
| **Eier und Proteinpulver** | |
| Ei-Ersatz | 15 g |
| Ei, ganz | 1 großes |
| Eiklar | 2 große |
| **Land** | |
| Aufschnitt | 1 ½ Scheiben |
| Ente | 45 g |
| Hähnchenbrust | 45 g |
| Hühnerhack | 45 g |
| Kalbfleisch | 30 g |
| Lamm | 30 g |
| Putenbrust | 45 g |

| | |
|---|---|
| Putenhack | 30 g |
| Rinderhack | 30 g |
| Rindfleisch | 30 g |
| Schinken | 30 g |
| Schweinefleisch | 30 g |
| Schweinemett | 45 g |
| **Wasser** | |
| Flunder/Seezunge | 45 g |
| Hummer | 45 g |
| Jakobsmuscheln | 45 g |
| Krabbenfleisch | 45 g |
| Lachs | 45 g |
| Mahimahi (Goldmakrele) | 45 g |
| Sardinen | 45 g |
| Scholle | 45 g |
| Schwertfisch | 45 g |
| Shrimps | 45 g |
| Thunfisch-Konserve in Wasser | 45 g |
| Thunfischsteak | 45 g |

## ECHT SCHRECKLICHES PROTEIN IM MINIMAL-, ABNEHM-, HALTE- UND ZUWACHS-PLAN

**Meide:** jegliche Fleischsurrogate wie Tofu, Sojabratlinge, Sojawürstchen und vegetarisches Fleischimitat, außerdem fettige Fleischprodukte wie Salami oder Fleischwurst. Sonstiger Aufschnitt ist erlaubt.

## DIE KOHLENHYDRAT-BAUSTEINE

**Mengenangaben für Premiumkohlenhydrate im Minimal-, Abnehm-, Halte- und Zuwachs-Plan**
Stärkefreies Obst oder Gemüse gilt als Premiumkohlenhydrat. Du solltest den Großteil deiner Premiumkohlenhydrate aus der Liste der stärkefreien Gemüsesorten wählen, Obst sollte an zweiter Stelle kommen.

Tabelle 6: Mengenangaben für Premiumkohlenhydrate im Minimal-, Abnehm-, Halte- und Zuwachs-Plan

| Lebensmittel | Menge für 1 Baustein |
| --- | --- |
| **nicht stärkehaltige Gemüse** | |
| Artischocke, gar | 40 g |
| Aubergine, gar | 60 g |
| Blumenkohl, gar | 120 g |
| Blumenkohl, roh | 100 g |
| Bohnensprossen, roh | 100 g |
| Brokkoli, gar | 70 g |
| Brokkoli, roh | 100 g |
| Essiggurke | 1 große (12 cm) |
| grüne Bohnen, gar | 70 g |
| Grünkohl, gar | 90 g |
| Grünkohl, roh | 60 g |
| Kohl, gar | 100 g |
| Kohl, roh | 90 g |
| Lauch, gar | 70 g |
| Mangold, gar | 120 g |
| Mangold, roh | 140 g |
| Okraschoten, gar | 110 g |
| Pak Choi, gar | 300 g |
| Paprika, gar | 80 g |
| Paprika, roh | 90 g |
| Pilze, gar | 125 g |
| Pilze, roh | 170 g |
| Radieschen, roh | 150 g |
| Rosenkohl, gar | 70 g |
| Salatgurke, roh | ½ |
| Salsa | 60 ml |
| Sauerkraut | 120 g |
| Sellerie, roh | 170 g |

| | |
|---|---|
| Spaghettikürbis, gar | 75 g |
| Spargel, gar | 9 Stangen |
| Spinat, gar | 140 g |
| Spinat, roh | 140 g |
| Tomaten, gar | 120 g |
| Tomaten, roh | 130 g |
| Tomatensauce | 60 ml |
| Zucchini, gar | 180 g |
| Zwiebeln, roh | 50 g |
| Zwiebeln, gar | 50 g |

**Obst**

| | |
|---|---|
| Ananas | 40 g |
| Apfel | ¼ |
| Aprikose | 2 kleine |
| Banane | ¼ |
| Birne | ¼ |
| Blaubeeren | 40 g |
| Brombeeren | 60 g |
| Datteln | 1 |
| Erdbeeren | 70 g |
| Feigen | 2 |
| Grapefruit | 60 g |
| Guave | 40 g |
| Himbeeren | 50 g |
| Honigmelone | 50 g |
| Kirschen | 5 |
| Kiwi | ½ |
| Kumquat | 35 g |
| Limette | ½ |
| Mandarine | ½ |
| Mango | ¼ |
| Nektarine | ½ |

| | |
|---|---|
| Orange | ¼ |
| Papaya | 50 g |
| Pfirsich | ¼ |
| Pflaume | ½ |
| Rosinen | 1 EL oder 15 Stück |
| Trauben | 30 g |
| Wassermelone | 70 g |
| Zitrone | ½ |
| Zwetschge | 1 |

Tabelle 7: Mengenangaben für Premium- und okaye Kohlenhydrate im Halte- und Zuwachs-Plan

| Lebensmittel | Menge für 1 Baustein |
|---|---|
| **Getreide** | |
| Buchweizen, gekocht | 25 g |
| Bulgur, gekocht | 25 g |
| Gerste, gekocht | 20 g |
| Haferflocken, gekocht | 40 g |
| Maisgrütze, gekocht | 30 g |
| Quinoa, gekocht | 25 g |
| Vollkornreis, gekocht | 25 g |
| **stärkehaltiges Gemüse** | |
| Butternut-Kürbis | 50 g |
| Erbsen | 30 g |
| Karotten | 60 g |
| Kartoffel, gar | 25 g |
| Kartoffelbrei | 25 g |
| Kürbis | 60 g |
| Mais | 30 g |
| Pastinaken | 30 g |
| Rote Bete | 50 g |

| | |
|---|---|
| Steckrübe | 100 g |
| Süßkartoffel, gar | 25 g |
| Süßkartoffelbrei | 25 g |
| **Hülsenfrüchte** | |
| Kichererbsen, gekocht | 20 g |
| Kidneybohnen, gekocht | 25 g |
| Kuhbohnen, gekocht | 25 g |
| Limabohnen, gekocht | 25 g |
| Linsen, gekocht | 25 g |
| Pintobohnen, gekocht | 20 g |
| Schwarze Bohnen, gekocht | 25 g |

Tabelle 8: Mengenangaben für echt schreckliche Kohlenhydrate im Minimal-, Abnehm-, Halte- und Zuwachs-Plan. Bitte meiden – außer bei gelegentlichen Schummelmahlzeiten.

| **Lebensmittel** | **Menge für 1 Baustein** |
|---|---|
| **Brot und Müsli** | |
| Bagel | ¼ |
| Brot | ¼ Scheibe |
| Brötchen | ¼ |
| Cracker | 4 |
| Croissant | ¼ |
| Donut | ¼ |
| Frühstücksflocken | 10 g |
| Hamburger-/Hotdog-Brötchen | ¼ |
| Muffin | ¼ |
| Müsli | 10 g |
| Nudeln, gar | 20 g |
| Pumpernickel | ½ Scheibe |
| Taco | ½ |
| Tortilla | 1/3 |
| Vollkornbrot | 1/3 Scheibe |

| | |
|---|---|
| Vollkornkeks | 1 |
| Vollkornnudeln, gar | 20 g |
| Waffel | 1/3 |
| **Knabberzeug** | |
| Maischips | 10 g |
| Pommes frites | 3 |
| Popcorn, ohne Fett/Zucker | 7 g |
| Salzbrezeln | 15 g |
| **Alkohol und Süßigkeiten** | |
| Bier | 12 cl |
| Schnaps | 1,5 cl |
| Eis | 30 ml |
| Schokolade | 7 g |
| Wein | 6 cl |

## DIE FETT-BAUSTEINE

Ich unterteile die Premiumfette in zwei Kategorien: Premiumfette für den Minimal- oder Abnehm-Plan und solche für den Halte- oder Zuwachs-Plan. Der Unterschied besteht in der Fettmenge: Beim Halte- oder Zuwachs-Plan isst man ein wenig mehr Fett als bei den anderen Plänen. Such dir möglichst die Fettlieferanten aus, die dich satt und glücklich machen.

Tabelle 9: Mengenangaben für Premiumfett im Minimal- und Abnehm-Plan

| Lebensmittel | Menge für 1 Baustein |
|---|---|
| Avocado | 1 EL |
| Cashewnüsse | 3 |
| Erdnussbutter | ½ TL |
| Erdnüsse | 6 |
| Macadamianüsse | 1 |
| Mandeln | 3 |
| Sonnenblumenkerne | ¼ TL |

Tabelle 10: Mengenangaben für Premiumfett im Halte- und Zuwachs-Plan

| Lebensmittel | Menge für 1 Baustein |
| --- | --- |
| Avocado | 3 EL |
| Cashewnüsse | 9 |
| Erdnussbutter | 4 ½ TL |
| Erdnüsse | 18 |
| Guacamole | 1 ½ EL |
| Macadamianüsse | 2 |
| Mandeln | 9 |
| Sonnenblumenkerne | ¾ TL |

Tabelle 11: Mengenangaben für okayes Fett im Halte- und Zuwachs-Plan, diese Lebensmittel dürfen sparsam bei der Menüplanung eingesetzt werden, aber nicht im Minimal- oder Abnehm-Plan

| Lebensmittel Milchprodukte | Menge für 1 Baustein |
| --- | --- |
| Hüttenkäse, fettarm | 50 g |
| Butter | 1 TL |
| Frischkäse | 1 EL |
| saure Sahne | 2 EL |

## ECHT SCHRECKLICHE ETIKETTEN ENTZIFFERN

Die echt schrecklichen Makros sind meistens Markenprodukte mit einer langen Zutaten- und Zusatzstoffliste auf dem Etikett. Wenn du mit einem solchen Lebensmittel schummeln willst, musst du wissen, welche Menge dieses Industrieprodukts einem Baustein entspricht. Tabelle 12 bietet als Beispiel das Etikett einer Tüte mit proteinreichen Chips.

Tabelle 12: Etikett einer Tüte mit proteinreichen Kartoffelchips

| Durchschnittliche Nährwerte pro 100 g | Pro Portion* |
|---|---|
| Brennwert: 1505 kJ / 360 kcal | 502 kJ / 120 kcal |
| Fett: 6 g | 2 g |
| davon gesättigte Fettsäuren: 0 g | 0 g |
| Kohlenhydrate: 15 g | 5 g |
| davon Zucker: 0 g | 0 g |
| Ballaststoffe: 0 g | 0 g |
| Eiweiß: 63 g | 21 g |
| *Portion = 33 g (1 Tüte). Packung enthält 8 Portionen. | |

Lies als erstes das Etikett durch und achte auf diese Angaben:

**Portion = 33 g (1 Tüte). Packung enthält 8 Portionen.**

Finde dann den Gehalt an Makronährstoffen pro Portion heraus (dabei musst du die Ballaststoffe, in diesem Fall 0 Gramm, zu den Kohlenhydraten addieren) und rechne ihn mithilfe der Mengenangaben deines Ernährungsplans in Bausteine um:

**Protein: 21 Gramm (geteilt durch 7 Gramm ergibt 3 Bausteine)**
**Fett: 2 Gramm (geteilt durch 4,5 Gramm ergibt ca. ½ Baustein)**
**Kohlenhydrate + Ballaststoffe: 5 Gramm (geteilt durch 5 Gramm ergibt 1 Baustein)**

Sei dir bewusst, was du deinem Körper zuführst, besonders wenn es in Tüten oder Schachteln mit Markennamen verpackt ist. Markenware gehört nicht ohne Grund zu der Gruppe der echt schrecklichen Makros: Sie ist alles andere als gute Nahrung für deinen Körper.

**Die Liste der Würzmittel im Minimal-, Abnehm-, Halte- und Zuwachs-Plan**
Diese Würzmittel sind erlaubt, sollten aber sparsam verwendet werden. Sie zählen als Kohlenhydrate und enthalten auch in kleinen Mengen massenhaft leere Kalorien.

Tabelle 13: Würzmittel im Minimal-, Abnehm-, Halte- und Zuwachs-Plan

| Würzmittel | Menge für 1 Baustein |
|---|---|
| Barbecue-Sauce | 1 EL |
| Cocktail-Sauce | 1 EL |
| Essiggurke | 3 Scheiben |
| Ketchup | 1 EL |
| Relish, süß | 2 TL |
| Steak-Sauce | 1 EL |
| Teriyaki-Sauce | ¾ EL |

## DIE LISTEN IN AKTION

Ich werde dir jetzt den Einsatz der Listen anhand eines Beispiels erläutern. Nehmen wir an, du machst den Abnehm-Plan und hast Körperbau 3. Dann weißt du, dass du 2-3 Bausteine zum Frühstück bekommst, 2-3 Bausteine zum Mittagessen, 3 zum Abendessen und zu jedem der drei Snacks 1 beziehungsweise 2 Bausteine.

Mithilfe der Lebensmittellisten kannst du dir dann ein Tagesmenü erstellen, das etwa so aussehen könnte:

### Frühstück – 2 Bausteine

2 Eier (14 Gramm Protein)

½ Apfel, mittelgroß (10,5 Gramm Kohlenhydrate)

1 TL Erdnussbutter (3 Gramm Fett)

### Mittagessen – 3 Bausteine

130 Gramm Hähnchenbrust, gebacken (21 Gramm Protein)

200 g Brokkoli-Möhre-Mischung, gekocht (15 Gramm Kohlenhydrate)

⅛ Avocado (4,5 Gramm Fett)

### Abendessen – 3 Bausteine

130 Gramm Putenbrust, gebacken (21 Gramm Protein)

210 g grüne und gelbe Bohnen, gekocht (15 Gramm Kohlenhydrate)

3 Macadamianüsse (4,5 Gramm Fett)

### 1. Snack – 2 Bausteine

3 Scheiben Putenbrust-Aufschnitt (14 Gramm Protein)

60 g Trauben (10 Gramm Kohlenhydrate)

6 ungeschälte Mandeln (3 Gramm Fett)

### 2. Snack – 2 Bausteine

3 Scheiben Putenbrust-Aufschnitt (14 Gramm Protein)

½ kleine Orange (10 Gramm Kohlenhydrate)

6 ungeschälte Mandeln (3 Gramm Fett)

### 3. Snack – 1 Baustein

1 hartgekochtes Ei (7 Gramm Protein)

5 mittelgroße Erdbeeren (5 Gramm Kohlenhydrate)

3 ungeschälte Mandeln (1,5 Gramm Fett)

Okay, jetzt fragst du sich sicherlich, ob du dir deinen eigenen Plan zusammenstellen kannst. Aber natürlich! Du brauchst nichts weiter als Entschlossenheit und den Willen, deine Ernährungsgewohnheiten umzustellen. Es liegt jetzt an dir, wann du isst und was du isst.

So wie man ein Haushaltsbudget erstellt, erstellt man auch einen Ernährungsplan. Lege die Mahlzeiten einer Woche einschließlich der Snacks im Voraus fest und halte dich dran. Wenn du dich heute für gesundes Essen entscheidest und morgen auch noch ein bisschen, entsteht schon eine Routine – eine, die dir beim Abnehmen, beim Aufbau von kurviger Muskulatur und beim Gesünderwerden hilft.

## DAS BADASS-BODY-PLAN-MENÜ-FORMULAR

Um dir die ganze Speisenplanerei leichter zu machen, habe ich ein tolles Hilfsmittel entwickelt. Trag einfach ein, wie viele Bausteine du pro Mahlzeit isst, und ergänze die Mengen an Protein, Fett und Kohlenhydraten. Voilà – schon hast du deinen Speiseplan für die Woche. Mein Plan beginnt am Montag, dem offiziellen Glückstag zum Beginnen von Diäten, aber du kannst auch an jedem anderen Tag anfangen.

Kopier dieses Formular und hebe die ausgefüllten Wochenpläne auf. Mach's dir nicht zu kompliziert und trage jede Woche ein neues Gericht oder Lebensmittel ein. Nenne die Pläne »1. Woche«, »2. Woche« und so weiter. Wenn du ein paar Wochenpläne aufbewahrt hast, kannst du sie immer wieder abwechselnd verwenden und musst dich überhaupt nicht mehr mit der Planerei befassen. Du kannst auch für jede Woche des Monats einen neuen Plan verwenden und beim nächsten Monatsbeginn von vorne anfangen. Zur Abwechslung kannst du auch Tage oder Woche mit einer Freundin tauschen.

Denk dran, der Sinn des Badass-Body-Plans besteht darin, dich an eine ausgewogene Ernährungsweise mit hochwertigen Proteinen, Kohlenhydraten und Fetten heranzuführen. *Solltest du dich überfordert fühlen, dann lass locker und schau über deinen Tellerrand hinaus: aufs große Ganze.* Dein Leben geht nicht den Bach runter, nur weil dir ein Gericht nicht ganz plangemäß gerät. Aber wenn du das System einmal drauf hast, kannst du es mühelos beibehalten, nach Belieben feinjustieren und deinem Lebensstil anpassen. Bleib dran – du profitierst dein Leben lang davon!

Um dir die Menüplanung noch weiter zu erleichtern, habe ich in den folgenden Kapiteln beispielhafte Speisepläne mit köstlich kombinierten Gerichten zusammengestellt und die leckeren Rezepte gleich hinzugefügt, damit dir das Essen auch Spaß macht.

# BADASS-BODY-PLAN – SPEISEPLAN

Woche: _____

## MONTAG

| Mahlzeit | Bausteine | Protein | Kohlenhydrate | Fett |
|---|---|---|---|---|
| Frühstück | | | | |
| 1. Snack | | | | |
| Mittag | | | | |
| 2. Snack | | | | |
| Abend | | | | |
| 3. Snack | | | | |

## DIENSTAG

| Mahlzeit | Bausteine | Protein | Kohlenhydrate | Fett |
|---|---|---|---|---|
| Frühstück | | | | |
| 1. Snack | | | | |
| Mittag | | | | |
| 2. Snack | | | | |
| Abend | | | | |
| 3. Snack | | | | |

## MITTWOCH

| Mahlzeit | Bausteine | Protein | Kohlenhydrate | Fett |
|---|---|---|---|---|
| Frühstück | | | | |
| 1. Snack | | | | |
| Mittag | | | | |
| 2. Snack | | | | |
| Abend | | | | |
| 3. Snack | | | | |

## DONNERSTAG

| Mahlzeit | Bausteine | Protein | Kohlenhydrate | Fett |
|---|---|---|---|---|
| Frühstück | | | | |
| 1. Snack | | | | |
| Mittag | | | | |
| 2. Snack | | | | |
| Abend | | | | |
| 3. Snack | | | | |

## FREITAG

| Mahlzeit | Bausteine | Protein | Kohlenhydrate | Fett |
|---|---|---|---|---|
| Frühstück | | | | |
| 1. Snack | | | | |
| Mittag | | | | |
| 2. Snack | | | | |
| Abend | | | | |
| 3. Snack | | | | |

## SAMSTAG

| Mahlzeit | Bausteine | Protein | Kohlenhydrate | Fett |
|---|---|---|---|---|
| Frühstück | | | | |
| 1. Snack | | | | |
| Mittag | | | | |
| 2. Snack | | | | |
| Abend | | | | |
| 3. Snack | | | | |

## SONNTAG

| Mahlzeit | Bausteine | Protein | Kohlenhydrate | Fett |
|---|---|---|---|---|
| Frühstück | | | | |
| 1. Snack | | | | |
| Mittag | | | | |
| 2. Snack | | | | |
| Abend | | | | |
| 3. Snack | | | | |

# 6. Der Badass-Body-Minimal-Plan

**DER MINIMAL-PLAN IST SO** konzipiert, dass du Premiummakros in der richtigen Kombination und im richtigen Mengenverhältnis isst. Um den Plan so einfach wie möglich zu halten, habe ich mir als Hilfsmittel den sogenannten Badass-Teller ausgedacht: Stell dir einfach einen runden, in vier Viertel aufgeteilten Essteller vor. Ein Viertel ist für das Premiumprotein, eins für das Premiumfett und die restlichen zwei Viertel für das Premiumgemüse und das gelegentliche Obst. Das nenne ich einen Badass-Teller. Ein Beispiel: gegrillter Lachs + Spargel + Blumenkohlpüree + Avocado.

Was die Snacks angeht, nimmst du einfach kleinere Portionen an Premiumproteinen, -kohlenhydraten und -fetten als bei den Hauptmahlzeiten. Du solltest die Portionen bei den Hauptmahlzeiten auch abhängig von deinem Körperbau nach oben oder unten anpassen.

Stopf dich aber bloß nicht voll oder stapel dir das Essen haushoch auf den Teller (das gilt nicht!). Iss, bis du satt bist, und lass dann den Teller stehen. Das Ganze funktioniert ein bisschen nach dem Versuch-und-Irrtum-Prinzip, daher solltest du darauf achten, wie effektiv du abnimmst.

Auch ohne Bausteine zu zählen, kannst du mit ausgewogenen, richtigen Makros das an verschiedenen Stellen eingelagerte Körperfett verbrennen. Dein schneller Abnehmerfolg wird dich dazu motivieren, bis zu deinem Wunschgewicht durchzuhalten.

## DIE SECHS PRINZIPIEN DES BADASS-BODY-MINIMAL-PLANS

Ich habe sechs einfache Prinzipien, die dir deinen Abnehmerfolg sichern. Bei Unklarheiten und Zweifeln kannst du dich an diese Richtlinien halten.

1. Halte dich 21 Tage lang strikt an den Plan. Wenn du schummelst oder abweichst, musst du von vorn anfangen.

2. Nimm in den ersten 21 Tagen keine industriell verarbeiteten Lebensmittel, nichts Gezuckertes und keinen Alkohol zu dir. Iss das, was der Plan vorsieht. Du darfst allerdings Makros,

die du nicht magst, durch ähnliche Proteine, Kohlenhydrate oder Fette ersetzen. Wenn du beispielsweise keinen Brokkoli magst, kannst du stattdessen ein anderes Premiumkohlenhydrat nehmen, etwa sautierten Grünkohl oder Pak Choi. Du musst deinen Teller zwar nicht aufessen, aber auf eine ausgewogene Mischung zwischen Protein, Kohlenhydraten und Fett achten. Nicht nur die Kohlenhydrate essen und fertig! Wenn du satt bist, sollst du aufhören.

3.  Plane dein Essen so, dass es eine ausgewogene Mischung aus Protein, Kohlenhydraten und Fett enthält, besonders aber Po-Kost. Wähle diese Nahrungsmittel am besten mithilfe der Liste »Tipp von Christmas: Po-Kost auf einen Blick« auf Seite 69 aus. Du brauchst dein Essen nicht zu wiegen und zu messen. Du kannst jede Hauptmahlzeit und jeden Snack durch einen Sättigungs-Shake ersetzen (siehe Seite 249). Portioniere dein Essen mithilfe des »Badass-Tellers«.

4.  Frühstücke innerhalb von 45 Minuten nach dem Aufwachen. Das ist unerlässlich, um deinen Stoffwechsel in Gang zu bringen. Verbringe tagsüber nicht mehr als fünf Stunden ohne Essen.

5.  Iss innerhalb einer Stunde nach dem Training eine Mahlzeit aus ausgewogenen Premiummakros.

6.  Trinke täglich 2 bis 2,5 Liter reines Wasser zusätzlich zu Kaffee und grünem Tee, falls du so etwas trinkst. Trink keine Softdrinks oder andere natürlich oder künstlich gesüßten Getränke. Auch keine Light-Getränke.

## Tag 1

### Frühstück

2 Eier, gekocht oder als Rührei in 1 TL Öl gebraten

1 Handvoll Trauben

Wasser, Grüntee oder Kaffee schwarz

### Snack

Thunfisch auf Tomatenscheiben

3 Mandeln

### Mittagessen

Hähnchen-Wraps (Seite 222)

Wasser, Grüntee oder Kaffee schwarz

### Snack

Kräftigungs-Shake (Rezepte ab Seite 245)

### Abendessen

1 Filet Mignon, gegrillt oder in der Pfanne gebraten

gedämpfter Spargel

frische Ananasstücke

3 Mandeln

Wasser (kein Koffein nach 15.00 Uhr)

### Snack

1 Scheibe Putenaufschnitt

2 kleine Aprikosen

9 Mandeln

*Tag 2*

### Frühstück

3 Eier als Rührei mit Tomaten- und roten Paprikastückchen

1 Löffel Erdnussbutter

1 Pflaume

Wasser, Grüntee oder Kaffee schwarz

### Snack

1 Scheibe Putenaufschnitt

Mischung aus 1 Handvoll Rosinen und 1 Handvoll Mandeln

### Mittagessen

Süßer Thunfischsalat (Seite 222)

Wasser, Grüntee oder Kaffee schwarz

### Snack

Kräftigungs-Shake (Rezepte ab Seite 245)

### Abendessen

Schweinekotelett vom Grill oder in der Pfanne gebraten, mit Barbecue-Sauce beträufelt

Rosenkohl und gelbe Zucchini, gekocht

2 Löffel Erdnussbutter

Wasser (kein Koffein nach 15.00 Uhr)

### Snack

1 gehäufter EL Thunfisch auf Tomatenscheiben

3 Mandeln

# Tag 3

## Frühstück

2 hartgekochte Eier

1 Müslischüssel Beerenmischung: Erdbeeren, Blaubeeren und Brombeeren

Mandelmus

Wasser, Grüntee oder Kaffee schwarz

## Snack

Kräftigungs-Shake (Rezepte ab Seite 245)

## Mittagessen

1 Frikadelle vom Rind

gedünstete Tomaten

3 Mandeln

Wasser, Grüntee oder Kaffee schwarz

## Snack

1 Scheibe Aufschnitt (Pute oder Schinken)

¼ Apfel mit 1 Löffel Erdnussbutter

## Abendessen

Kalbskotelett mit Tomatensauce

gemischter Blattsalat, mit Balsamico-Essig beträufelt

2 EL Mandelmus

Wasser (kein Koffein nach 15.00 Uhr)

## Snack

1 hartgekochtes Ei

½ Apfel mit ½ Löffel Erdnussbutter

# Tag 4

## Frühstück

Rührei aus 2 Eiern mit 1 Scheibe Schinken in Stückchen

Grapefruitstücke

1 Handvoll Nussmischung

Wasser, Grüntee oder Kaffee schwarz

## Snack

1 Scheibe Schinken

rote Paprikascheiben

5 Oliven

## Mittagessen

Putenfrikadelle

grüne Bohnen, gekocht und mit gemahlenen Mandeln bestreut

Wasser, Grüntee oder Kaffee schwarz

## Snack

Kräftigungs-Shake (Rezepte ab Seite 245)

## Abendessen

»Spaghetti« mit Fleischbällchen (Seite 231)

Wasser (kein Koffein nach 15.00 Uhr)

## Snack

1 hartgekochtes Ei

¼ Apfel mit ½ Löffel Erdnussbutter

# Tag 5

### Frühstück

Mexikanisches Omelette (Seite 216)

Wasser, Grüntee oder Kaffee schwarz

### Snack

1 Löffel Thunfisch auf Tomatenscheiben

3 Mandeln

### Mittagessen

Krabbensalat (Seite 221)

Wasser, Grüntee oder Kaffee schwarz

### Snack

Kräftigungs-Shake (Rezepte ab Seite 245)

### Abendessen

Fisch, gebacken oder gegrillt, serviert mit einem Löffel Cocktailsauce

Cremiger Krautsalat (Seite 238)

Wasser (kein Koffein nach 15.00 Uhr)

### Snack

½ Hähnchenbrust

mit 1 Löffel Erdnussbutter bestrichene Sellerie-Sticks

# Tag 6

## Frühstück

3 Putenwürstchen

1 Nektarine

1 Pflaume

1 kleine Handvoll Mandeln

Wasser, Grüntee oder Kaffee schwarz

## Snack

Kräftigungs-Shake (Rezepte ab Seite 245)

## Mittagessen

Nackiger Taco-Salat (Seite 223)

Wasser, Grüntee oder Kaffee schwarz

## Snack

1 hartgekochtes Ei

½ Nektarine, 9 Mandeln

## Abendessen

Low-Carb-Pizza (Seite 234)

18 Mandeln

Wasser (kein Koffein nach 15.00 Uhr)

## Snack

1 Scheibe Schinken

rote Paprikascheiben

3 Mandeln

# Tag 7

### Frühstück

Rührei aus 6 Eiklar mit gekochten Pilzen

Grapefruitstücke

1 Handvoll Nüsse

Wasser, Grüntee oder Kaffee schwarz

### Snack

Badass-Ei, 2 Hälften (Seite 242), dazu roher Brokkoli

### Mittagessen

Süßer Thunfischsalat (Seite 222)

Wasser, Grüntee oder Kaffee schwarz

### Snack

Kräftigungs-Shake (Rezepte ab Seite 245)

### Abendessen

gegrillter Lachs mit 1 Löffel Cocktailsauce

gedämpfter Spargel

18 Mandeln

Wasser (kein Koffein nach 15.00 Uhr)

### Snack

1 Scheibe Putenaufschnitt

1 EL Rosinen

10 Erdnüsse

## ICH BIN EIN BADASS!

Lisa ist Hausfrau und hat zwei wunderschöne Kinder. Jahrelang rechtfertigte sie ihr Übergewicht mit der beliebten Ausrede: »Ich hab gerade ein Baby gekriegt.« Aber irgendwann zog die Ausrede nicht mehr, und Lisa war bereit für Veränderungen.

Einige ihrer Freundinnen hatten schon mein Programm absolviert – mit tollem Erfolg. Der Anblick ihrer schlanken Freundinnen brachte Lisa schließlich dazu mitzumachen.

»Die erste Woche war schwer«, sagt Lisa. »Ich musste mit einigen üblen Essgewohnheiten brechen. Aber ich bin drangeblieben und hab den Minimal-Plan gemacht. Bald schlief ich besser, hatte mehr Energie und bessere Laune im Umgang mit den Kindern, und meine Hautprobleme wurden besser.«

Das Beste war, nach 21 Tagen kaufte sich Lisa neue Jeans in einer kleineren Größe. Sie warf die weiten alten Hosen weg und zog die neue Röhre an. Insgesamt ging Lisa in einem Monat vier Kleidergrößen runter.

»Was mir gefällt, ist, dass ich die Gerichte für die ganze Familie machen kann. Dadurch sind wir alle gesünder und glücklicher geworden.«

# 7. Der Badass-Body-Abnehm-Plan

**DIE SPEISEPLÄNE FÜR DEN** Badass-Body-Abnehm-Plan sollen dir bei der Zusammenstellung deines täglichen Speiseplans helfen und dir zeigen, wie du Premiummakros und Po-Kost bausteinweise und abwechslungsreich verwendest. Besonders am Anfang kannst du es dir mit den Speiseplänen leichter machen. Später erledigst du deine Planung dann im Schlaf!

Natürlich sind diese Pläne nur Richtlinien, also lass dich davon nicht einengen. Manche Menschen essen am liebsten immer das Gleiche zum Frühstück. Das ist völlig in Ordnung – wenn du das willst, dann mach es bitte! Es ist auch in Ordnung, wenn du bestimmte Speisen auf dem Plan nicht magst. Ersetz sie einfach durch etwas von der Liste, was du lieber isst. Und probier zur Abwechslung auch meine Rezepte aus. Du findest sie ab Seite 212.

Beim Abnehm-Plan isst du Premiummakros und Po-Kost. Du wirst schneller abnehmen als mit dem Minimal-Plan und bald merken, wie dein Po fest und knackig wird.

## DIE SECHS PRINZIPIEN DES BADASS-BODY-ABNEHM-PLANS

Es gibt sechs einfache Prinzipien, die dir deinen Abnehmerfolg sichern. Bei Unklarheiten und Zweifeln kannst du dich an diese Richtlinien halten.

1. Halte dich 21 Tage lang strikt an den Plan und achte darauf, wie viele Bausteine du jeden Tag isst. Wenn du schummelst oder abweichst, musst du von vorn anfangen. Du musst nicht aufessen. Wenn du satt bist, hör auf zu essen, aber achte darauf, dass du eine ausgewogene Makromischung gegessen hast.

2. Nimm in den ersten 21 Tagen keine industriell verarbeiteten Lebensmittel, kein Getreide, kein Gluten, nichts Gezuckertes und keinen Alkohol zu dir. Dadurch reinigst du deinen Körper von dem ganzen Dreck. Stelle deine Mahlzeiten aus Premiummakros und Po-Kost zusammen. Dazu kannst du die Liste »Tipp von Christmas: Po-Kost auf einen Blick« auf Seite 69 verwenden.

3. Frühstücke innerhalb von 45 Minuten nach dem Aufwachen. Das ist unerlässlich, um deinen Stoffwechsel in Gang zu bringen. Verbringe tagsüber nicht mehr als fünf Stunden ohne Essen.

4. Iss innerhalb einer Stunde nach dem Training eine Mahlzeit oder einen Snack, trinke keine Kräftigungs-Shakes (nicht zu verwechseln mit Sättigungs-Shakes).

5. Iss das, was der Plan vorsieht. Du darfst allerdings Makros, die du nicht magst, durch ähnliche Proteine, Kohlenhydrate oder Fette ersetzen. Wenn du beispielsweise keinen Rosenkohl magst, kannst du stattdessen ein anderes nichtstärkehaltiges Kohlenhydrat nehmen. Du kannst jede Mahlzeit durch einen Sättigungs-Shake ersetzen (Rezepte ab Seite 249).

6. Trinke täglich 2 bis 2,5 Liter reines Wasser zusätzlich zu Kaffee und grünem Tee. Versuch, deinen Koffeinkonsum zu reduzieren oder ganz abzustellen. Trink keine Softdrinks oder andere natürlich oder künstlich gesüßten Getränke. Auch keine Light-Getränke! Die gelten als Schummelei und sind nicht erlaubt.

## ABNEHM-PLAN FÜR KÖRPERBAU 1 UND 2

Der größte Unterschied zwischen den beiden Körperbautypen ist, dass bei Körperbau 2 einer der Snacks 1 Baustein mehr enthält, das ist in diesem Speiseplan berücksichtigt. Denk auch dran, dass sich die Bausteinanzahl bei jedem Körperbautyp in einer bestimmten Spanne bewegt. Innerhalb dieser Spanne kannst du die Bausteinanzahl je nach Bedarf nach oben oder unten anpassen. Du darfst außerdem jede Mahlzeit nach Belieben durch einen Sättigungs-Shake ersetzen.

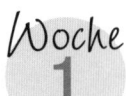

*Woche*
**1**

## Tag 1

### Frühstück (2 Bausteine)

1 Ei, als Rührei oder gekocht, ½ Apfel mit 1 TL Erdnussbutter

Wasser, Grüntee oder Kaffee schwarz

### Snack (1 Baustein)

45 g Thunfisch aus der Dose auf 120 g Tomatenstücken

3 Mandeln

### Mittagessen (3 Bausteine)

Hähnchen-Minestrone (Seite 219)

Wasser, Grüntee oder Kaffee schwarz

### Snack (1 Baustein für Körperbau 1)

1 hartgekochtes Ei, ¼ Apfel mit ½ TL Erdnussbutter

### Snack (2 Bausteine für Körperbau 2)

2 hartgekochte Eier, ½ Apfel mit 1 TL Erdnussbutter

### Abendessen (3 Bausteine)

130 g Rumpsteak

18 Stangen gedämpfter Spargel, mit 3 gemahlenen Mandeln bestreut

120 g gekochter Blumenkohl

Wasser (kein Koffein nach 15.00 Uhr)

### Snack (1 Baustein)

1½ Scheiben Putenaufschnitt, 2 kleine Aprikosen, 3 Mandeln

# Tag 2

## Frühstück (2 Bausteine)

Mexikanisches Omelette (Seite 216)

Wasser, Grüntee oder Kaffee schwarz

## Snack (1 Baustein)

1½ Scheiben Putenaufschnitt, 1 EL Rosinen, 3 Mandeln

## Mittagessen (3 Bausteine)

130 g Thunfisch aus der Dose auf 2 Handvoll Blattsalat, 50 g Sojasprossen und 30 g gehackter Zwiebel, beträufelt mit 1 EL Balsamico

9 Mandeln

Wasser, Grüntee oder Kaffee schwarz

## Snack (1 Baustein für Körperbau 1)

1 hartgekochtes Ei, ¼ Apfel mit ½ TL Erdnussbutter

## Snack (2 Bausteine für Körperbau 2)

2 hartgekochte Eier, ½ Apfel mit 1 TL Erdnussbutter

## Abendessen (3 Bausteine)

Schweinekoteletts mit Apfeldecke (Seite 235)

Wasser (kein Koffein nach 15.00 Uhr)

## Snack (1 Baustein)

45 g Thunfisch aus der Dose auf 120 g Tomatenstücken

3 Mandeln

# Tag 3

## Frühstück (2 Bausteine)

60 g Schinken, gebraten

40 g Blaubeeren vermischt mit ¼ Apfel, gestückelt

6 Mandeln

Wasser, Grüntee oder Kaffee schwarz

## Snack (1 Baustein)

1 hartgekochtes Ei, ¼ Apfel mit ½ TL Erdnussbutter

## Mittagessen (3 Bausteine)

Texanisches Chili (Seite 220)

9 Mandeln

Wasser, Grüntee oder Kaffee schwarz

## Snack (1 Baustein für Körperbau 1)

1½ Scheiben Putenaufschnitt, ¼ Apfel mit ½ TL Erdnussbutter

## Snack (2 Bausteine für Körperbau 2)

3 Scheiben Aufschnitt (Pute oder Schinken), ½ Apfel mit 1 TL Erdnussbutter

## Abendessen (3 Bausteine)

85 g Kalbskotelett, in 1 TL Olivenöl gebraten, dazu 60 ml Tomatensauce

2 bis 3 Handvoll Blattsalat, mit 1 EL Balsamico beträufelt

Wasser (kein Koffein nach 15.00 Uhr)

## Snack (1 Baustein)

1 hartgekochtes Ei, ¼ Apfel mit ½ TL Erdnussbutter

## Tag 4

**Frühstück (2 Bausteine)**

Mini-Quiche (Seite 217)

Wasser, Grüntee oder Kaffee schwarz

**Snack (1 Baustein)**

1½ Scheiben Putenaufschnitt, 90 g rote Paprikaringe, 3 Mandeln

**Mittagessen (3 Bausteine)**

85 g Putenfrikadelle

210 g grüne Bohnen, gekocht und mit 9 gemahlenen Mandeln bestreut

Wasser, Grüntee oder Kaffee schwarz

**Snack (1 Baustein für Körperbau 1)**

Badass-Ei, 2 Hälften (Seite 242), dazu 100 g roher Brokkoli

**Snack (2 Bausteine für Körperbau 2)**

Badass-Ei, 4 Hälften (Seite 242), dazu 200 g roher Brokkoli

**Abendessen (3 Bausteine)**

130 g gegrillte Hähnchenbrust

Zucchini-Nudeln (Seite 240)

Wasser (kein Koffein nach 15.00 Uhr)

**Snack (1 Baustein)**

1 hartgekochtes Ei, ¼ Apfel mit ½ TL Erdnussbutter

## Tag 5

### Frühstück (2 Bausteine)

Rührei aus 4 Eiklar

140 g Erdbeerscheiben

12 Cashewnüsse (doppelte Portion, wegen fettfreiem Ei)

Wasser, Grüntee oder Kaffee schwarz

### Snack (1 Baustein)

45 g Thunfisch aus der Dose auf 130 g Tomatenstücken

3 Mandeln

### Mittagessen (3 Bausteine)

Krabbensalat (Seite 221)

Wasser, Grüntee oder Kaffee schwarz

### Snack (1 Baustein für Körperbau 1)

45 g gegrillte Hähnchenbrust, 8 Essiggurkenscheiben, 6 Erdnüsse

### Snack (2 Bausteine für Körperbau 2)

85 g gegrillte Hähnchenbrust, 16 Essiggurkenscheiben, 12 Erdnüsse

### Abendessen (3 Bausteine)

Gebratenes Fischfilet (Seite 224)

Cremiger Krautsalat (Seite 238)

Wasser (kein Koffein nach 15.00 Uhr)

### Snack (1 Baustein)

45 g gegrillte Hähnchenbrust, dazu 2 bis 3 mit ½ EL Mandelmus bestrichene Sellerie-Sticks

## Tag 6

### Frühstück (2 Bausteine)

2 Eier als Rührei

getreidefreies Müsli (Seite 218)

Wasser, Grüntee oder Kaffee schwarz

### Snack (1 Baustein)

45 g gegrillte Hähnchenbrust, 90 g rote Paprikaringe, 3 Mandeln

### Mittagessen (3 Bausteine)

Nackiger Taco-Salat (Seite 223)

Wasser, Grüntee oder Kaffee schwarz

### Snack (1 Baustein für Körperbau 1)

1 hartgekochtes Ei, ½ Nektarine, 3 Mandeln

### Snack (2 Bausteine für Körperbau 2)

2 hartgekochte Eier, 1 Nektarine, 6 Mandeln

### Abendessen (3 Bausteine)

85 g gegartes Rinderhack mit 50 g gegarten Zwiebeln in 60 ml Tomatensauce auf 60 g gebackenen Auberginenscheiben

9 Mandeln

Wasser (kein Koffein nach 15.00 Uhr)

### Snack (1 Baustein)

1½ Scheiben Schinken, 90 g rote Paprikaringe, 3 Mandeln

## Tag 7

### Frühstück (2 Bausteine)

Rührei aus 4 Eiklar mit 100 g gekochten Pilzen

120 g Grapefruitstücke

6 Cashewnüsse

Wasser, Grüntee oder Kaffee schwarz

### Snack (1 Baustein)

Badass-Ei, 2 Hälften (Seite 242), dazu 100 g roher Brokkoli

### Mittagessen (3 Bausteine)

Süßer Thunfischsalat (Seite 222)

Wasser, Grüntee oder Kaffee schwarz

### Snack (1 Baustein für Körperbau 1)

1½ Scheiben Putenaufschnitt, 8 Essiggurkenscheiben, 6 Erdnüsse

### Snack (2 Bausteine für Körperbau 2)

3 Scheiben Schinken, 16 Essiggurkenscheiben, 12 Erdnüsse

### Abendessen (3 Bausteine)

»Geräucherter« Lachs (Seite 225)

9 Stangen gedünsteter Spargel

3 Mandeln

Wasser (kein Koffein nach 15.00 Uhr)

### Snack (1 Baustein)

1½ Scheiben Putenaufschnitt, 1 EL Rosinen, 6 Erdnüsse

# ABNEHM-PLAN FÜR KÖRPERBAU 3 UND 4

Der Unterschied zwischen den beiden Körperbautypen ist, dass bei Körperbau 4 ein bis zwei zusätzliche Bausteine gegessen werden können. Und denk dran, dass sich die Bausteinanzahl bei jedem Körperbautyp in einer bestimmten Spanne bewegt. Innerhalb dieser Spanne kannst du die Bausteinanzahl je nach Bedarf nach oben oder unten anpassen. Du darfst außerdem jede Mahlzeit nach Belieben durch einen Sättigungs-Shake ersetzen (Rezepte ab Seite 249).

## Woche 1

### Tag 1

### Frühstück (2 Bausteine)

2 Eier als Rührei, 60 g Trauben, 3 Mandeln

Wasser, Grüntee oder Kaffee schwarz

### Snack (1 Baustein)

45 g Thunfisch aus der Dose auf 130 g Tomatenstücken, 3 Mandeln

### Mittagessen (3 Bausteine)

130 g gegrillte Hähnchenbrust

210 g gedünstete grüne Bohnen, 9 Mandelblättchen zum Garnieren

Wasser, Grüntee oder Kaffee schwarz

### Snack (2 Bausteine)

Ei-Muffins (Seite 243), ½ Apfel

### Abendessen (3 Bausteine)

85 g Filet Mignon

18 Stangen gedünsteter Spargel

40 g frische Ananasstücke

9 Mandeln

Wasser (kein Koffein nach 15.00 Uhr)

### Snack (1 Baustein)

1½ Scheiben Putenaufschnitt, 2 kleine Aprikosen, 3 Mandeln

## Tag 2

### Frühstück (2 Bausteine)

Mexikanisches Omelette (Seite 216)

Wasser, Grüntee oder Kaffee schwarz

### Snack (1 Baustein)

1½ Scheiben Putenaufschnitt, 1 EL Rosinen, 3 Mandeln

### Mittagessen (3 Bausteine)

130 g Thunfisch aus der Dose auf 2 Handvoll Blattsalat, 100 g Sojasprossen und 40 g gehackten Zwiebeln, mit 1 EL Balsamico beträufelt und 18 gehackten Erdnüssen bestreut

Wasser, Grüntee oder Kaffee schwarz

### Snack (2 Bausteine)

Ei-Muffins (Seite 243), ½ Apfel

### Abendessen (3 Bausteine)

85 g Kotelett, gegrillt oder in der Pfanne gebraten, mit 1 EL Barbecue-Soße beträufelt

140 g gegarter Rosenkohl

90 g gegarte gelbe Zucchini

1½ TL Cashew-Butter

Wasser (kein Koffein nach 15.00 Uhr)

### Snack (1 Baustein)

45 g Thunfisch aus der Dose auf 130 g Tomatenstücken, 3 Mandeln

## Tag 3

### Frühstück (2 Bausteine)

60 g gebratener Schinken

Beerenmischung: 70 g Erdbeeren, 40 g Blaubeeren

6 Cashewnüsse, zerbröselt und darübergestreut

Wasser, Grüntee oder Kaffee schwarz

### Snack (1 Baustein)

1 hartgekochtes Ei, ¼ Apfel mit ½ TL Erdnussbutter

### Mittagessen (3 Bausteine)

85 g Frikadelle vom Rind, gebraten

½ Dose Tomaten, gedünstet

9 Mandeln

Wasser, Grüntee oder Kaffee schwarz

### Snack (2 Bausteine)

3 Scheiben Aufschnitt (Pute oder Schinken), ½ Apfel mit 1 TL Erdnussbutter

### Abendessen (3 Bausteine)

85 g Kalbskotelett mit 60 ml Tomatensauce

2 bis 3 Handvoll Blattsalat, mit 1 EL Balsamico beträufelt

9 Mandeln

Wasser (kein Koffein nach 15.00 Uhr)

### Snack (1 Baustein)

1 hartgekochtes Ei, ¼ Apfel mit ½ TL Erdnussbutter

## Tag 4

### Frühstück (2 Bausteine)

2 Eier als Rührei

120 g Grapefruitstücke

1 TL Erdnussbutter

Wasser, Grüntee oder Kaffee schwarz

### Snack (1 Baustein)

1½ Scheiben Schinken, 90 g rote Paprikaringe, 3 Mandeln

### Mittagessen (3 Bausteine)

130 g Putenfrikadelle

210 g grüne Bohnen, gekocht

9 Mandeln, gehackt und darübergestreut

Wasser, Grüntee oder Kaffee schwarz

### Snack (2 Bausteine)

Badass-Ei, 4 Hälften (Seite 242), dazu 200 g roher Brokkoli

### Abendessen (3 Bausteine)

Nackige Hähnchen-Fajitas (Seite 229)

Wasser (kein Koffein nach 15.00 Uhr)

### Snack (1 Baustein)

1 hartgekochtes Ei, ¼ Apfel mit ½ TL Erdnussbutter

*Tag 5*

### Frühstück (2 Bausteine)

Mini-Quiche (Seite 217)

Wasser, Grüntee oder Kaffee schwarz

### Snack (1 Baustein)

45 g Thunfisch aus der Dose auf 130 g Tomatenstücken, 3 Mandeln

### Mittagessen (3 Bausteine)

Hähnchen-Wraps (Seite 222)

Wasser, Grüntee oder Kaffee schwarz

### Snack (2 Bausteine)

85 g Hähnchenbrust, 8 Essiggurkenscheiben, 12 Erdnüsse

### Abendessen (3 Bausteine)

130 g Fischfilet, gebacken oder gegrillt, dazu 2 EL Cocktailsauce

Cremiger Krautsalat (Seite 238)

Wasser (kein Koffein nach 15.00 Uhr)

### Snack (1 Baustein)

45 g Hähnchenbrust, 150 g Sellerie-Sticks mit ½ TL Mandelmus bestrichen

*Tag 6*

### Frühstück (2 Bausteine)

85 g Putenwurst

1 Nektarine

6 Mandeln

Wasser, Grüntee oder Kaffee schwarz

### Snack (1 Baustein)

45 g gegrillte Hähnchenbrust, 90 g rote Paprikaringe, 3 Mandeln

### Mittagessen (3 Bausteine)

Nackiger Taco-Salat (Seite 223)

Wasser, Grüntee oder Kaffee schwarz

### Snack (1 Baustein)

1 hartgekochtes Ei, ½ Pflaume, 3 Mandeln

### Abendessen (3 Bausteine)

Gefüllte Paprika (Seite 232)

Wasser (kein Koffein nach 15.00 Uhr)

### Snack (1 Baustein)

1½ Scheiben Schinken, 90 g rote Paprikaringe, 3 Mandeln

## Tag 7

### Frühstück (2 Bausteine)

Rührei aus 4 Eiklar mit 40 g gegarten Pilzen

120 g Grapefruitstücke

6 Mandeln

Wasser, Grüntee oder Kaffee schwarz

### Snack (1 Baustein)

Badass-Ei, 2 Hälften (Seite 242), dazu 100 g roher Brokkoli

### Mittagessen (3 Bausteine)

Süßer Thunfischsalat (Seite 222)

Wasser, Grüntee oder Kaffee schwarz

### Snack (2 Bausteine)

3 Scheiben Putenaufschnitt, 16 Essiggurkenscheiben, 12 Erdnüsse

### Abendessen (3 Bausteine)

130 g Lachs mit 2 EL Cocktailsauce

9 Stangen gedämpfter Spargel

9 Mandeln

Wasser (kein Koffein nach 15.00 Uhr)

### Snack (1 Baustein)

1½ Scheiben Schinken, 1 EL Rosinen, 6 Erdnüsse

# ABNEHM-PLAN FÜR KÖRPERBAU 5

Denk dran, dass sich die Bausteinanzahl bei jedem Körperbautyp in einer bestimmten Spanne bewegt (siehe Tabelle auf Seite 82). Innerhalb dieser Spanne kannst du die Bausteinanzahl je nach Bedarf nach oben oder unten anpassen. Du darfst außerdem jede Mahlzeit nach Belieben durch einen Sättigungs-Shake ersetzen.

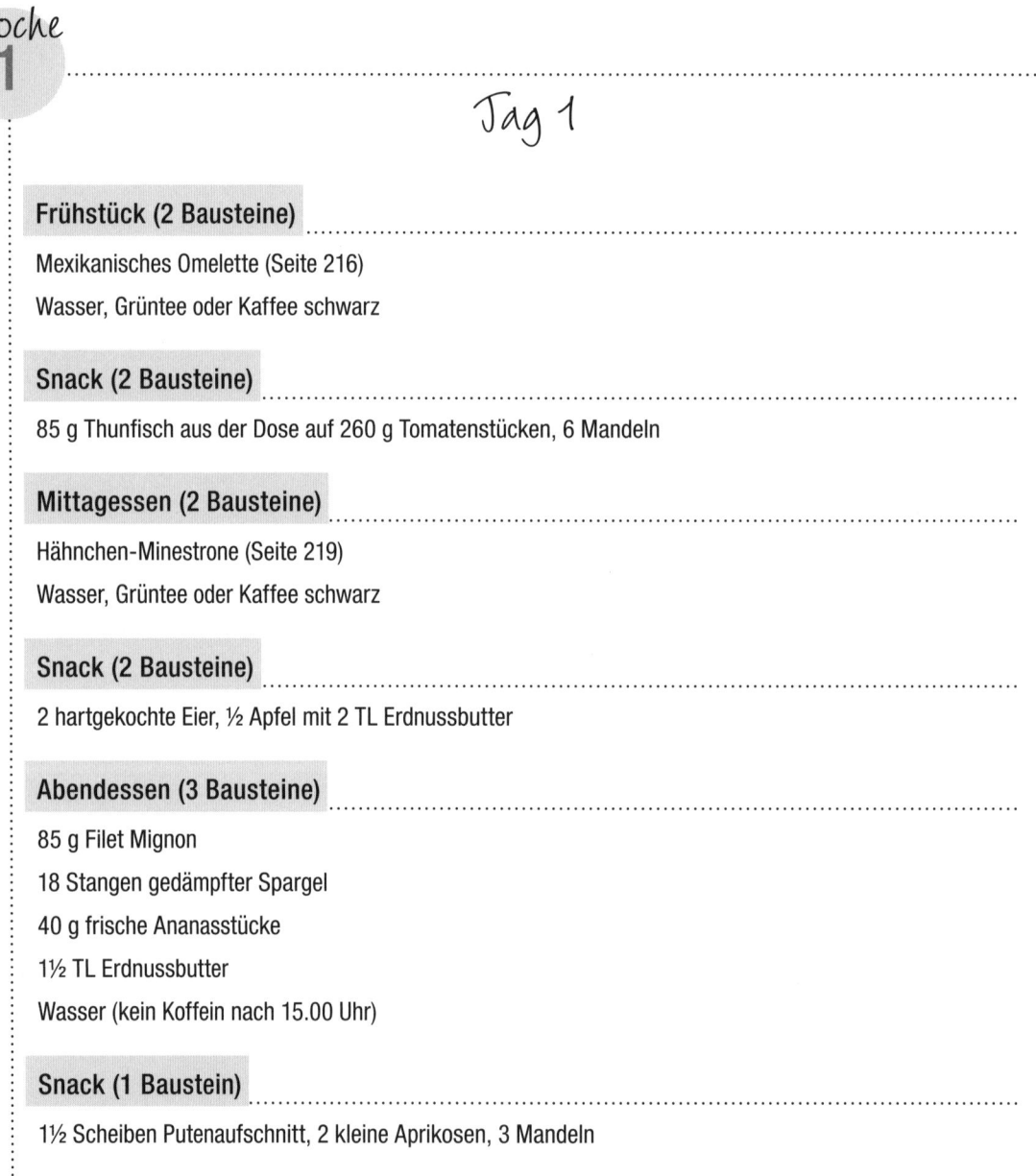

**Woche 1**

*Tag 1*

### Frühstück (2 Bausteine)

Mexikanisches Omelette (Seite 216)

Wasser, Grüntee oder Kaffee schwarz

### Snack (2 Bausteine)

85 g Thunfisch aus der Dose auf 260 g Tomatenstücken, 6 Mandeln

### Mittagessen (2 Bausteine)

Hähnchen-Minestrone (Seite 219)

Wasser, Grüntee oder Kaffee schwarz

### Snack (2 Bausteine)

2 hartgekochte Eier, ½ Apfel mit 2 TL Erdnussbutter

### Abendessen (3 Bausteine)

85 g Filet Mignon

18 Stangen gedämpfter Spargel

40 g frische Ananasstücke

1½ TL Erdnussbutter

Wasser (kein Koffein nach 15.00 Uhr)

### Snack (1 Baustein)

1½ Scheiben Putenaufschnitt, 2 kleine Aprikosen, 3 Mandeln

# Körperbau 5

## Tag 2

### Frühstück (2 Bausteine)

Mexikanisches Omelette (Seite 216)

Wasser, Grüntee oder Kaffee schwarz

### Snack (2 Bausteine)

3 Scheiben Putenaufschnitt, 2 EL Rosinen, 6 Mandeln

### Mittagessen (3 Bausteine)

130 g Thunfisch aus der Dose auf 2 Handvoll Blattsalat, 50 g Sojasprossen und 40 g gehackten Zwiebeln, beträufelt mit 1 EL Balsamico

9 Mandeln

Wasser, Grüntee oder Kaffee schwarz

### Snack (2 Bausteine)

2 hartgekochte Eier, ½ Apfel mit 1 TL Erdnussbutter

### Abendessen (3 Bausteine)

85 g Kotelett, gegrillt oder in der Pfanne gebraten, mit 1 EL Barbecue-Soße beträufelt

140 g gegarter Rosenkohl

90 g gegarte Zucchini

9 Mandeln

Wasser (kein Koffein nach 15:00 Uhr)

### Snack (1 Baustein)

45 g Thunfisch aus der Dose auf 130 g Tomatenstücken, 3 Mandeln

# Tag 3

## Frühstück (2 Bausteine)

60 g gebratener Schinken

Beerenmischung: 70 g Erdbeeren, 60 g Brombeeren

1 TL Erdnussbutter

Wasser, Grüntee oder Kaffee schwarz

## Snack (2 Bausteine)

2 hartgekochte Eier, ½ Apfel mit 1 TL Erdnussbutter

## Mittagessen (3 Bausteine)

130 g Frikadelle vom Rind, gebraten

½ Dose Tomaten, gedünstet

9 Mandeln

Wasser, Grüntee oder Kaffee schwarz

## Snack (2 Bausteine)

3 Scheiben Aufschnitt (Pute oder Schinken), ½ Apfel mit 1 TL Erdnussbutter

## Abendessen (3 Bausteine)

Kräuterlammbraten (Seite 236)

2 bis 3 Handvoll Blattsalat mit 1 EL Balsamico

Wasser (kein Koffein nach 15:00 Uhr)

## Snack (1 Baustein)

1 hartgekochtes Ei, ¼ Apfel mit ½ TL Erdnussbutter

## Tag 4

### Frühstück (2 Bausteine)

2 Eier als Rührei

120 g Grapefruitstücke

1 TL Erdnussbutter

Wasser, Grüntee oder Kaffee schwarz

### Snack (2 Bausteine)

3 Scheiben Schinken, 180 g rote Paprikaringe, 6 Mandeln

### Mittagessen (3 Bausteine)

130 g Putenfrikadelle

210 g grüne Bohnen, gekocht

9 Mandeln, gemahlen und darübergestreut

Wasser, Grüntee oder Kaffee schwarz

### Snack (1 Baustein)

Badass-Ei, 2 Hälften (Seite 242), dazu 100 g roher Brokkoli

### Abendessen (3 Bausteine)

Nackige Hähnchen-Fajitas (Seite 229)

Wasser (kein Koffein nach 15:00 Uhr)

### Snack (1 Baustein)

1 hartgekochtes Ei, ¼ Apfel mit ½ TL Erdnussbutter

## Tag 5

**Frühstück (2 Bausteine)**

Mini-Quiche (Seite 217)

Wasser, Grüntee oder Kaffee schwarz

**Snack (1 Baustein)**

45 g Thunfisch aus der Dose auf 130 g Tomatenstücken, 3 Mandeln

**Mittagessen (3 Bausteine)**

Krabbensalat (Seite 221)

Wasser, Grüntee oder Kaffee schwarz

**Snack (2 Bausteine)**

85 g gegrillte Hähnchenbrust, 16 Essiggurkenscheiben, 12 Erdnüsse

**Abendessen (3 Bausteine)**

Garnelen im Kokosmantel (Seite 227)

200 g gegarter Weißkohl

Wasser (kein Koffein nach 15:00 Uhr)

**Snack (1 Baustein)**

45 g gegrillte Hähnchenbrust, 150 g Sellerie-Sticks, bestrichen mit ½ TL Erdnussbutter

# Tag 6

## Frühstück (2 Bausteine)

2 Eier als Rührei

getreidefreies Müsli (Seite 218)

1 TL Erdnussbutter

Wasser, Grüntee oder Kaffee schwarz

## Snack (2 Bausteine)

85 g gegrillte Hähnchenbrust

180 g rote Paprikaringe

6 Mandeln

## Mittagessen (3 Bausteine)

Nackiger Taco-Salat (Seite 223)

Wasser, Grüntee oder Kaffee schwarz

## Snack (2 Bausteine)

2 hartgekochte Eier, 1 Nektarine, 6 Mandeln

## Abendessen (3 Bausteine)

130 g gegartes Hackfleisch mit 50 g gegarten Zwiebeln in 60 ml Tomatensauce, serviert auf 60 g gebackenen Auberginenscheiben

9 Mandeln

Wasser (kein Koffein nach 15:00 Uhr)

## Snack (1 Baustein)

1½ Scheiben Schinken, 180 g rote Paprikaringe, 5 Oliven

## Tag 7

### Frühstück (2 Bausteine)

Mexikanisches Omelette (Seite 216)

Wasser, Grüntee oder Kaffee schwarz

### Snack (1 Baustein)

Badass-Ei, 2 Hälften (Seite 242), dazu 100 g roher Brokkoli

### Mittagessen (3 Bausteine)

Texanisches Chili (Seite 220)

9 Mandeln

Wasser, Grüntee oder Kaffee schwarz

### Snack (2 Bausteine)

3 Scheiben Putenaufschnitt, 16 Essiggurkenscheiben, 12 Erdnüsse

### Abendessen (3 Bausteine)

130 g Lachs mit 2 EL Cocktailsauce

9 Stangen gedämpfter Spargel

9 Mandeln

Wasser, Grüntee oder Kaffee schwarz

### Snack (1 Baustein)

1½ Scheiben Putenaufschnitt, 1 EL Rosinen, 6 Erdnüsse

## ICH BIN EIN BADASS!

Natalie (29) nahm an einem meiner Bootcamp-Kurse teil. Danach fasste sie den Entschluss, sich ernsthaft um ihre Ernährung zu kümmern, und begann mit dem Abnehm-Plan.

Ihr Abnehmerfolg war rekordverdächtig.

»Im ersten Monat ging ich sechs Hosengrößen runter«, sagt sie. »Es war unglaublich. Außerdem gefiel mir mein Po. Ich würde nicht sagen, dass er kleiner geworden ist, aber sicherlich fester und knackiger.«

Natalie hat das Programm beibehalten und unterschiedliche Pläne befolgt, je nachdem, was sie gerade erreichen wollte.

»Ich liebe das Programm und esse nur noch hochwertige Makronährstoffe. Wenn man einmal raushat, wie leicht das Ganze ist, kommt man nicht drumherum.«

# 8. Der Badass-Body-Halte-Plan

**DER HALTE-PLAN SIEHT EINE** leicht erhöhte Menge an Fett vor und gestattet dir bei der Zusammenstellung von Mahlzeiten eine etwas größere Auswahl an Lebensmitteln, bei der du dennoch abnehmen kannst.

Du kannst aus einer breiten Palette an Nahrungsmitteln wählen und daraus praktisch unendlich viele verschiedene Mahlzeiten kreieren. Damit dir das kinderleicht fällt, findest du hier Speiseplanvorlagen, die du entweder strikt befolgen oder auch deinen Bedürfnissen anpassen kannst.

## DIE SECHS PRINZIPIEN DES BADASS-BODY-HALTE-PLANS

Ich habe sechs einfache Prinzipien, die dir deinen Abnehmerfolg sichern. Bei Unklarheiten und Zweifeln kannst du dich an diese Richtlinien halten.

1. Halte dich 21 Tage lang strikt an den Plan und achte darauf, wie viele Bausteine du jeden Tag isst.

2. Nimm in den ersten 21 Tagen keine industriell verarbeiteten Lebensmittel, kein Getreide, kein Gluten, nichts Gezuckertes und keinen Alkohol zu dir. Wenn du schummelst oder abweichst, musst du von vorn anfangen. Stelle deine Mahlzeiten aus Premiummakros und Po-Kost zusammen. Dazu kannst du die Liste »Tipp von Christmas: Po-Kost auf einen Blick« auf Seite 69 verwenden. Obst ist in Form von ganzen Früchten erlaubt. Du kannst jede Mahlzeit durch einen Sättigungs-Shake ersetzen (Rezepte ab Seite 249). Du musst nicht aufessen. Wenn du satt bist, hör auf zu essen.

3. Iss zweimal am Tag stärkehaltige okaye Kohlenhydrate (einmal zum Frühstück, einmal zum Mittag- oder Abendessen), wenn du magst. Du darfst auch ein paar Milchprodukte zu dir nehmen, das muss aber nicht sein. Viele Frauen vertragen Milchprodukte nicht, da sie einen

hässlichen und unangenehmen Blähbauch verursachen. Mir bekommen Milchprodukte jedenfalls nicht. Iss das, was der Plan vorsieht. Du darfst allerdings Makros, die du nicht magst, durch ähnliche Proteine, Kohlenhydrate oder Fette ersetzen. Wenn du beispielsweise keinen Rosenkohl magst, kannst du stattdessen ein anderes nicht stärkehaltiges Kohlenhydrat nehmen.

4. Frühstücke innerhalb von 45 Minuten nach dem Aufwachen. Das ist unerlässlich, um deinen Stoffwechsel in Gang zu bringen. Verbringe tagsüber nicht mehr als fünf Stunden ohne Essen.

5. Wenn du willst, kannst du bei diesem Plan täglich einen Kräftigungs-Shake zu dir nehmen, gleich nach dem Training, falls das Training intensiv war. Ich habe einige Shake-Rezepte für dich, du findest sie ab Seite 245. Denk dran, dass die Bausteine eines Kräftigungs-Shakes zu deiner täglichen Bausteinanzahl gerechnet werden müssen. Der Kräftigungs-Shake muss innerhalb von 10 Minuten nach Ende des Trainings getrunken werden, noch bevor du abkühlst. Kräftigungs-Shakes sind nicht mit Sättigungs-Shakes zu verwechseln.

6. Trinke täglich 2 bis 2,5 Liter reines Wasser zusätzlich zu Kaffee und grünem Tee. Versuch, deinen Koffeinkonsum zu reduzieren oder ganz abzustellen. Trink keine Softdrinks oder andere natürlich oder künstlich gesüßten Getränke. Auch keine Light-Getränke!

## HALTE-PLAN FÜR KÖRPERBAU 1

Denk dran, dass sich die Bausteinanzahl bei jedem Körperbautyp in einer bestimmten Spanne bewegt (siehe Tabelle auf Seite 82). Innerhalb dieser Spanne kannst du die Bausteinanzahl je nach Bedarf nach oben oder unten anpassen. Du darfst außerdem jede Mahlzeit nach Belieben durch einen Sättigungs-Shake ersetzen (Rezepte ab Seite 249).

# Körperbau 1

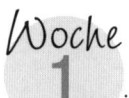

**Woche 1**

## Tag 1

### Frühstück (2 Bausteine)

Mexikanisches Omelette (Seite 216)

Wasser, Grüntee oder Kaffee schwarz

### Snack (1 Baustein)

45 g Thunfisch aus der Dose auf 130 g Tomatenstücken, 3 Mandeln

### Mittagessen (3 Bausteine)

Hähnchen-Wraps (Seite 222)

Wasser, Grüntee oder Kaffee schwarz

### Snack (1 Baustein)

Kräftigungs-Shake (Rezepte ab Seite 245)

### Abendessen (3 Bausteine)

85 g Rumpsteak

18 Stangen gedämpfter Spargel

5 Kirschen

27 Mandeln

Wasser (kein Koffein nach 15.00 Uhr)

### Snack (1 Baustein)

1½ Scheiben Putenaufschnitt, 2 kleine Aprikosen, 3 Mandeln

# Tag 2

## Frühstück (2 Bausteine)

2 Eier als Rührei

getreidefreies Müsli (Seite 218)

Wasser, Grüntee oder Kaffee schwarz

## Snack (1 Baustein)

50 g Hüttenkäse, gemischt mit 1 EL Rosinen und 9 gehackten Mandeln

## Mittagessen (3 Bausteine)

130 g Thunfisch aus der Dose auf 2 Handvoll Blattsalat, 100 g Sojasprossen und 40 g gehackten Zwiebeln, beträufelt mit 1 EL Balsamico

27 Mandeln

Wasser, Grüntee oder Kaffee schwarz

## Snack (1 Baustein)

Kräftigungs-Shake (Rezepte ab Seite 245)

## Abendessen (3 Bausteine)

Schweinekoteletts mit Apfeldecke (Seite 235)

Wasser (kein Koffein nach 15.00 Uhr)

## Snack (1 Baustein)

45 g Thunfisch aus der Dose auf 130 g Tomatenstücken, 9 Mandeln

## Tag 3

### Frühstück (2 Bausteine)

60 g Schinken, gebraten

½ Orange

1 EL Cashewmus

Wasser, Grüntee oder Kaffee schwarz

### Snack (1 Baustein)

30 g Schinken, ¼ Apfel mit 1 ½ TL Erdnussbutter

### Mittagessen (3 Bausteine)

130 g gegartes Hackfleisch mit 50 g gegarten Zwiebeln in 60 ml Tomatensauce, auf 150 g Spaghettikürbis

27 Mandeln

Wasser, Grüntee oder Kaffee schwarz

### Snack (1 Baustein)

Kräftigungs-Shake (Rezepte ab Seite 245)

### Abendessen (3 Bausteine)

Nackige Hähnchen-Fajitas (Seite 229)

Wasser (kein Koffein nach 15.00 Uhr)

### Snack (1 Baustein)

1 hartgekochtes Ei, ¼ Apfel mit 1 ½ TL Erdnussbutter

## Tag 4

### Frühstück (2 Bausteine)

1 Ei als Rührei mit 30 g Schinkenstückchen

80 g Haferbrei mit 18 gehackten Mandeln

Wasser, Grüntee oder Kaffee schwarz

### Snack (1 Baustein)

1½ Scheiben Schinken, 90 g rote Paprikaringe, 9 Mandeln

### Mittagessen (3 Bausteine)

130 g Putenfrikadelle

140 g gegarte grüne Bohnen, mit 18 gemahlenen Mandeln bestreut und mit 1 TL geschmolzener Butter beträufelt

60 g gegarte Karotten

Wasser, Grüntee oder Kaffee schwarz

### Snack (1 Baustein)

Kräftigungs-Shake (Rezepte ab Seite 245)

### Abendessen (3 Bausteine)

130 g gegrillte Hähnchenbrust

150 g Spaghettikürbis in 60 ml Tomatensauce mit 50 g gegarten Zwiebeln gemischt

27 Mandeln

Wasser (kein Koffein nach 15.00 Uhr)

### Snack (1 Baustein)

1 hartgekochtes Ei, ¼ Apfel mit 1½ TL Erdnussbutter

# Tag 5

## Frühstück (2 Bausteine)

Rührei aus 2 Eiklar

60 g Trauben

6 TL Erdnussbutter (verdoppelt wegen fettfreiem Ei)

Wasser, Grüntee oder Kaffee schwarz

## Snack (1 Baustein)

45 g Thunfisch aus der Dose auf 120 g Tomatenstücken, 6 Mandeln

## Mittagessen (3 Bausteine)

Spinatsalat (Seite 223)

Wasser, Grüntee oder Kaffee schwarz

## Snack (1 Baustein)

Kräftigungs-Shake (Rezepte ab Seite 245)

## Abendessen (3 Bausteine)

Falscher Truthahn (Seite 230)

Wasser (kein Koffein nach 15.00 Uhr)

## Snack (1 Baustein)

45 g gegrillte Hähnchenbrust, 2 bis 3 Sellerie-Sticks bestrichen mit 1½ EL Mandelmus

*Tag 6*

### Frühstück (2 Bausteine)

Mini-Quiche (Seite 217)

Wasser, Grüntee oder Kaffee schwarz

### Snack (1 Baustein)

45 g gegrillte Hähnchenbrust, 90 g rote Paprikaringe, 9 Mandeln

### Mittagessen (3 Bausteine)

Nackiger Taco-Salat (Seite 223)

Wasser, Grüntee oder Kaffee schwarz

### Snack (1 Baustein)

Kräftigungs-Shake (Rezepte ab Seite 245)

### Abendessen (3 Bausteine)

130 g gegartes Hackfleisch mit 60 ml Tomatensauce und 120 g gedünstetem Spinat auf 150 g Spaghettikürbis

27 Mandeln

Wasser (kein Koffein nach 15.00 Uhr)

### Snack (1 Baustein)

1½ Scheiben Schinken, 90 g rote Paprikaringe, 9 Mandeln

# Körperbau 1

## Tag 7

### Frühstück (2 Bausteine)

2 Eier als Rührei

getreidefreies Müsli (Seite 218)

Wasser, Grüntee oder Kaffee schwarz

### Snack (1 Baustein)

Badass-Ei, 1 Hälfte (Seite 242), dazu 100 g roher Brokkoli

### Mittagessen (3 Bausteine)

Süßer Thunfischsalat (Seite 222)

Wasser, Grüntee oder Kaffee schwarz

### Snack (1 Baustein)

Kräftigungs-Shake (Rezepte ab Seite 245)

### Abendessen (3 Bausteine)

Jakobsmuscheln im Speckmantel (Seite 228)

18 Stangen gedämpfter Spargel

150 g Spaghettikürbis

Wasser (kein Koffein nach 15.00 Uhr)

### Snack (1 Baustein)

1½ Scheiben Putenaufschnitt, 1 EL Rosinen, 18 Erdnüsse

# HALTE-PLAN FÜR KÖRPERBAU 2

Denk dran, dass sich die Bausteinanzahl bei jedem Körperbautyp in einer bestimmten Spanne bewegt. Innerhalb dieser Spanne kannst du die Bausteinanzahl je nach Bedarf nach oben oder unten anpassen. Du darfst außerdem jede Mahlzeit nach Belieben durch einen Sättigungs-Shake ersetzen (Rezepte ab Seite 249).

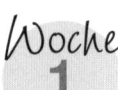

*Woche 1*

## Tag 1

### Frühstück (3 Bausteine)

2 Eier als Rührei oder gekocht, dazu 1 Scheibe Kochschinken

80 g Haferbrei mit 1 EL Rosinen und 27 gehackten Mandeln

Wasser, Grüntee oder Kaffee schwarz

### Snack (1 Baustein)

45 g Thunfisch aus der Dose auf 130 g Tomatenstücken, 9 Mandeln

### Mittagessen (3 Bausteine)

Hähnchen-Wraps (Seite 222)

Wasser, Grüntee oder Kaffee schwarz

### Snack (2 Bausteine)

Kräftigungs-Shake (Rezepte ab Seite 245)

### Abendessen (2 Bausteine)

Beschwipster Schmorbraten (Seite 233)

¼ mittelgroße, gebackene Süßkartoffel, mit 1 EL geschmolzener Butter beträufelt

Wasser (kein Koffein nach 15.00 Uhr)

### Snack (1 Baustein)

1½ Scheiben Putenaufschnitt, 2 kleine Aprikosen, 9 Mandeln

# Tag 2

## Frühstück (3 Bausteine)

3 Eier als Rührei

80 g Ananas mit 40 g Heidelbeeren vermengt

4½ TL Erdnussbutter

Wasser, Grüntee oder Kaffee schwarz

## Snack (1 Baustein)

50 g Hüttenkäse mit 1 EL Rosinen und 9 gehackten Mandeln vermengt

## Mittagessen (3 Bausteine)

140 g Thunfisch aus der Dose auf 2 Handvoll Blattsalat, 50 g Sojasprossen und 40 g gehackten Zwiebeln, beträufelt mit 1 EL Balsamico

27 Mandeln

Wasser, Grüntee oder Kaffee schwarz

## Snack (2 Bausteine)

Kräftigungs-Shake (Rezepte ab Seite 245)

## Abendessen (2 Bausteine)

60 g Kotelett, gegrillt oder in der Pfanne gebraten

140 g gegarter Rosenkohl

1 TL Olivenöl auf den Rosenkohl

6 TL Sauerrahm auf die Koteletts

Wasser (kein Koffein nach 15.00 Uhr)

## Snack (1 Baustein)

45 g Thunfisch aus der Dose auf 130 g Tomatenstücken, 9 Mandeln

# Tag 3

## Frühstück (3 Bausteine)

Mini-Quiche (Seite 217)

Wasser, Grüntee oder Kaffee schwarz

## Snack (1 Baustein)

45 g Putenhack, ¼ Apfel mit 1 ½ TL Erdnussbutter

## Mittagessen (3 Bausteine)

130 g gegartes Hackfleisch mit 50 g gegarten Zwiebeln in 60 ml Tomatensauce, auf 150 g Spaghettikürbis

27 Mandeln

Wasser, Grüntee oder Kaffee schwarz

## Snack (2 Bausteine)

Kräftigungs-Shake (Rezepte ab Seite 245)

## Abendessen (3 Bausteine)

85 g Kalbskotelett mit 60 ml Tomatensauce

2 Handvoll Blattsalat, mit 1 EL Balsamico beträufelt

27 Mandeln

Wasser (kein Koffein nach 15.00 Uhr)

## Snack (1 Baustein)

1 hartgekochtes Ei, ¼ Apfel mit 1 ½ TL Erdnussbutter

# Tag 4

## Frühstück (3 Bausteine)

2 Eier als Rührei mit 30 g Schinkenstückchen

40 g Preiselbeeren vermengt mit 60 g Grapefruitstücken

27 gehackte Mandeln vermengt mit den Beeren

Wasser, Grüntee oder Kaffee schwarz

## Snack (1 Baustein)

1½ Scheiben Schinken, 90 g rote Paprikaringe, 9 Mandeln

## Mittagessen (3 Bausteine)

130 g Putenhack

140 g gegarte grüne Bohnen, mit 27 gemahlenen Mandeln bestreut

60 g gegarte Karotten

Wasser, Grüntee oder Kaffee schwarz

## Snack (2 Bausteine)

Kräftigungs-Shake (Rezepte ab Seite 245)

## Abendessen (2 Bausteine)

85 g gegrillte Hähnchenbrust

150 g Spaghettikürbis mit 60 ml Tomatensauce und 50 g gegarten Zwiebeln

18 Mandeln

Wasser (kein Koffein nach 15.00 Uhr)

## Snack (1 Baustein)

45 g gegrillte Hähnchenbrust, ¼ Apfel mit 1 ½ TL Erdnussbutter

*Tag 5*

### Frühstück (3 Bausteine)

6 Eiklar als Rührei

1 Kiwi und 1 Pflaume

4½ TL Mandelmus

Wasser, Grüntee oder Kaffee schwarz

### Snack (1 Baustein)

45 g Thunfisch aus der Dose auf 120 g Tomatenstücken, 9 Mandeln

### Mittagessen (3 Bausteine)

Spinatsalat (Seite 223)

Wasser, Grüntee oder Kaffee schwarz

### Snack (2 Bausteine)

Kräftigungs-Shake (Rezepte ab Seite 245)

### Abendessen (2 Bausteine)

Scampi (Seite 226)

200 g gegarter Weißkohl

Wasser (kein Koffein nach 15.00 Uhr)

### Snack (1 Baustein)

45 g gegrillte Hähnchenbrust, 2 oder 3 Stangen Staudensellerie, bestrichen mit 1 ½ TL Mandelmus

# Tag 6

## Frühstück (3 Bausteine)

2 Eier als Rührei mit 45 g Putenhack

80 g Haferbrei mit 3 TL Erdnussbutter

50 g Blaubeeren

9 Mandeln, zerkleinert auf die Blaubeeren

Wasser, Grüntee oder Kaffee schwarz

## Snack (1 Baustein)

45 g gegrillte Hähnchenbrust, 80 g Zucchini-Chips (Seite 244), 9 Mandeln

## Mittagessen (3 Bausteine)

Nackiger Taco-Salat (Seite 223)

Wasser, Grüntee oder Kaffee schwarz

## Snack (2 Bausteine)

Kräftigungs-Shake (Rezepte ab Seite 245)

## Abendessen (2 Bausteine)

Low-Carb-Pizza (Seite 234)

18 Mandeln

Wasser (kein Koffein nach 15.00 Uhr)

## Snack (1 Baustein)

1½ Scheiben Schinken, 90 g rote Paprikaringe, 15 Oliven

# Tag 7

## Frühstück (3 Bausteine)

Rührei aus 6 Eiklar mit 80 g gegarten Pilzen

120 g Grapefruitstücke

4½ TL Mandelmus

Wasser, Grüntee oder Kaffee schwarz

## Snack (1 Baustein)

Badass-Ei, 2 Hälften (Seite 242), dazu 100 g roher Brokkoli

## Mittagessen (3 Bausteine)

Süßer Thunfischsalat (Seite 222)

Wasser, Grüntee oder Kaffee schwarz

## Snack (2 Bausteine)

Kräftigungs-Shake (Rezepte ab Seite 245)

## Abendessen (3 Bausteine)

85 g Lachs mit 2 TL Cocktailsauce

9 Stangen gedämpfter Spargel

170 g gebackene Süßkartoffeln garniert mit 4 TL Erdnussbutter

Wasser (kein Koffein nach 15.00 Uhr)

## Snack (1 Baustein)

1½ Scheiben Putenaufschnitt, 1 EL Rosinen, 1½ TL Cashewmus

# HALTE-PLAN FÜR KÖRPERBAU 3

Denk dran, dass sich die Bausteinanzahl bei jedem Körperbautyp in einer bestimmten Spanne bewegt. Innerhalb dieser Spanne kannst du die Bausteinanzahl je nach Bedarf nach oben oder unten anpassen. Du darfst außerdem jede Mahlzeit nach Belieben durch einen Sättigungs-Shake ersetzen (Rezepte ab Seite 249).

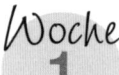

*Woche 1*

## Tag 1

### Frühstück (3 Bausteine)

Mexikanisches Omelette (Seite 216)

Wasser, Grüntee oder Kaffee schwarz

### Snack (1 Baustein)

Kräftigungs-Shake (Rezepte ab Seite 245)

### Mittagessen (3 Bausteine)

130 g gegrillte Hähnchenbrust auf 1 Handvoll Blattsalat und 130 g Tomatenstücken, beträufelt mit 1 EL Balsamico

1 Pflaume

27 Mandeln

Wasser, Grüntee oder Kaffee schwarz

### Snack (2 Bausteine)

85 g Thunfisch auf 120 g Tomatenstücken und ½ gehackte Gurke, 18 Mandeln

### Abendessen (3 Bausteine)

85 g Rumpsteak

9 Stangen gedämpfter Spargel

½ kleine gebackene Süßkartoffel, garniert mit 4 EL Cashewmus

Wasser, Grüntee oder Kaffee schwarz

### Snack (1 Baustein)

45 g gegrillte Hähnchenbrust, 2 kleine Aprikosen, 9 Mandeln

*Tag 2*

**Frühstück (3 Bausteine)**

3 Eier als Rührei

¾ Apfel

4½ TL Erdnussbutter

Wasser, Grüntee oder Kaffee schwarz

**Snack (1 Baustein)**

Kräftigungs-Shake (Rezepte ab Seite 245)

**Mittagessen (3 Bausteine)**

130 g Thunfisch aus der Dose auf 180 g gehacktem Grünkohl und 130 g Tomaten

9 TL Sauerrahm als Dressing

Wasser, Grüntee oder Kaffee schwarz

**Snack (2 Bausteine)**

Kräftigungs-Shake (Rezepte ab Seite 245)

**Abendessen (3 Bausteine)**

Schweinekoteletts mit Apfeldecke (Seite 235)

100 g gedünsteter Weißkohl

Wasser (kein Koffein nach 15.00 Uhr)

**Snack (1 Baustein)**

45 g Thunfisch aus der Dose auf 130 g Tomatenstücken, 9 Mandeln

## Tag 3

### Frühstück (3 Bausteine)

Mini-Quiche (Seite 217)

Wasser, Grüntee oder Kaffee schwarz

### Snack (1 Baustein)

Kräftigungs-Shake (Rezepte ab Seite 245)

### Mittagessen (3 Bausteine)

130 g gegartes Hackfleisch mit 50 g gegarten Zwiebeln in 60 ml Tomatensauce auf 150 g Spaghettikürbis

27 Mandeln

Wasser, Grüntee oder Kaffee schwarz

### Snack (2 Bausteine)

85 g gegrilltes Hähnchenhack vermengt mit 170 g Süßkartoffeln, 3 TL Erdnussbutter

### Abendessen (3 Bausteine)

85 g Kalbskotelett

150 g Weißkohl und 40 g Tomatenstücke, beträufelt mit einer Mischung aus 1 EL Olivenöl und 6 TL saurer Sahne

Wasser (kein Koffein nach 15.00 Uhr)

### Snack (1 Baustein)

1 hartgekochtes Ei, ¼ Apfel mit 1 ½ TL Erdnussbutter

# Tag 4

### Frühstück (3 Bausteine)

2 Eier als Rührei mit 30 g Schinkenstückchen

¾ Orange

3 TL Erdnussbutter auf das Rührei

Wasser, Grüntee oder Kaffee

### Snack (1 Baustein)

Kräftigungs-Shake (Rezepte ab Seite 245)

### Mittagessen (3 Bausteine)

130 g Putenhack

140 g gegarte grüne Bohnen, mit 27 zerkleinerten Mandeln bestreut

60 g gegarte Karotten

Wasser, Grüntee oder Kaffee schwarz

### Snack (2 Bausteine)

100 g Hüttenkäse, 80 g frische Ananasstücke, 2¼ TL Sonnenblumenkerne

### Abendessen (3 Bausteine)

130 g gegrillte Hähnchenbrust

150 g Spaghettikürbis mit 60 ml Tomatensauce und 50 g gegarten Zwiebeln

27 Mandeln

Wasser (kein Koffein nach 15.00 Uhr)

### Snack (1 Baustein)

1 ½ Scheiben Putenaufschnitt, ¼ Apfel mit 1 ½ TL Erdnussbutter

## Tag 5

### Frühstück (3 Bausteine)

getreidefreies Müsli mit Badass-Ei (Seite 218, Seite 242)

Wasser, Grüntee oder Kaffee schwarz

### Snack (1 Baustein)

Kräftigungs-Shake (Rezepte ab Seite 245)

### Mittagessen (3 Bausteine)

Spinatsalat (Seite 223)

Wasser, Grüntee oder Kaffee schwarz

### Snack (2 Bausteine)

85 g Thunfisch aus der Dose auf 130 g Tomatenstücken, 18 Mandeln

### Abendessen (3 Bausteine)

Gebratenes Fischfilet (Seite 224)

Italienischer Salat (Seite 237)

6 TL Sauerrahm auf den Salat

9 zerkleinerte Cashewnüsse auf den Fisch

Wasser (kein Koffein nach 15.00 Uhr)

### Snack (1 Baustein)

45 g gegrillte Hähnchenbrust, 2 bis 3 Sellerie-Sticks, bestrichen mit 3 TL Erdnussbutter

# Tag 6

### Frühstück (3 Bausteine)

130 g Putenhack vermengt mit 50 g Butternut-Kürbis-Stampf

½ Scheibe Brot mit 3 TL Frischkäse

6 TL Erdnussbutter auf Putenhack und Kürbis-Stampf

Wasser, Grüntee oder Kaffee schwarz

### Snack (1 Baustein)

Kräftigungs-Shake (Rezepte ab Seite 245)

### Mittagessen (3 Bausteine)

Nackiger Taco-Salat (Seite 223)

Wasser, Grüntee oder Kaffee schwarz

### Snack (2 Bausteine)

85 g gegrillte Hähnchenbrust, 90 g rote Paprikaringe, 3 TL Erdnussbutter

### Abendessen (3 Bausteine)

85 g gegartes Rinderhack vermengt mit 60 ml Tomatensauce und 50 g gegarten Zwiebeln auf 150 g Spaghettikürbis

27 Mandeln

Wasser (kein Koffein nach 15.00 Uhr)

### Snack (1 Baustein)

1 ½ Scheiben Putenaufschnitt, 90 g rote Paprikaringe, 9 Mandeln

## Tag 7

### Frühstück (3 Bausteine)

Rührei aus 6 Eiklar mit 80 g gegarten Pilzen

160 g Blaubeeren

4 ½ TL Erdnussbutter auf das Rührei

Wasser, Grüntee oder Kaffee schwarz

### Snack (1 Baustein)

Kräftigungs-Shake (Rezepte ab Seite 245)

### Mittagessen (3 Bausteine)

Süßer Thunfischsalat (Seite 222)

Wasser, Grüntee oder Kaffee schwarz

### Snack (2 Bausteine)

Badass-Ei, 4 Hälften (Seite 242)

70 g Melonenkugeln

### Abendessen (3 Bausteine)

Jakobsmuscheln im Speckmantel (Seite 228)

27 Stangen gedämpfter Spargel

Wasser (kein Koffein nach 15.00 Uhr)

### Snack (1 Baustein)

1 ½ Scheiben Putenaufschnitt, 1 EL Rosinen, 12 Erdnüsse

## HALTE-PLAN FÜR KÖRPERBAU 4

Denk dran, dass sich die Bausteinanzahl bei jedem Körperbautyp in einer bestimmten Spanne bewegt. Innerhalb dieser Spanne kannst du die Bausteinanzahl je nach Bedarf nach oben oder unten anpassen. Du darfst außerdem jede Mahlzeit nach Belieben durch einen Sättigungs-Shake ersetzen (Rezepte ab Seite 249).

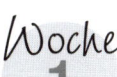

*Woche 1*

*Tag 1*

### Frühstück (3 Bausteine)

Mini-Quiche (Seite 217)

Wasser, Grüntee oder Kaffee schwarz

### Snack (2 Bausteine)

Kräftigungs-Shake (Rezepte ab Seite 245)

### Mittagessen (3 Bausteine)

Hähnchen-Minestrone (Seite 219)

Wasser, Grüntee oder Kaffee schwarz

### Snack (2 Bausteine)

85 g gebackene oder gegrillte Hähnchenbruststücke auf 260 g Tomatenstücken, 18 Mandeln

### Abendessen (3 Bausteine)

85 g Rumpsteak

9 Stangen gedämpfter Spargel

170 g gebackene Süßkartoffeln mit 2 EL Sauerrahm

Wasser (kein Koffein nach 15.00 Uhr)

### Snack (1 Baustein)

1 hartgekochtes Ei, 2 kleine Aprikosen, 9 Mandeln

*Tag 2*

**Frühstück (3 Bausteine)**

3 Eier als Rührei

½ Apfel mit 4 ½ TL Erdnussbutter

1 kleine Pflaume

Wasser, Grüntee oder Kaffee schwarz

**Snack (2 Bausteine)**

Kräftigungs-Shake (Rezepte ab Seite 245)

**Mittagessen (3 Bausteine)**

130 g Thunfisch aus der Dose auf 90 g Grünkohl und 120 g Tomaten, gegart und beträufelt mit 1 EL Balsamico

1 ½ TL Sonnenblumenkerne dazu

27 Mandeln

Wasser, Grüntee oder Kaffee schwarz

**Snack (2 Bausteine)**

3 Scheiben Putenaufschnitt mit 2 EL Rosinen und 18 gehackten Mandeln

**Abendessen (3 Bausteine)**

85 g Schweinekotelett, gegrillt oder in der Pfanne gebraten

140 g gegarter Rosenkohl mit 1 TL Olivenöl

50 g rote Beete

18 Mandeln

Wasser (kein Koffein nach 15.00 Uhr)

**Snack (1 Baustein)**

45 g Thunfisch aus der Dose auf 130 g Tomatenstücken, 9 Mandeln

# Körperbau 4

## Tag 3

### Frühstück (3 Bausteine)

Mini-Quiche (Seite 217)

Wasser, Grüntee oder Kaffee schwarz

### Snack (2 Bausteine)

Kräftigungs-Shake (Rezepte ab Seite 245)

### Mittagessen (3 Bausteine)

Low-Carb-Pizza (Seite 234)

27 Mandeln

Wasser, Grüntee oder Kaffee schwarz

### Snack (2 Bausteine)

85 g Putenhack, 140 g Rosenkohl mit 1 TL Erdnussbutter

### Abendessen (3 Bausteine)

85 g Kalbskotelett mit 60 ml Tomatensauce

90 g Grünkohl und 120 g Tomatenstücke, gegart und beträufelt mit 1 EL Balsamico

27 Mandeln

Wasser (kein Koffein nach 15.00 Uhr)

### Snack (1 Baustein)

1 hartgekochtes Ei, ¼ Apfel mit 1 ½ TL Erdnussbutter

## Tag 4

### Frühstück (3 Bausteine)

2 Eier als Rührei mit 30 g Schinkenstückchen

¾ Banane mit 4 ½ TL Erdnussbutter

Wasser, Grüntee oder Kaffee schwarz

### Snack (2 Bausteine)

Kräftigungs-Shake (Rezepte ab Seite 245)

### Mittagessen (3 Bausteine)

130 g Putenhack

140 g gegarte grüne Bohnen, mit 27 zerkleinerten Mandeln bestreut

50 g gegarte Karotten

Wasser, Grüntee oder Kaffee schwarz

### Snack (2 Bausteine)

85 g Hühnerhack, 40 g frische Ananasstücke, 2 ¼ TL Sonnenblumenkerne

### Abendessen (3 Bausteine)

130 g gegrillte Hähnchenbrust

150 g Spaghettikürbis mit 60 ml Tomatensauce und 50 g gegarten Zwiebeln

27 Mandeln

Wasser (kein Koffein nach 15.00 Uhr)

### Snack (1 Baustein)

30 g Schweinefleisch, ¼ Apfel mit 1 ½ TL Erdnussbutter

# Tag 5

## Frühstück (3 Bausteine)

3 Eier, gekocht oder pochiert, auf 140 g sautiertem Spinat

½ Scheibe Brot

27 Mandeln

Wasser, Grüntee oder Kaffee schwarz

## Snack (2 Bausteine)

Kräftigungs-Shake (Rezepte ab Seite 245)

## Mittagessen (3 Bausteine)

Spinatsalat (Seite 223)

Wasser, Grüntee oder Kaffee schwarz

## Snack (1 Baustein)

45 g Thunfisch aus der Dose auf 130 g Tomatenstücken, 9 Mandeln

## Abendessen (3 Bausteine)

130 g Fisch, gebacken oder gegrillt mit 2 EL Cocktailsauce

Cremiger Krautsalat (Seite 238)

Wasser (kein Koffein nach 15.00 Uhr)

## Snack (1 Baustein)

45 g gegrillte Hähnchenbrust, 2 bis 3 Sellerie-Sticks mit 1 ½ TL Erdnussbutter

## Tag 6

### Frühstück (3 Bausteine)

getreidefreies Müsli und Badass-Ei (Seite 218, Seite 242)

Wasser, Grüntee oder Kaffee schwarz

### Snack (2 Bausteine)

Kräftigungs-Shake (Rezepte ab Seite 245)

### Mittagessen (3 Bausteine)

Krabbensalat (Seite 221)

Wasser, Grüntee oder Kaffee schwarz

### Snack (2 Bausteine)

85 g gegrillte Hähnchenbrust, 90 g rote Paprikaringe, 6 TL Frischkäse

### Abendessen (3 Bausteine)

»Spaghetti« mit Fleischbällchen (Seite 231)

Wasser (kein Koffein nach 15.00 Uhr)

### Snack (1 Baustein)

1 Scheibe Schinken, 90 g rote Paprikaringe, 9 Mandeln

# Körperbau 4

## Tag 7

### Frühstück (3 Bausteine)

6 Eiklar als Rührei

120 g Blaubeeren

4 ½ TL Erdnussbutter zum Rührei

Wasser, Grüntee oder Kaffee schwarz

### Snack (2 Bausteine)

Kräftigungs-Shake (Rezepte ab Seite 245)

### Mittagessen (3 Bausteine)

130 g Thunfisch aus der Dose auf 90 g Grünkohl und 120 g Tomatenstücken

27 Mandeln

50 g Himbeeren

Wasser, Grüntee oder Kaffee schwarz

### Snack (2 Bausteine)

Badass-Ei, 4 Hälften (Seite 242)

140 g Melonenkugeln

### Abendessen (3 Bausteine)

»Geräucherter« Lachs (Seite 225)

27 Stangen gedämpfter Spargel, mit 1 EL Butter beträufelt

Wasser (kein Koffein nach 15.00 Uhr)

### Snack (1 Baustein)

1 ½ Scheiben Putenaufschnitt, 1 EL Rosinen, 9 Erdnüsse

# HALTE-PLAN FÜR KÖRPERBAU 5

Denk dran, dass sich die Bausteinanzahl bei jedem Körperbautyp in einer bestimmten Spanne bewegt. Innerhalb dieser Spanne kannst du die Bausteinanzahl je nach Bedarf nach oben oder unten anpassen. Du darfst außerdem jede Mahlzeit nach Belieben durch einen Sättigungs-Shake ersetzen (Rezepte ab Seite 249).

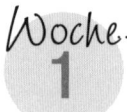

*Woche 1*

*Tag 1*

### Frühstück (3 Bausteine)

2 Eier als Rührei, gekocht oder pochiert, mit 1 Scheibe Kochschinken

½ Apfel mit 4 ½ TL Erdnussbutter

1 kleine Pflaume

Wasser, Grüntee oder Kaffee schwarz

### Snack (3 Bausteine)

130 g Thunfisch aus der Dose auf 180 g gehacktem Grünkohl, 120 g Tomatenstücken, 27 Mandeln

### Mittagessen (4 Bausteine)

Hähnchen-Wraps (Seite 222)

Wasser, Grüntee oder Kaffee schwarz

### Snack (2 Bausteine)

Kräftigungs-Shake (Rezepte ab Seite 245)

### Abendessen (3 Bausteine)

110 g Rumpsteak

9 Stangen gedämpfter Spargel

70 g gegarter Rosenkohl, mit 1 EL Butter beträufelt

50 g rote Beete

Wasser (kein Koffein nach 15.00 Uhr)

### Snack (1 Baustein)

45 g Putenhack, 2 kleine Aprikosen, 9 Mandeln

*Tag 2*

### Frühstück (3 Bausteine)

3 Eier als Rührei

¾ Apfel

4 ½ TL Mandelmus

Wasser, Grüntee oder Kaffee schwarz

### Snack (3 Bausteine)

150 g Hüttenkäse, vermengt mit 3 EL Rosinen und 27 gehackten Mandeln

### Mittagessen (4 Bausteine)

140 g Thunfisch aus der Dose auf 180 g Grünkohl, 50 g rote Beete, 50 g gewürfelten Butternut-Kürbis, beträufelt mit 1 EL Balsamico

27 Mandeln

Wasser, Grüntee oder Kaffee schwarz

### Snack (2 Bausteine)

Kräftigungs-Shake (Rezepte ab Seite 245)

### Abendessen (3 Bausteine)

85 g Schweinekotelett, gegrillt oder in der Pfanne gebraten

140 g gegarter Rosenkohl, mit 1 EL Olivenöl beträufelt

110 g gegarte Okraschoten

6 EL Sauerrahm zu den Koteletts

Wasser (kein Koffein nach 15.00 Uhr)

### Snack (1 Baustein)

45 g Thunfisch aus der Dose auf 130 g Tomatenstücken, 9 Mandeln

## Tag 3

### Frühstück (3 Bausteine)

3 Eier, gekocht oder pochiert, auf 140 g sautiertem Spinat

½ Scheibe Toast mit 4 ½ TL Mandelmus

Wasser, Grüntee oder Kaffee schwarz

### Snack (3 Bausteine)

45 g Hähnchenbrust, 50 g Butternut-Kürbis vermengt mit 1 TL Butter, 1 EL Mandelmus

### Mittagessen (4 Bausteine)

170 g gegartes Rinderhack mit 60 ml Tomatensauce und 100 g gegarten Zwiebeln auf 150 g Spaghettikürbis

36 Mandeln

Wasser, Grüntee oder Kaffee schwarz

### Snack (2 Bausteine)

Kräftigungs-Shake (Rezepte ab Seite 245)

### Abendessen (3 Bausteine)

Gefüllte Paprika (Seite 232)

Wasser (kein Koffein nach 15.00 Uhr)

### Snack (1 Baustein)

Ei-Muffin (Seite 243)

# Tag 4

## Frühstück (3 Bausteine)

2 Eier als Rührei mit 30 g Schinkenstückchen

40 g Ananas mit 5 Kirschen

4 ½ TL Cashewmus

Wasser, Grüntee oder Kaffee schwarz

## Snack (3 Bausteine)

45 g gegrillter Lachs vermengt mit 80 g frischen Ananasstücken und ½ Kiwi, darüber 2 ¼ TL Sonnenblumenkerne

## Mittagessen (4 Bausteine)

170 g Putenhack

180 g sautierter Grünkohl vermengt mit 70 g sautiertem Lauch, 120 g Tomatenstücken und 1 TL Olivenöl

36 Mandeln

Wasser, Grüntee oder Kaffee schwarz

## Snack (2 Bausteine)

Kräftigungs-Shake (Rezepte ab Seite 245)

## Abendessen (3 Bausteine)

140 g gegrillte Hähnchenbrust

150 g Spaghettikürbis mit 60 ml Tomatensauce und 50 g gegarten Zwiebeln, darauf 9 TL Sauerrahm

Wasser (kein Koffein nach 15.00 Uhr)

## Snack (1 Baustein)

45 g Putenhack, ¼ Apfel mit 1 ½ TL Erdnussbutter

Tag 5

**Frühstück (3 Bausteine)**

3 Eier als Rührei

getreidefreies Müsli (Seite 218)

Wasser, Grüntee oder Kaffee schwarz

**Snack (3 Bausteine)**

85 g Schweinefleisch vermengt mit 60 g Okraschoten und 90 g Grünkohl

¼ Apfel mit 4 ½ TL Erdnussbutter

**Mittagessen (4 Bausteine)**

Spinatsalat (Seite 223)

Wasser, Grüntee oder Kaffee schwarz

**Snack (2 Bausteine)**

Kräftigungs-Shake (Rezepte ab Seite 245)

**Abendessen (3 Bausteine)**

130 g Fisch, gebacken oder gegrillt, mit 2 EL Cocktailsauce

Cremiger Krautsalat (Seite 238)

Wasser (kein Koffein nach 15.00 Uhr)

**Snack (1 Baustein)**

45 g Hähnchenbrust, 2 bis 3 Sellerie-Sticks bestrichen mit 1 ½ TL Cashewmus

## Tag 6

### Frühstück (3 Bausteine)

85 g Putenwurst

15 Kirschen

4 ½ TL Cashewmus

Wasser, Grüntee oder Kaffee schwarz

### Snack (3 Bausteine)

130 g gegrillte Hähnchenbrust, 270 g rote Paprikaringe, 9 TL Frischkäse

### Mittagessen (4 Bausteine)

Nackiger Taco-Salat (Seite 223)

Wasser, Grüntee oder Kaffee schwarz

### Snack (2 Bausteine)

Kräftigungs-Shake (Rezepte ab Seite 245)

### Abendessen (3 Bausteine)

130 g gegartes Putenhack vermengt mit 60 ml Tomatensauce

140 g sautierter Spinat

110 g Okraschoten

27 Mandeln

Wasser (kein Koffein nach 15.00 Uhr)

### Snack (1 Baustein)

1 Scheibe Schinken, 90 g rote Paprikaringe, 9 Mandeln

# Körperbau 5

*Tag 7*

### Frühstück (3 Bausteine)

6 Eiklar als Rührei mit 80 g gegarten Pilzen

250 g gebackene Süßkartoffeln

4 ½ TL Erdnussbutter

Wasser, Grüntee oder Kaffee schwarz

### Snack (3 Bausteine)

Badass-Ei, 6 Hälften (Seite 242)

### Mittagessen (4 Bausteine)

Süßer Thunfischsalat (Seite 222)

Wasser, Grüntee oder Kaffee schwarz

### Snack (2 Bausteine)

Kräftigungs-Shake (Rezepte ab Seite 245)

### Abendessen (3 Bausteine)

130 g Lachs mit 1 EL Cocktailsauce

Sautiertes Blattgemüse (Seite 239)

150 g Spaghettikürbis

4 ½ TL Sauerrahm

Wasser (kein Koffein nach 15.00 Uhr)

### Snack (1 Baustein)

1 Scheibe Putenaufschnitt, 1 EL Rosinen, 9 Erdnüsse

## ICH BIN EIN BADASS!

Barbara (46) kam mit ihrem Mann zu einem meiner Kurse. Anschließend starteten sie mit dem Programm. Barbara nahm in den ersten 21 Tagen mit dem Abnehm-Plan fast 7 Kilo ab.

Sie wurde in den Halte-Plan »befördert«, und die Pfunde purzelten weiter. Gleichzeitig brachte sie mithilfe meines Trainingsplans ihren Hintern wieder auf Vordermann.

Barbara schreibt: »Ich war völlig von den Socken, als ich sah, wie einfach dein Ernährungsplan ist – und wie einfach es ist, ohne Hungergefühle dranzubleiben. Mein Mann hat auch abgenommen, und es war großartig, ihn mit im Team zu haben. Es war sehr motivierend, zusammen etwas zu machen, was uns nicht nur körperlich guttat, sondern uns auch emotional näherbrachte. Wir befolgen immer noch den Plan. Nach wie vor ist er im Alltag ganz leicht umzusetzen.«

# 9. Der Badass-Body-Zuwachs-Plan

**WER SEXY MUSKELN HABEN** will, muss sich über den Tag hinweg mit der richtigen Mischung der drei Makronährstoffe versorgen. Mithilfe der folgenden Speisepläne ist das ganz einfach. Ich habe dir alles bis ins kleinste Detail aufgeschrieben, und zwar schön übersichtlich. Du musst jetzt nur noch hart trainieren, richtig essen und deinen immer schöner und knackiger werdenden Körper im Spiegel bewundern.

Beim Zuwachs-Plan kommt es besonders auf das richtige Timing an. Da musst du korrekt sein. Das kritische Zeitfenster für die Bildung attraktiver Muskelmasse liegt zeitnah am Training. Zu dieser Tageszeit musst du deinen Körper mit Protein und Kohlenhydraten zur Produktion von Muskelzellen versorgen. Ich empfehle dir, zusätzlich zum Kräftigungs-Shake nach dem Training schon während des Trainings ein paar Schlucke Shake zu trinken, um das Muskelwachstum noch mehr zu befeuern.

Alles klar? Hier sind die Einzelheiten.

## DIE SECHS PRINZIPIEN DES BADASS-BODY-ZUWACHS-PLANS

Es gibt sechs einfache Prinzipien, die dir deinen Erfolg sichern. Bei Unklarheiten und Zweifeln kannst du dich an diese Richtlinien halten.

1.  Fang erst mit dem Zuwachs-Plan an, wenn du dich 21 Tage lang streng an den Halte-Plan gehalten hast.

2.  Halte dich 21 Tage lang strikt an den Plan und achte darauf, wie viele Bausteine du jeden Tag isst. Du musst nicht alles aufessen. Wenn du satt bist, hör auf zu essen.

3.  Stelle deine Mahlzeiten aus Premiummakros und Po-Kost zusammen. Bei der Lebensmittelauswahl hast du bei diesem Plan die größte Flexibilität. Du kannst die Liste »Tipp von Christmas: Po-Kost auf einen Blick« auf Seite 69 verwenden. Du kannst auch jede Mahlzeit durch einen Sättigungs-Shake ersetzen (Rezepte ab Seite 249).

4.  Frühstücke innerhalb von 45 Minuten nach dem Aufwachen. Das ist unerlässlich, um deinen Stoffwechsel in Gang zu bringen. Verbringe tagsüber nicht mehr als fünf Stunden ohne Essen.

5.  Nimm täglich einen Kräftigungs-Shake zu dir, und zwar innerhalb von 10 Minuten nach Ende des Trainings, noch bevor du abkühlst! Schau dir meine Shake-Rezepte an, du findest sie ab Seite 245. Der Kräftigungs-Shake muss nicht zu deiner täglichen Bausteinanzahl gerechnet werden. Bei diesem Plan darfst du auch bis zu zwei Sättigungs-Shakes täglich trinken.

6.  Trinke täglich 2 bis 2,5 Liter reines Wasser zusätzlich zu Kaffee und grünem Tee. Versuch, deinen Koffeinkonsum zu reduzieren oder ganz abzustellen. Trink keine Softdrinks oder andere natürlich oder künstlich gesüßten Getränke. Auch keine Light-Getränke.

## ZUWACHS-PLAN FÜR KÖRPERBAU 1

Denk dran, dass sich die Bausteinanzahl bei jedem Körperbautyp in einer bestimmten Spanne bewegt (siehe Seite 82). Innerhalb dieser Spanne kannst du die Bausteinanzahl je nach Bedarf nach oben oder unten anpassen. Du darfst außerdem jede Mahlzeit nach Belieben durch einen Sättigungs-Shake ersetzen (Rezepte ab Seite 249).

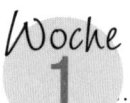

*Woche 1*

## Tag 1

### Frühstück (2 Bausteine)

1 Ei als Rührei, gekocht oder pochiert, mit 1 Scheibe Kochschinken

80 g Blaubeeren

3 TL Erdnussbutter

Wasser, Grüntee oder Kaffee schwarz

### Snack (1 Baustein)

45 g Thunfisch aus der Dose vermengt mit 3 EL Avocado auf 130 g Tomatenstücken

### Mittagessen (3 Bausteine)

Hähnchen-Wraps (Seite 222)

170 g Süßkartoffeln

9 EL Avocado

Wasser, Grüntee oder Kaffee schwarz

### Snack (2 Bausteine)

Kräftigungs-Shake (Rezepte ab Seite 245)

### Abendessen (3 Bausteine)

130 g Thunfisch-Steak

18 Stangen gedämpfter Spargel

140 g sautierter Spinat

9 TL Sauerrahm

Wasser (kein Koffein nach 15.00 Uhr)

### Snack (1 Baustein)

Kräftigungs-Shake (Rezepte ab Seite 245)

*Tag 2*

### Frühstück (2 Bausteine)

Mexikanisches Omelette (Seite 216)

Wasser, Grüntee oder Kaffee schwarz

### Snack (1 Baustein)

50 g Hüttenkäse vermengt mit 1 EL Rosinen und 9 zerkleinerten Mandeln

### Mittagessen (3 Bausteine)

130 g Thunfisch aus der Dose auf 180 g sautiertem Grünkohl und 120 g Tomatenstücken, dazu 9 TL Sauerrahm

Wasser, Grüntee oder Kaffee schwarz

### Snack (2 Bausteine)

Kräftigungs-Shake (Rezepte ab Seite 245)

### Abendessen (3 Bausteine)

Schweinekoteletts mit Apfeldecke (Seite 235)

100 g gekochter Quinoa

Wasser (kein Koffein nach 15.00 Uhr)

### Snack (1 Baustein)

Kräftigungs-Shake (Rezepte ab Seite 245)

*Tag 3*

### Frühstück (2 Bausteine)

2 Eier, gekocht oder pochiert

½ Orange

3 TL Mandelmus

Wasser, Grüntee oder Kaffee schwarz

### Snack (1 Baustein)

85 g Schweinemett, ¼ Apfel mit 3 TL Erdnussbutter

### Mittagessen (3 Bausteine)

130 g gegartes Rinderhack mit 60 ml Tomatensauce und 120 g Tomatenstücken auf 50 g Quinoa, dazu 9 EL Avocadostückchen

Wasser, Grüntee oder Kaffee schwarz

### Snack (2 Bausteine)

Kräftigungs-Shake (Rezepte ab Seite 245)

### Abendessen (3 Bausteine)

Scampi (Seite 226), vermengt mit 6 TL Frischkäse

2 Handvoll Blattsalat

100 g Butternut-Kürbis-Stampf mit 1 TL Butter

Wasser (kein Koffein nach 15.00 Uhr)

### Snack (1 Baustein)

Kräftigungs-Shake (Rezepte ab Seite 245)

# Tag 4

## Frühstück (2 Bausteine)

Mini-Quiche (Seite 217)

Wasser, Grüntee oder Kaffee schwarz

## Snack (1 Baustein)

1 Scheibe Schinken, 90 g rote Paprikaringe, 9 Mandeln

## Mittagessen (3 Bausteine)

130 g Putenhack

70 g gegarte grüne Bohnen mit 18 zerkleinerten Mandeln, beträufelt mit 1 TL Butter

120 g gegarte Karotten

Wasser, Grüntee oder Kaffee schwarz

## Snack (2 Bausteine)

Kräftigungs-Shake (Rezepte ab Seite 245)

## Abendessen (3 Bausteine)

130 g gegrillte Hähnchenbrust

75 g Spaghettikürbis, darauf 60 ml Tomatensauce mit 50 g gegarten Zwiebeln

½ Avocado, mit 1 TL Olivenöl beträufelt

Wasser (kein Koffein nach 15.00 Uhr)

## Snack (1 Baustein)

Kräftigungs-Shake (Rezepte ab Seite 245)

## Tag 5

### Frühstück (2 Bausteine)

4 Eiklar als Rührei

80 g Haferbrei mit 1 EL Rosinen und 4 EL Sahne

Wasser, Grüntee oder Kaffee schwarz

### Snack (1 Baustein)

45 g Thunfisch aus der Dose vermengt mit 3 EL Avocado auf 120 g Tomatenstücken

### Mittagessen (3 Bausteine)

Spinatsalat (Seite 223)

Wasser, Grüntee oder Kaffee schwarz

### Snack (2 Bausteine)

Kräftigungs-Shake (Rezepte ab Seite 245)

### Abendessen (3 Bausteine)

130 g Fisch, gebacken oder gegrillt, mit 1 EL Cocktailsauce

Sautiertes Blattgemüse (Seite 239)

30 g gegarter Mais

4 ½ TL Sauerrahm zu Gemüse und Fisch

Wasser (kein Koffein nach 15.00 Uhr)

### Snack (1 Baustein)

Kräftigungs-Shake (Rezepte ab Seite 245)

*Tag 6*

### Frühstück (2 Bausteine)

60 g Putenwurst

½ Scheibe Toast mit 1 TL Butter

3 TL Erdnussbutter

Wasser, Grüntee oder Kaffee schwarz

### Snack (1 Baustein)

45 g gegrillte Hähnchenbrust, 90 g rote Paprikaringe, 9 Mandeln

### Mittagessen (3 Bausteine)

Nackiger Taco-Salat (Seite 223)

Wasser, Grüntee oder Kaffee schwarz

### Snack (2 Bausteine)

Kräftigungs-Shake (Rezepte ab Seite 245)

### Abendessen (3 Bausteine)

Low-Carb-Pizza (Seite 234)

27 Mandeln

Wasser (kein Koffein nach 15.00 Uhr)

### Snack (1 Baustein)

Kräftigungs-Shake (Rezepte ab Seite 245)

## Tag 7

### Frühstück (2 Bausteine)

4 Eiklar als Rührei

1 Scheibe Speck

½ Stück Toast

1 ½ TL Mandelmus

Wasser, Grüntee oder Kaffee schwarz

### Snack (1 Baustein)

Badass-Ei (2 Hälften) (Seite 242)

### Mittagessen (3 Bausteine)

130 g Thunfisch aus der Dose vermengt mit 9 EL Avocado auf 100 g Quinoa und 120 g Tomatenstücken

Wasser, Grüntee oder Kaffee schwarz

### Snack (2 Bausteine)

Kräftigungs-Shake (Rezepte ab Seite 245)

### Abendessen (3 Bausteine)

130 g Lachs mit 1 EL Cocktailsauce

9 Stangen gedämpfter Spargel, mit 1 EL Butter beträufelt

170 g gebackene Süßkartoffeln

6 TL Sauerrahm

Wasser (kein Koffein nach 15.00 Uhr)

### Snack (1 Baustein)

Kräftigungs-Shake (Rezepte ab Seite 245)

# ZUWACHS-PLAN FÜR KÖRPERBAU 2

Denk dran, dass sich die Bausteinanzahl bei jedem Körperbautyp in einer bestimmten Spanne bewegt (siehe Seite 82). Innerhalb dieser Spanne kannst du die Bausteinanzahl je nach Bedarf nach oben oder unten anpassen. Du darfst außerdem jede Mahlzeit nach Belieben durch einen Sättigungs-Shake ersetzen (Rezepte ab Seite 249).

*Woche*
**1**

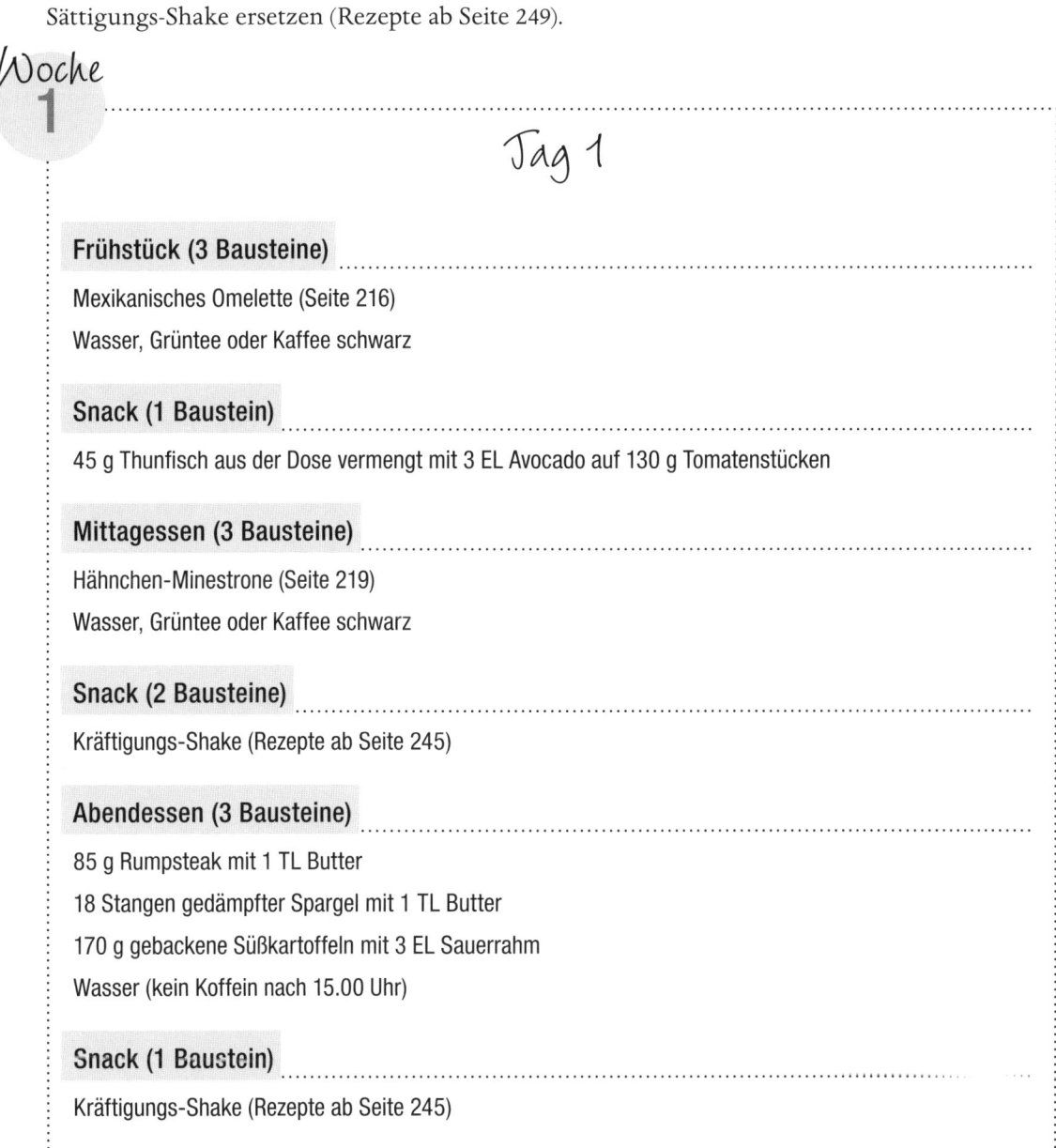

*Tag 1*

### Frühstück (3 Bausteine)

Mexikanisches Omelette (Seite 216)

Wasser, Grüntee oder Kaffee schwarz

### Snack (1 Baustein)

45 g Thunfisch aus der Dose vermengt mit 3 EL Avocado auf 130 g Tomatenstücken

### Mittagessen (3 Bausteine)

Hähnchen-Minestrone (Seite 219)

Wasser, Grüntee oder Kaffee schwarz

### Snack (2 Bausteine)

Kräftigungs-Shake (Rezepte ab Seite 245)

### Abendessen (3 Bausteine)

85 g Rumpsteak mit 1 TL Butter

18 Stangen gedämpfter Spargel mit 1 TL Butter

170 g gebackene Süßkartoffeln mit 3 EL Sauerrahm

Wasser (kein Koffein nach 15.00 Uhr)

### Snack (1 Baustein)

Kräftigungs-Shake (Rezepte ab Seite 245)

## Tag 2

### Frühstück (3 Bausteine)

3 Eier als Rührei

240 g Haferbrei gekrönt mit 5 EL Sahne

Wasser, Grüntee oder Kaffee schwarz

### Snack (1 Baustein)

50 g Hüttenkäse vermengt mit 1 EL Rosinen und 9 gehackten Mandeln

### Mittagessen (3 Bausteine)

130 g Thunfisch aus der Dose auf 50 g Quinoa mit 90 g Grünkohl und 120 g Tomatenstücken

6 EL Avocadostückchen darunter und 3 TL Sauerrahm darauf

Wasser, Grüntee oder Kaffee schwarz

### Snack (2 Bausteine)

Kräftigungs-Shake (Rezepte ab Seite 245)

### Abendessen (3 Bausteine)

Schweinekoteletts mit Apfeldecke (Seite 235)

170 g gebackene Süßkartoffeln

9 EL Avocado

Wasser (kein Koffein nach 15.00 Uhr)

### Snack (1 Baustein)

Kräftigungs-Shake (Rezepte ab Seite 245)

# Tag 3

## Frühstück (3 Bausteine)

2 Eier als Rührei mit 1 Scheibe Kochschinken

½ Scheibe Toast mit 1 TL Butter

160 g Haferbrei mit 4 EL Sahne

Wasser, Grüntee oder Kaffee schwarz

## Snack (1 Baustein)

50 g Hüttenkäse, ¼ Apfel mit 1 ½ TL Erdnussbutter

## Mittagessen (3 Bausteine)

130 g gegartes Rinderhack vermengt mit 60 ml Tomatensauce auf 100 g gekochtem Quinoa mit 6 EL Avocado und 3 TL Sauerrahm

Wasser, Grüntee oder Kaffee schwarz

## Snack (2 Bausteine)

Kräftigungs-Shake (Rezepte ab Seite 245)

## Abendessen (3 Bausteine)

85 g Kalbskotelett mit 120 ml Tomatensauce

90 g Grünkohl, beträufelt mit 1 EL Balsamico

4 ½ TL Mandelmus

Wasser (kein Koffein nach 15.00 Uhr)

## Snack (1 Baustein)

Kräftigungs-Shake (Rezepte ab Seite 245)

# Tag 4

## Frühstück (3 Bausteine)

2 Eier als Rührei mit 30 g Schinkenwürfeln

160 g Haferbrei mit 1 EL Rosinen und 5 EL Sahne

Wasser, Grüntee oder Kaffee schwarz

## Snack (1 Baustein)

1 Scheibe Schinken, 90 g rote Paprikaringe, 9 Mandeln

## Mittagessen (3 Bausteine)

130 g Putenhack

100 g gegarter Reis

3 EL Sauerrahm

6 EL Avocado

Wasser, Grüntee oder Kaffee schwarz

## Snack (2 Bausteine)

Kräftigungs-Shake (Rezepte ab Seite 245)

## Abendessen (3 Bausteine)

130 g gegrillte Hähnchenbrust

200 g gedämpfter Brokkoli

170 g gebackene Süßkartoffeln

¼ Avocado

Wasser (kein Koffein nach 15.00 Uhr)

## Snack (1 Baustein)

Kräftigungs-Shake (Rezepte ab Seite 245)

# Tag 5

### Frühstück (3 Bausteine)

6 Eiklar als Rührei

160 g Haferbrei mit 5 EL Sahne

Wasser, Grüntee oder Kaffee schwarz

### Snack (1 Baustein)

45 g Thunfisch aus der Dose vermengt mit 1 TL Mayonnaise auf 130 g Tomatenstücken

### Mittagessen (3 Bausteine)

Spinatsalat (Seite 223)

Wasser, Grüntee oder Kaffee schwarz

### Snack (2 Bausteine)

Kräftigungs-Shake (Rezepte ab Seite 245)

### Abendessen (3 Bausteine)

130 g Fisch, gebacken oder gegrillt mit 1 EL Cocktailsauce

Cremiger Krautsalat (Seite 238)

Wasser (kein Koffein nach 15.00 Uhr)

### Snack (1 Baustein)

Kräftigungs-Shake (Rezepte ab Seite 245)

## Tag 6

### Frühstück (3 Bausteine)

85 g Putenwurst

¾ Vollkornbrötchen mit 1 TL Butter und 3 TL Frischkäse

Wasser, Grüntee oder Kaffee schwarz

### Snack (1 Baustein)

45 g gegrillte Hähnchenbrust, 90 g rote Paprikaringe, 1 ½ TL Cashewmus

### Mittagessen (3 Bausteine)

Nackiger Taco-Salat (Seite 223)

Wasser, Grüntee oder Kaffee schwarz

### Snack (2 Bausteine)

Kräftigungs-Shake (Rezepte ab Seite 245)

### Abendessen (3 Bausteine)

Beschwipster Schmorbraten (Seite 233)

18 Mandeln

Wasser (kein Koffein nach 15.00 Uhr)

### Snack (1 Baustein)

Kräftigungs-Shake (Rezepte ab Seite 245)

*Tag 7*

### Frühstück (3 Bausteine)

6 Eiklar als Rührei mit 150 g Quinoa, 250 g Tomatenstücken und 9 EL Avocado

Wasser, Grüntee oder Kaffee schwarz

### Snack (1 Baustein)

Badass-Ei (2 Hälften) (Seite 242)

### Mittagessen (3 Bausteine)

85 g Thunfisch aus der Dose vermengt mit 9 EL Avocado auf 90 g Grünkohl und 120 g Tomatenstücken

40 g Ananas

50 g Himbeeren

Wasser, Grüntee oder Kaffee schwarz

### Snack (2 Bausteine)

Kräftigungs-Shake (Rezepte ab Seite 245)

### Abendessen (3 Bausteine)

Garnelen im Kokosmantel (Seite 227)

9 Stangen gedämpfter Spargel

170 g gebackene Süßkartoffeln

Wasser (kein Koffein nach 15.00 Uhr)

### Snack (1 Baustein)

Kräftigungs-Shake (Rezepte ab Seite 245)

# ZUWACHS-PLAN FÜR KÖRPERBAU 3

Denk dran, dass sich die Bausteinanzahl bei jedem Körperbautyp in einer bestimmten Spanne bewegt (siehe Seite 82). Innerhalb dieser Spanne kannst du die Bausteinanzahl je nach Bedarf nach oben oder unten anpassen. Du darfst außerdem jede Mahlzeit nach Belieben durch einen Sättigungs-Shake ersetzen (Rezepte ab Seite 249).

*Woche*
**1**

*Tag 1*

### Frühstück (3 Bausteine)

2 Eier als Rührei, gekocht oder pochiert, dazu 1 Scheibe Kochschinken

240 g Haferbrei mit 5 EL Sahne

Wasser, Grüntee oder Kaffee schwarz

### Snack (2 Bausteine)

Kräftigungs-Shake (Rezepte ab Seite 245)

### Mittagessen (4 Bausteine)

Hähnchen-Wraps (Seite 222)

170 g gebackene Süßkartoffeln

Wasser, Grüntee oder Kaffee schwarz

### Snack (2 Bausteine)

85 g gebackene oder gegrillte Hähnchenbruststücke mit 2 TL Olivenöl auf 260 g Tomatenstücken

### Abendessen (3 Bausteine)

85 g Rumpsteak

250 g Süßkartoffeln mit 1 TL Butter, 3 EL Sauerrahm, und 7 ½ TL Speckwürfeln

Wasser (kein Koffein nach 15.00 Uhr)

### Snack (1 Baustein)

Kräftigungs-Shake (Rezepte ab Seite 245)

*Tag 2*

**Frühstück (3 Bausteine)**

3 Eier als Rührei

40 g Ananas mit 5 Kirschen

4 ½ TL Cashewmus auf die Eier

Wasser, Grüntee oder Kaffee schwarz

**Snack (2 Bausteine)**

Kräftigungs-Shake (Rezepte ab Seite 245)

**Mittagessen (4 Bausteine)**

130 g Thunfisch aus der Dose auf 90 g Grünkohl mit 40 g Ananas und 1 EL Balsamico

36 zerkleinerte Cashewnüsse dazu

Wasser, Grüntee oder Kaffee schwarz

**Snack (2 Bausteine)**

100 g Hüttenkäse, vermengt mit 2 EL Rosinen und 3 TL Erdnussbutter

**Abendessen (3 Bausteine)**

85 g Schweinekotelett, gegrillt oder in der Pfanne gebraten

140 g gegarter Rosenkohl, mit 1 EL Butter beträufelt

170 g gebackene Süßkartoffeln

3 TL Erdnussbutter

Wasser (kein Koffein nach 15.00 Uhr)

**Snack (1 Baustein)**

Kräftigungs-Shake (Rezepte ab Seite 245)

## Tag 3

### Frühstück (3 Bausteine)

3 Scheiben Kochschinken, gebraten

120 g gekochte Maisgrütze mit 3 TL Butter

Wasser, Grüntee oder Kaffee schwarz

### Snack (2 Bausteine)

Kräftigungs-Shake (Rezepte ab Seite 245)

### Mittagessen (4 Bausteine)

170 g gegartes Rinderhack mit 60 ml Tomatensauce und 50 g gegarten Zwiebeln auf 100 g Quinoa, 9 EL Avocado und 3 EL Sauerrahm

Wasser, Grüntee oder Kaffee schwarz

### Snack (2 Bausteine)

60 g Rindfleisch, ½ Apfel, 3 TL Erdnussbutter

### Abendessen (3 Bausteine)

Kräuterlammbraten (Seite 236)

90 g Grünkohl mit 3 EL Avocado, beträufelt mit 1 EL Balsamico

170 g gebackene Süßkartoffeln mit 1 TL Butter und 3 TL Sauerrahm

Wasser (kein Koffein nach 15.00 Uhr)

### Snack (1 Baustein)

Kräftigungs-Shake (Rezepte ab Seite 245)

# Tag 4

## Frühstück (3 Bausteine)

2 Eier als Rührei mit 30 g Schinkenwürfeln

240 g Haferbrei mit 4 ½ TL Erdnussbutter

Wasser, Grüntee oder Kaffee schwarz

## Snack (2 Bausteine)

Kräftigungs-Shake (Rezepte ab Seite 245)

## Mittagessen (4 Bausteine)

170 g Putenhack

70 g gegarte grüne Bohnen vermengt mit 100 g Quinoa, mit 2 TL Butter beträufelt und mit 18 zerkleinerten Mandeln bestreut

60 g gegarte Karotten

Wasser, Grüntee oder Kaffee schwarz

## Snack (2 Bausteine)

100 g Hüttenkäse, 80 g frische Ananasstücke, 2 ¼ TL Sonnenblumenkerne

## Abendessen (3 Bausteine)

130 g gegrillte Hähnchenbrust

90 g sautierter Grünkohl mit 60 ml Tomatensauce und 50 g gegarten Zwiebeln

¼ Avocado, mit 1 TL Butter beträufelt

Wasser (kein Koffein nach 15.00 Uhr)

## Snack (1 Baustein)

Kräftigungs-Shake (Rezepte ab Seite 245)

## Tag 5

### Frühstück (3 Bausteine)

6 Eiklar als Rührei

160 g Haferbrei mit 1 EL Rosinen und 5 EL Sahne

Wasser, Grüntee oder Kaffee schwarz

### Snack (2 Bausteine)

Kräftigungs-Shake (Rezepte ab Seite 245)

### Mittagessen (4 Bausteine)

Spinatsalat (Seite 223)

Wasser, Grüntee oder Kaffee schwarz

### Snack (2 Bausteine)

85 g Thunfisch aus der Dose vermengt mit 6 EL Avocado und auf 260 g Tomatenstücken

### Abendessen (3 Bausteine)

Gebratenes Fischfilet (Seite 224)

Cremiger Krautsalat (Seite 238)

Wasser (kein Koffein nach 15.00 Uhr)

### Snack (1 Baustein)

Kräftigungs-Shake (Rezepte ab Seite 245)

*Tag 6*

## Frühstück (3 Bausteine)

85 g Putenwurst

¾ Vollkornbrötchen mit 2 TL Butter

9 Mandeln

Wasser, Grüntee oder Kaffee schwarz

## Snack (2 Bausteine)

Kräftigungs-Shake (Rezepte ab Seite 245)

## Mittagessen (4 Bausteine)

Nackiger Taco-Salat (Seite 223)

Wasser, Grüntee oder Kaffee schwarz

## Snack (2 Bausteine)

85 g gegrillte Hähnchenbrust, 90 g rote Paprikaringe, 6 TL Frischkäse

## Abendessen (3 Bausteine)

130 g gegartes Rinderhack vermengt mit 90 g sautiertem Grünkohl, 60 ml Tomatensauce, 1 EL Rosinen und 9 EL Avocadostücken, dazu 3 TL Sauerrahm

Wasser (kein Koffein nach 15.00 Uhr)

## Snack (1 Baustein)

Kräftigungs-Shake (Rezepte ab Seite 245)

*Tag 7*

### Frühstück (3 Bausteine)

6 Eiklar als Rührei

250 g Süßkartoffelstampf mit 1 TL Butter

3 TL Erdnussbutter

Wasser, Grüntee oder Kaffee schwarz

### Snack (2 Bausteine)

Kräftigungs-Shake (Rezepte ab Seite 245)

### Mittagessen (4 Bausteine)

170 g Thunfisch aus der Dose mit 12 EL Guacamole auf 260 g Tomatenstücken

170 g gebackene Süßkartoffeln

Wasser, Grüntee oder Kaffee schwarz

### Snack (2 Bausteine)

Badass-Ei, 4 Hälften (Seite 242)

### Abendessen (3 Bausteine)

130 g Lachs mit 1 EL Cocktailsauce

180 g Grünkohl vermengt mit 60 g gegarten Karotten, 6 EL Avocado und 9 zerkleinerten Cashewnüssen

Wasser (kein Koffein nach 15.00 Uhr)

### Snack (1 Baustein)

Kräftigungs-Shake (Rezepte ab Seite 245)

# ZUWACHS-PLAN FÜR KÖRPERBAU 4

Denk dran, dass sich die Bausteinanzahl bei jedem Körperbautyp in einer bestimmten Spanne bewegt (siehe Seite 82). Innerhalb dieser Spanne kannst du die Bausteinanzahl je nach Bedarf nach oben oder unten anpassen. Du darfst außerdem jede Mahlzeit nach Belieben durch einen Sättigungs-Shake ersetzen (Rezepte ab Seite 249).

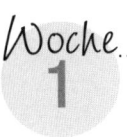

Woche
1

Tag 1

### Frühstück (3 Bausteine)

2 Eier als Rührei, gekocht oder pochiert, mit 1 Scheibe Kochschinken

160 g Haferbrei mit 1 EL Rosinen und 5 EL Sahne

Wasser, Grüntee oder Kaffee schwarz

### Snack (2 Bausteine)

Kräftigungs-Shake (Rezepte ab Seite 245)

### Mittagessen (3 Bausteine)

130 g gegrillte Hähnchenbrust auf 140 g Mangold und 130 g Tomatenstücken mit 1 EL Balsamico, 6 EL Avocadostücken und 3 EL Sauerrahm

Wasser, Grüntee oder Kaffee schwarz

### Snack (2 Bausteine)

85 g gebackene oder gegrillte Hähnchenbruststücke vermengt mit 2 TL Olivenöl auf 240 g gedünsteten Tomatenstücken

### Abendessen (3 Bausteine)

85 g Rumpsteak

9 Stangen gedämpfter Spargel

250 g gebackene Süßkartoffeln mit 1 TL Butter, 3 EL Sauerrahm, und 7 ½ TL Speckwürfeln

Wasser (kein Koffein nach 15.00 Uhr)

### Snack (2 Bausteine)

Kräftigungs-Shake (Rezepte ab Seite 245)

# Körperbau 4

## Tag 2

### Frühstück (3 Bausteine)

3 Eier als Rührei

240 g Haferbrei mit 5 EL Sahne

Wasser, Grüntee oder Kaffee schwarz

### Snack (2 Bausteine)

Kräftigungs-Shake (Rezepte ab Seite 245)

### Mittagessen (3 Bausteine)

130 g Thunfisch aus der Dose auf 90 g gegartem Grünkohl mit 40 g Ananas und 9 EL Avocadostücken

Wasser, Grüntee oder Kaffee schwarz

### Snack (2 Bausteine)

100 g Hüttenkäse vermengt mit 2 EL Rosinen und 18 zerkleinerten Mandeln

### Abendessen (3 Bausteine)

Schweinekoteletts mit Apfeldecke (Seite 235)

Wasser (kein Koffein nach 15.00 Uhr)

### Snack (2 Bausteine)

Kräftigungs-Shake (Rezepte ab Seite 245)

# Körperbau 4

## Tag 3

### Frühstück (3 Bausteine)

Mexikanisches Omelette (Seite 216)

Wasser, Grüntee oder Kaffee schwarz

### Snack (2 Bausteine)

Kräftigungs-Shake (Rezepte ab Seite 245)

### Mittagessen (3 Bausteine)

130 g gegartes Rinderhack vermengt mit 60 ml Tomatensauce auf 40 g gekochten Nudeln, dazu 6 EL Avocado und 3 EL Sauerrahm

Wasser, Grüntee oder Kaffee schwarz

### Snack (2 Bausteine)

100 g Hüttenkäse, 80 g Ananasstücke, 3 TL Erdnussbutter

### Abendessen (3 Bausteine)

85 g Kalbskotelett

250 g gebackene Süßkartoffeln mit 2 TL Butter und 3 EL Sauerrahm

Wasser (kein Koffein nach 15.00 Uhr)

### Snack (2 Bausteine)

Kräftigungs-Shake (Rezepte ab Seite 245)

## Tag 4

### Frühstück (3 Bausteine)

2 Eier als Rührei mit 30 g Schinkenwürfeln

240 g Haferbrei vermengt mit 4 ½ TL Erdnussbutter

Wasser, Grüntee oder Kaffee schwarz

### Snack (2 Bausteine)

Kräftigungs-Shake (Rezepte ab Seite 245)

### Mittagessen (3 Bausteine)

130 g Putenhack mit 9 EL Avocado

50 g Quinoa mit 120 g gegarten Karotten

Wasser, Grüntee oder Kaffee schwarz

### Snack (2 Bausteine)

100 g Hüttenkäse, 40 g frische Ananasstücke, 2 ¼ TL Sonnenblumenkerne

### Abendessen (3 Bausteine)

130 g gegrillte Hähnchenbrust

60 ml Tomatensauce auf 100 g Quinoa

½ Avocado

Wasser (kein Koffein nach 15.00 Uhr)

### Snack (2 Bausteine)

Kräftigungs-Shake (Rezepte ab Seite 245)

# Tag 5

### Frühstück (3 Bausteine)

6 Eiklar als Rührei in 1 ½ TL Butter gebraten

160 g Haferbrei mit 1 EL Rosinen und 4 EL Sahne

Wasser, Grüntee oder Kaffee schwarz

### Snack (2 Bausteine)

Kräftigungs-Shake (Rezepte ab Seite 245)

### Mittagessen (3 Bausteine)

Spinatsalat (Seite 223)

Wasser, Grüntee oder Kaffee schwarz

### Snack (2 Bausteine)

85 g Thunfisch aus der Dose vermengt mit 2 TL Olivenöl auf 240 g gedünsteten Tomatenstücken

### Abendessen (3 Bausteine)

130 g Fisch, gebacken oder gegrillt, mit 1 EL Cocktailsauce

Cremiger Krautsalat (Seite 238)

Wasser (kein Koffein nach 15.00 Uhr)

### Snack (2 Bausteine)

Kräftigungs-Shake (Rezepte ab Seite 245)

*Tag 6*

## Frühstück (3 Bausteine)

85 g Putenwurst

¾ Vollkornbrötchen mit 2 TL Butter

1 ½ TL Cashewmus

Wasser, Grüntee oder Kaffee schwarz

## Snack (2 Bausteine)

Kräftigungs-Shake (Rezepte ab Seite 245)

## Mittagessen (3 Bausteine)

Nackiger Taco-Salat (Seite 223)

Wasser, Grüntee oder Kaffee schwarz

## Snack (2 Bausteine)

85 g gegrillte Hähnchenbrust, 180 g rote Paprikaringe mit 4 ½ TL Mandelmus

## Abendessen (3 Bausteine)

130 g gegartes Rinderhack vermengt mit 60 ml Tomatensauce, 70 g grünen Bohnen und 50 g Quinoa, dazu 9 zerkleinerte Mandeln und 3 EL Sauerrahm

Wasser (kein Koffein nach 15.00 Uhr)

## Snack (2 Bausteine)

Kräftigungs-Shake (Rezepte ab Seite 245)

## Tag 7

### Frühstück (3 Bausteine)

6 Eiklar als Rührei

120 g gekochte Maisgrütze mit 3 TL Butter

Wasser, Grüntee oder Kaffee schwarz

### Snack (2 Bausteine)

Kräftigungs-Shake (Rezepte ab Seite 245)

### Mittagessen (3 Bausteine)

130 g Thunfisch aus der Dose vermengt mit 9 EL Avocado auf 90 g Grünkohl und 120 g Tomatenstücken, beträufelt mit 1 EL Balsamico

Wasser, Grüntee oder Kaffee schwarz

### Snack (2 Bausteine)

Badass-Ei, 4 Hälften (Seite 242)

### Abendessen (3 Bausteine)

130 g Lachs mit 1 EL Cocktailsauce

18 Stangen gedämpfter Spargel, mit 1 EL Balsamico beträufelt

3 TL Frischkäse zum Lachs

3 TL Mandelmus

Wasser (kein Koffein nach 15.00 Uhr)

### Snack (2 Bausteine)

Kräftigungs-Shake (Rezepte ab Seite 245)

# ZUWACHS-PLAN FÜR KÖRPERBAU 5

Denk dran, dass sich die Bausteinanzahl bei jedem Körperbautyp in einer bestimmten Spanne bewegt (siehe Seite 82). Innerhalb dieser Spanne kannst du die Bausteinanzahl je nach Bedarf nach oben oder unten anpassen. Du darfst außerdem jede Mahlzeit nach Belieben durch einen Sättigungs-Shake ersetzen (Rezepte ab Seite 249).

*Woche*
**1**

*Tag 1*

### Frühstück (3 Bausteine)

2 Eier als Rührei, gekocht oder pochiert, mit 1 Scheibe Kochschinken

160 g Haferbrei mit 1 EL Rosinen und 5 EL Sahne

Wasser, Grüntee oder Kaffee schwarz

### Snack (3 Bausteine)

85 g Thunfisch aus der Dose vermengt mit 1 EL Olivenöl auf 130 g Tomatenstücken

### Mittagessen (4 Bausteine)

Hähnchen-Minestrone (Seite 219)

Wasser, Grüntee oder Kaffee schwarz

### Snack (2 Bausteine)

Kräftigungs-Shake (Rezepte ab Seite 245)

### Abendessen (4 Bausteine)

110 g Rumpsteak

18 Stangen gedämpfter Spargel, mit 1 TL Butter beträufelt

170 g Süßkartoffelstampf mit 3 EL Sauerrahm und 7 ½ TL Speck

Wasser (kein Koffein nach 15.00 Uhr)

### Snack (2 Bausteine)

Kräftigungs-Shake (Rezepte ab Seite 245)

# Körperbau 5

## Tag 2

### Frühstück (3 Bausteine)

3 Eier als Rührei

120 g Maisgrütze mit 5 EL Sahne

Wasser, Grüntee oder Kaffee schwarz

### Snack (3 Bausteine)

150 g Hüttenkäse vermengt mit 3 EL Rosinen und 4 ½ TL Erdnussbutter

### Mittagessen (4 Bausteine)

170 g Thunfisch aus der Dose auf 90 g Grünkohl mit 60 g roter Beete und 1 EL Balsamico, dazu 9 EL Avocado und ¾ TL Sonnenblumenkerne

Wasser, Grüntee oder Kaffee schwarz

### Snack (2 Bausteine)

Kräftigungs-Shake (Rezepte ab Seite 245)

### Abendessen (4 Bausteine)

110 g Schweinekotelett, gegrillt oder in der Pfanne gebraten

Rosenkohl mit Speck (Seite 241)

Wasser (kein Koffein nach 15.00 Uhr)

### Snack (2 Bausteine)

Kräftigungs-Shake (Rezepte ab Seite 245)

# Körperbau 5

## Tag 3

### Frühstück (3 Bausteine)

3 Scheiben Kochschinken, gebraten

120 g Maisgrütze mit 1 TL Butter

3 TL Erdnussbutter

Wasser, Grüntee oder Kaffee schwarz

### Snack (3 Bausteine)

3 hartgekochte Eier, ¾ Apfel, 4 ½ TL Erdnussbutter

### Mittagessen (4 Bausteine)

170 g gegartes Rinderhack mit 60 ml Tomatensauce, 140 g Karotten und 50 g gegarten Zwiebeln, dazu 3 EL Sauerrahm

4 ½ TL Mandelmus

Wasser, Grüntee oder Kaffee schwarz

### Snack (2 Bausteine)

Kräftigungs-Shake (Rezepte ab Seite 245)

### Abendessen (4 Bausteine)

110 g Kalbskotelett

Zucchini-Nudeln (Seite 240)

8 Macadamianüsse

Wasser (kein Koffein nach 15.00 Uhr)

### Snack (2 Bausteine)

Kräftigungs-Shake (Rezepte ab Seite 245)

## Tag 4

### Frühstück (3 Bausteine)

2 Eier als Rührei mit 30 g Schinkenwürfeln

240 g Haferbrei mit 4 ½ TL Erdnussbutter

Wasser, Grüntee oder Kaffee schwarz

### Snack (3 Bausteine)

150 g Hüttenkäse, 60 g frische Ananasstücke, 2 ¼ TL Sonnenblumenkerne

### Mittagessen (4 Bausteine)

170 g Putenhack

70 g gegarte grüne Bohnen bestreut mit 18 zerkleinerten Mandeln und beträufelt mit 1 TL geschmolzener Butter

180 g gegarte Karotten, beträufelt mit 1 TL Butter

6 EL Avocado

Wasser, Grüntee oder Kaffee schwarz

### Snack (2 Bausteine)

Kräftigungs-Shake (Rezepte ab Seite 245)

### Abendessen (4 Bausteine)

110 g gegrillte Hähnchenbrust

150 g gekochter Quinoa mit 60 ml Tomatensauce

½ Avocado

Wasser (kein Koffein nach 15.00 Uhr)

### Snack (2 Bausteine)

Kräftigungs-Shake (Rezepte ab Seite 245)

*Tag 5*

## Frühstück (3 Bausteine)

6 Eiklar als Rührei

160 g Haferbrei mit 1 EL Rosinen und 5 EL Sahne

Wasser, Grüntee oder Kaffee schwarz

## Snack (3 Bausteine)

130 g Thunfisch aus der Dose vermengt mit 3 EL Mayonnaise auf 130 g Tomatenstücken

## Mittagessen (4 Bausteine)

Spinatsalat (Seite 223)

Wasser, Grüntee oder Kaffee schwarz

## Snack (2 Bausteine)

Kräftigungs-Shake (Rezepte ab Seite 245)

## Abendessen (4 Bausteine)

170 g Fisch, gebacken oder gegrillt, mit 1 EL Cocktailsauce

Cremiger Krautsalat (Seite 238)

Wasser (kein Koffein nach 15.00 Uhr)

## Snack (2 Bausteine)

Kräftigungs-Shake (Rezepte ab Seite 245)

# Tag 6

## Frühstück (3 Bausteine)

85 g Putenwurst, gebraten

¾ Vollkornbrötchen mit 2 TL Butter

1 ½ TL Erdnussbutter

Wasser, Grüntee oder Kaffee schwarz

## Snack (3 Bausteine)

130 g gegrillte Hähnchenbrust, 270 g rote Paprikaringe, 9 TL Frischkäse

## Mittagessen (4 Bausteine)

Nackiger Taco-Salat (Seite 223)

Wasser, Grüntee oder Kaffee schwarz

## Snack (2 Bausteine)

Kräftigungs-Shake (Rezepte ab Seite 245)

## Abendessen (4 Bausteine)

170 g gegartes Rinderhack vermengt mit 60 ml Tomatensauce, 60 g Karotten und 3 TL Frischkäse

100 g Butternut-Kürbis mit 2 TL Butter

1 ½ TL Mandelmus

Wasser (kein Koffein nach 15.00 Uhr)

## Snack (2 Bausteine)

Kräftigungs-Shake (Rezepte ab Seite 245)

*Tag 7*

**Frühstück (3 Bausteine)**

6 Eiklar als Rührei mit 80 g gegarten Pilzen

250 g Süßkartoffelstampf mit 1 TL Butter, dazu 3 TL Frischkäse

1 ½ TL Erdnussbutter

Wasser, Grüntee oder Kaffee schwarz

**Snack (3 Bausteine)**

Badass-Ei (6 Hälften) (Seite 242)

**Mittagessen (4 Bausteine)**

170 g Thunfisch aus der Dose vermengt mit 4 TL Olivenöl auf 90 g Grünkohl und 120 g Tomatenstücken

80 g Blaubeeren

Wasser, Grüntee oder Kaffee schwarz

**Snack (2 Bausteine)**

Kräftigungs-Shake (Rezepte ab Seite 245)

**Abendessen (4 Bausteine)**

170 g gebratener Lachs mit 1 ½ EL Tatarensauce

9 Stangen gedämpfter Spargel, mit 1 TL Butter beträufelt

150 g Spaghettikürbis mit 60 ml Tomatensauce und 100 g Blattkohl, dazu 6 TL Sauerrahm

Wasser (kein Koffein nach 15.00 Uhr)

**Snack (2 Bausteine)**

Kräftigungs-Shake (Rezepte ab Seite 245)

## ICH BIN EIN BADASS!

Alexia (31) macht bei Schönheitswettbewerben mit und formt dazu ihren Körper durch CrossFit-Training. Obwohl sie gerne trainiert, kam sie irgendwann nicht weiter. Sie legte weder an Muskelmasse zu, noch konnte sie ihr Körperfett reduzieren.

»Ich wusste, dass Christmas bestimmte Ernährungspläne für verschiedene Körperbautypen hatte, und da wollte ich sehen, ob mir das weiterhilft«, sagt Alexia. »Ich stand vier Monate vor einem Wettbewerb, hatte also noch viel Zeit für intensives Training, wenn ihre Diät funktionieren sollte.«

Alexia begann mit dem Halte-Plan. Nach 21 Tagen wechselte sie zum Zuwachs-Plan, um mehr stemmen zu können und Muskelmasse zu bilden. Drei Wochen vor dem Wettbewerb speckte sie dann nochmal mit dem Abnehm-Plan ab.

»Früher habe ich meine Wettbewerbsfigur immer nach dem Prinzip der drastischen Kalorienreduktion erreicht. Dabei fühlte ich mich dann immer unterernährt und erschöpft. Diesmal war es anders. Mit dem Abnehm-Plan konnte ich problemlos Körperfett verbrennen, meinen Körper formen und mit einem Gefühl von Stärke und Selbstvertrauen in den Wettbewerb gehen.«

# 10. Kochrezepte für den Badass-Body-Plan

**ICH KOCHE LIEBEND GERNE,** aber genau wie du habe ich viel zu tun, wie das eben so ist. Mein Training ist schon eine Qual, da will ich mich ganz bestimmt nicht auch noch mit Rezepten abmühen, die zu viel Zeit brauchen und einen Riesenstapel Abwasch verursachen. Die tägliche Zubereitung von sechs Mahlzeiten beansprucht unter Umständen einen großen Teil deiner kostbaren Zeit. Andererseits will ich, dass du richtig lecker essen kannst, wenn du den Badass-Body-Plan befolgst. Deshalb habe ich mir tolle Rezepte ausgedacht, die wenig Zeit in Anspruch nehmen, also mit einem Minimum an Zubereitung ein Maximum an Genuss erreichen. Es gibt Rezepte fürs Frühstück, für Mittag- und Abendessen sowie für die Snacks zwischendurch.

Meine Rezepte sind für ein bis vier Portionen ausgelegt. Wenn du allein lebst und keine Familie satt bekommen musst, kannst du die restlichen drei Portionen aufheben, damit du für mehrere Tage versorgt bist. Und die meisten meiner Snacks, zum Beispiel die Kräftigungs-Shakes, sind in Sekunden fertig.

Hier noch mehr zeitsparende Tipps für die Vielbeschäftigten unter uns.

### Pläne machen

Sieh dir meine Speisepläne an oder den Plan, den du dir selbst gemacht hast. Erstelle auf Grundlage des Speiseplans an einem Tag in der Woche eine Einkaufsliste und geh einkaufen. Hol dir alles, was du in der Woche brauchen wirst und fülle Vorrats- und Kühlschrank. Tausche Pläne mit anderen Badass-Bodys!

### Gefrierbeutel und Plastikbehälter bereithalten

Ich benutze Glas- statt Plastikbehälter, greife aber bei Bedarf auf Plastikbeutel zurück. Beides benutze ich, um mir meine Bausteinportionen einzeln abzupacken. Meine Kohlenhydrat-Bausteine lege ich ins obere Fach meines Kühlschranks, Protein-Bausteine in die Mitte, und alle restlichen Lebensmittel kommen unten rein. Dieses Ausmaß an Ordnungsliebe geht dir vielleicht zu weit, aber es macht das Leben weniger kompliziert und spart auf lange Sicht viel Zeit. Probier's einfach mal aus! Du wirst dich wundern, wie leicht der ganze Prozess durch diese Vorgehensweise wird.

## Strategisch einkaufen

Kauf Fleisch und Fisch in kleinen Portionen oder bitte den Metzger, dir das Protein in bausteingroße Stücke zu schneiden. Aufschnitt solltest du nur in Scheiben kaufen, dann wird das Abmessen einfacher. Wenn du abgepackten Aufschnitt kaufst, musst du herausfinden, wie viele Scheiben 7 Gramm ergeben und dementsprechend aufteilen. Eines verrate ich dir schon vorab: Die 7-Gramm-Menge entspricht meistens 1½ bis 2 Scheiben Schinken oder Putenaufschnitt.

## Reste einfrieren

Kauf Obst und Gemüse lieber einzeln statt in Packungen, da sonst die Reste verkommen. Praktisch ist Obst und Gemüse aus der Tiefkühltruhe; greif bei Bedarf darauf zurück.

Schau dich mal auf dem Wochenmarkt um. Dort gibt es die frischesten, saisonalen und damit nährstoffreichsten Lebensmittel weit und breit.

Was Obst und Gemüse anbetrifft: Kauf lieber Tiefkühlprodukte als Konserven. Tiefgefrorenes Gemüse wird oft in der Nähe des Feldes schockgefrostet, sodass es beim Abpackzeitpunkt die größtmögliche Reife hat. Der Nährstoffgehalt der Früchte ist daher höher als der von Dosenware, ja sogar höher als der von Frischware aus dem Supermarkt, weil diese besonders außerhalb der Saison einen langen Transportweg bis an deinen Ort zurücklegt. Nichtsaisonale und manchmal auch saisonale Früchte werden für den Einzelhandel zu früh geerntet und sind noch nicht reif. Das ist ein Problem, da der Frucht dann womöglich wichtige Nährstoffe fehlen.

## Große Mengen kochen

Wenn du vom Super- oder Wochenmarkt zurückkehrst, machst du dich am besten gleich ans Abmessen und Zubereiten. Das ist weniger schwierig, als du glaubst. So mache ich es:

Ofengerichte gleichzeitig backen lassen: Hähnchen, Süßkartoffeln, Gemüse und so weiter. Man kann alles zusammen backen, was die gleiche Gartemperatur hat. Ganz einfach.

## Multitasking

Während Hähnchen, Süßkartoffeln und Gemüse im Ofen sind, kannst du auf dem Herd was anderes kochen. Brate beispielsweise Putenhack oder mach eine Ladung hartgekochte Eier. Außerdem kannst du mit dem Portionieren von Obst und Aufschnitt beginnen. Miss einzelne Bausteine ab und portioniere sie dementsprechend. Pack alles in Plastikbehälter, auf denen du die Anzahl der enthaltenen Bausteine notierst. Das mache ich mit sämtlichen Proteinen und Kohlenhydraten, die auf dem Wochenplan stehen, mit Ausnahme von Gerichten, die ich frisch zum Abendessen kochen will. Am Ende ist der Kühlschrank voll mit einzeln portionierten Bausteinen, sodass ich mir jeden Tag einfach etwas zu essen aussuchen kann und nichts abmessen muss, wenn ich auf dem Sprung bin.

Sobald die Gerichte im Ofen und auf dem Herd gar sind, kannst du auch sie abmessen und bausteinweise portioniert in einzelne Behälter packen oder für später in der Woche einfrieren.

Zur Essenszeit wärmst du die gewünschten Portionen nur noch auf und schlemmst los – während du abnimmst.

Für das Erstellen der Einkaufsliste, das Einkaufen und das Abmessen und Zubereiten der Lebensmittel brauche ich insgesamt keine zwei Stunden.

## Trinkfertige Kräftigungs-Shakes ins Fitnessstudio mitnehmen

Auf diese Weise bekommst du deinen Shake innerhalb des erwähnten 10-Minuten-Zeitfensters nach dem Training. Dadurch wird der Körper besser mit Nährstoffen für das Muskelwachstum und die Fettverbrennung versorgt. Sättigungs-Shakes helfen dir ebenfalls dabei, den Tag ohne Hungergefühle und Fressattacken zu überstehen.

## Kreativ würzen

Sei knausrig beim Salzen und experimentiere mit Kräutern, Gewürzen und Gewürzmischungen, um den Geschmack zu verstärken. Meine Lieblingsmethoden: Knoblauch in einem winzigen bisschen Öl andünsten oder eine Zitrone über Fisch oder Gemüse ausquetschen. Aroma entsteht auch, wenn du Fleisch vor dem Garen in Tomatensauce oder Hühnerbrühe marinierst.

## Wähle gesunde Garmethoden

Steck dein Essen lieber in den Ofen statt in eine Fritteuse voller Öl. Am besten gelingen Fisch, Geflügel, Schalentiere und Fleischbällchen, indem du sie vor dem Backen mit gemahlenen Nüssen panierst und mit Pflanzenöl-Kochspray besprühst. Das Ergebnis: schön knusprige Leckerbissen. Ich benutze auch gerne Antihaft-Kochgeschirr. Damit braucht man weniger Öl, und das Essen brennt nicht an (was beim Abwasch Zeit spart). Außerdem dämpfe ich gerne, besonders mein Gemüse, weil dadurch die Feuchtigkeit im Gargut bleibt. Ich benutze dazu einen Dämpfkorb auf einem Wassertopf oder ein spezielles Dämpfgerät. Grillen gehört auch zu meinen Lieblings-Garmethoden; dabei braucht man nicht viel Fett und erhält ein leckeres Raucharoma.

Ich rate dir, so viele Rezepte wie möglich auszuprobieren – selbst wenn du meinst, dass du überhaupt nicht gern kochst oder nicht kochen kannst (wenn du lesen und Anleitungen befolgen kannst, kannst du auch kochen!).

Wir sehen uns in der Küche!

## Tipp von Christmas: Erfinde eigene Makro-Kombi-Rezepte

Versuch mal, nicht nur meine Rezepte zu kochen, sondern eigene zu erfinden. Es ist ganz leicht, wenn du dich an meine sogenannte Makro-Kombi-Regel hältst. Makro-Kombi-Rezepte enthalten eine Protein-, eine Kohlenhydrat- und meist auch eine Fettquelle.

Beispiele sind Suppen, Eintöpfe und Aufläufe. Denk dran, dass du die richtige Menge Fett für deinen individuellen Speiseplan zugibst.

Eines meiner Lieblings-Makro-Kombi-Rezepte ist Chili. Dazu gare ich zunächst 10 Bausteine Putenhackfleisch und füge dann 10 Bausteine einer Mischung aus Kohlenhydraten hinzu.

Die abgemessenen 10 Kohlenhydrat-Bausteine (inklusive Tomatenmark) schmeiße ich zusammen mit meinen Lieblingsgewürzen in den Topf mit dem Hackfleisch. An Premiumkohlenhydraten nehme ich Tomatenmark (mit Wasser verdünnt), Brokkoli, Zucchini, Kürbis, Zwiebeln und alles, was ich sonst an Saisonalem in die Finger kriege (Bohnen allerdings nicht). Das Gemüse fällt zusammen, und heraus kommt ein herzhaftes Chili mit richtig viel Geschmack!

Ich hole meine Behälter raus – in der Regel fünf Stück –, um mir 2-Baustein-Portionen einzuteilen. Ich hebe es mir für spätere Mittag- oder Abendessen auf oder lasse mir gleich eine Portion schmecken. Den Fettanteil gebe ich am liebsten vor dem Verzehr hinzu. Du kannst auch beliebige Rezepte so anpassen, dass das Protein-Kohlenhydrat-Verhältnis stimmt. Dabei kommen nicht immer perfekt ausgewogene Bausteine heraus.

# MEXIKANISCHES OMELETTE

**1 Portion**

Olivenöl-Kochspray

90 g gehackte grüne Paprika

¼ Jalapeño-Schote, entkernt und gewürfelt

50 g gehackte Zwiebel

2 Eier

1 TL Olivenöl

Salz und Pfeffer nach Geschmack

Sprühe eine kleine Pfanne mit Olivenöl-Kochspray ein. Brate Paprika und Zwiebel bei mittlerer Hitze an, bis sie gerade zart sind. Lege das Gemüse auf einen kleinen Teller.

Verrühre Eier und Olivenöl mit 2 EL Wasser. Schmecke mit Salz und Pfeffer ab.

Sprühe die Pfanne erneut ein. Gieße das Eiergemisch in die Pfanne und erhitze sie auf mittlerer Hitze. Hebe das Eiergemisch beim Braten mit einem Teigschaber an, damit rohes Ei unter das gegarte laufen kann. Wenn das Omelette gestockt ist, gib die Gemüsemischung auf die eine Hälfte davon. Falte die andere Hälfte über die Gemüsemischung. Deck die Pfanne zu und lass das Ganze noch 1 Minute garen.

**Nährwert:** 2 Bausteine. Um ein 3-Baustein-Omelette zuzubereiten, nimm 140 g Paprika, ½ Jalapeño, 100 g Zwiebel, 3 Eier und 1 ½ TL Olivenöl.

# MINI-QUICHE

**1 Portion**

Olivenöl-Kochspray

80 g gehackte Zwiebel

70 g gehackter frischer Spinat

2 Eier

2 TL Olivenöl

Salz und Pfeffer nach Geschmack


Heize den Backofen auf 180°C vor.

Sprühe eine kleine Pfanne mit Olivenöl-Kochspray ein. Brate Zwiebel und Spinat bei mittlerer Hitze an, bis sie gerade zart sind. Lege das Gemüse auf einen kleinen Teller.

Verquirle die Eier in einer Schüssel mit dem Olivenöl. Schmecke mit Salz und Pfeffer ab. Füge die Gemüsemischung hinzu und mische sie gut unter.

Sprühe eine kleine Auflaufform mit Kochspray ein. Gieße das Ei und die Gemüsemischung in die Auflaufform. Lass die Quiche 20 Minuten backen, oder bis sie gestockt ist.


**Nährwert:** 2 Bausteine. Um eine 3-Baustein-Quiche zuzubereiten, nimm 120 g Zwiebel, 100 g Spinat, 3 Eier und 3 TL Olivenöl.

# GETREIDEFREIES MÜSLI

**1 Portion**

6 gemahlene Mandeln

2 EL ungesüßte Kokosraspeln

1 TL Chiasamen

1 EL getrocknete Cranberries

¼ TL gemahlener Zimt

Kokoswasser oder Mandelmilch

Alle trockenen Zutaten in eine Müslischale geben und gut mischen. Dann mit Kokoswasser oder Mandelmilch aufgießen.

**Nährwert:** 2 Bausteine. Um ein 3-Baustein-Müsli zuzubereiten, nimm 9 gemahlene Mandeln, 2 EL Cranberries und 3 EL Kokosraspeln.

# HÄHNCHEN-MINESTRONE

**2 Portionen**

80 g gehackte Zwiebel

2 Selleriestangen, gehackt

1 Karotte, gehackt

¼ Kohlkopf, geraspelt

100 ml Tomatenpassata

450 ml Hühner- oder Gemüsebrühe, evtl. mehr

2 TL Olivenöl

½ TL Knoblauchpulver

Salz und Pfeffer nach Geschmack

270 g gebackene Hähnchenbrust, gewürfelt


Alle Zutaten außer dem Hähnchenfleisch in einem mittelgroßen Topf bei mittlerer Hitze erhitzen. Zum Kochen bringen, dann die Hitze reduzieren, zudecken und köcheln lassen, bis das Gemüse zart ist, etwa 15 bis 20 Minuten. Füge dabei, wenn nötig, mehr Brühe zu. Gib das Huhn dazu und erhitze es durch. Schmecke ab, falls erforderlich.

**Nährwert:** 3 Bausteine pro Portion. Um eine 4-Baustein-Suppe zuzubereiten, nimm 100 g Zwiebel, 2 Karotten, 130 ml Passata, 3 EL Olivenöl und 360 g Hähnchen.

# TEXANISCHES CHILI

**2 Portionen**

85 g Rinderhack

60 g Putenhack

½ Zwiebel, gehackt

1 Knoblauchzehe, fein gehackt

180 g gehackte grüne Paprika

½ Dose Tomatenstücke

1 EL Chilipulver oder Cayennepfeffer

1 TL gemahlener Kreuzkümmel

Salz und Pfeffer nach Geschmack

In einer mittelgroßen Pfanne Rinder- und Putenhack bei mittlerer Hitze anbräunen, bis es gut durch und nicht mehr rosa ist. Gib das Hackfleisch dann in einen mittelgroßen Topf und füge die restlichen Zutaten hinzu. Lass alles bei schwacher Hitze 15 bis 20 Minuten köcheln, bis das Gemüse weich und das Chili etwas eingedickt ist.

**Nährwert:** 3 Bausteine pro Portion. Um ein 4-Baustein-Chili zuzubereiten, nimm 140 g Rinderhack, 140 g Putenhack und 1 Zwiebel.

# KRABBENSALAT

**1 Portion**

230 g Krabbenfleisch, abgetropft

1 Stange Sellerie, gehackt

2 schwarze Oliven, gehackt

1 EL Olivenöl

$1/8$ TL Old-Bay-Gewürzmischung

Salz nach Geschmack

2 Handvoll Blattsalat

1 große Tomate, geviertelt


In einer mittelgroßen Schüssel Krabbenfleisch, Sellerie, Oliven, Öl, »Old Bay« und Salz vermengen. Salat auf einem Teller verteilen und darauf die Tomatenstücke und die Krabbenmischung anrichten.

**Nährwert:** 3 Bausteine pro Portion. Um einen 4-Baustein-Salat zuzubereiten, nimm 300 g Krabbenfleisch, 3 schwarze Oliven, 1 TL Olivenöl und 2 Tomaten.

# SÜSSER THUNFISCHSALAT

**1 Portion**

85 g Thunfisch in Wasser, abgetropft

½ Apfel, geschält und gehackt

1 EL Olivenöl

Salz nach Geschmack

2 Handvoll Blattsalat, zerkleinert

In einer mittelgroßen Schüssel Thunfisch, Apfel und Olivenöl vermengen und mit Salz abschmecken. Salat auf einem Teller verteilen und den Thunfisch-Salat darauf anrichten.

**Nährwert:** 3 Bausteine pro Portion. Um einen 4-Baustein-Salat zuzubereiten, nimm 110 g Thunfisch, 1 Apfel und 2 TL Olivenöl.

# HÄHNCHEN-WRAPS

**1 Portion**

70 g gebackene oder gegrillte Hähnchenbrust, klein gewürfelt

15 Trauben, halbiert

2 Selleriestangen, gehackt

1 EL Olivenöl

Salz und Pfeffer nach Geschmack

2 oder 3 große Salatblätter

In einer mittelgroßen Schüssel Hähnchenfleisch, Trauben, Sellerie, Olivenöl, Salz und Pfeffer vermengen. Mischung auf die Salatblätter verteilen. Zusammenrollen und genießen.

**Nährwert:** 3 Bausteine. Um 4-Baustein-Wraps zuzubereiten, nimm 100 g Huhn, 22 Trauben und 1 zusätzlichen TL Olivenöl.

# NACKIGER TACO-SALAT

**1 Portion**

70 g Putenhackfleisch, in der Pfanne durchgegart

50 g gehackte grüne Paprika oder Jalapeño

110 ml Salsa

2 Handvoll Blattsalat

2 EL saure Sahne

In einer kleinen Schüssel Putenhackfleisch, Pfeffer und Salsa vermengen. Auf dem Salat anrichten und mit der sauren Sahne garnieren.

**Nährwert:** 3 Bausteine. Um einen 4-Baustein-Salat zuzubereiten, nimm 100 g Pute, 230 ml Salsa und 3 TL saure Sahne.

# SPINATSALAT

**4 Portionen**

170 bis 230 g Feta-Käse

280 g Blattspinat

260 g Tomatenstücke

2 Gurken, gewürfelt

3 EL Rosinen

60 g plus 2 EL Speckwürfel oder gewürfelten Kochschinken

Balsamico-Dressing (siehe Seite 238)

In einer großen Schüssel Feta, Spinat, Tomaten, Gurken, Rosinen und Speck sanft durcheinanderschütteln, bis alles gut vermischt ist. Den Salat auf Tellern anrichten und mit Balsamico-Dressing beträufeln (ca. 1 EL pro Portion).

**Nährwert:** 3 Bausteine pro Portion. Um 4 Portionen 4-Baustein-Salat zuzubereiten, nimm 500 g Käse und 5 EL Rosinen, sowie 2 EL Dressing pro Portion.

# GEBRATENES FISCHFILET

**4 Portionen**

2 EL geräuchertes Paprikapulver

2 TL Zwiebelpulver

½ TL Cayennepfeffer

1 TL frisch gemahlener schwarzer Pfeffer

½ TL Salz

700 g frische Fischfilets, wie Tilapia oder Kabeljau

Olivenöl-Kochspray

Vermenge alle Gewürze in einer kleinen Schüssel.

Reibe die Fischfilets mit der Gewürzmischung ein. Lass die Gewürze 30 Minuten (nicht länger) bei Raumtemperatur einziehen.

Besprüh eine große Pfanne mit Olivenöl-Kochspray. Lege die Filets in die Pfanne und brate sie bei mittlerer Hitze rund 3 Minuten auf jeder Seite oder bis der Fisch leicht unter der Gabel zerfällt und gar ist.

**Nährwert:** Eine 85-g-Portion des fertigen Gerichts enthält die richtige Menge an Protein für ein 3-Baustein-Essen (zusammen mit Kohlenhydraten und Fett als Beilage); eine 110-g-Portion enthält die richtige Menge an Protein für ein 4-Baustein-Essen.

# »GERÄUCHERTER« LACHS

**4 Portionen**

Pflanzenöl-Kochspray

700 g frische Lachsfilets

1 EL Flüssigrauch

grobes Salz nach Geschmack

½ bis ¾ Bund frischer Dill, gehackt


Heize den Backofen auf 200° C vor.

Sprühe eine Glas-Auflaufform mit Pflanzenöl-Kochspray ein und lege die Filets hinein. Bepinsle den Lachs großzügig mit Flüssigrauch und bestreue ihn mit Salz. Bedecke den Fisch reichlich mit Dill und lass ihn 20 bis 30 Minuten lang backen oder so lange, bis der Fisch leicht unter der Gabel zerfällt.


**Nährwert:** Eine 100-g-Portion des fertigen Gerichts enthält die richtige Menge an Protein für ein 3-Baustein-Essen (zusammen mit Kohlenhydraten und Fett als Beilage); eine 130-g-Portion enthält die richtige Menge an Protein für ein 4-Baustein-Essen.

# SCAMPI

**4 Portionen**

1 EL Olivenöl

700 g große Garnelen, geschält und entdarmt

4 Knoblauchzehen, gehackt

2 EL frisch gepresster Zitronensaft

½ TL getrocknete italienische Kräuter

Salz und Pfeffer nach Geschmack

Erhitze das Öl bei mittlerer Hitze in einer großen Pfanne. Sautiere die Garnelen 2 bis 4 Minuten, bis sie trüb sind. Füge die restlichen Zutaten hinzu und schwenke alles noch 1 oder 2 Minuten in der Pfanne beziehungsweise so lange bis der Knoblauch weich ist.

**Nährwert:** Eine 100-g-Portion des fertigen Gerichts enthält die richtige Menge an Protein für ein 3-Baustein-Essen (zusammen mit Kohlenhydraten und Fett als Beilage); eine 130-g-Portion enthält die richtige Menge an Protein für ein 4-Baustein-Essen. Nimm für ein 4-Baustein-Essen 1 TL Olivenöl mehr.

# GARNELEN IM KOKOSMANTEL

**4 Portionen**

Olivenöl-Kochspray

25 g gemahlene Mandeln

1 TL Salz

20 g ungesüßte Kokosraspeln

450 g große Garnelen, geschält und entdarmt

3 Eiklar

Backofen auf 200°C vorheizen und ein Backblech mit Olivenöl-Kochspray besprühen.

Vermische Mandelmehl und Salz in einer flachen Schüssel. Gib die Kokosraspeln in eine weitere flache Schüssel. Verquirle das Eiklar in einer dritten Schüssel. Drücke eine Garnele nach der anderen ins Mandelmehl, dann ins Eiweiß. Wälze die Garnelen zuletzt in den Kokosraspeln, sodass sie gut beschichtet sind. Dann lege sie aufs Backblech.

Besprühe die Garnelen reichlich mit Kochspray. Lass sie 12 bis 15 Minuten backen oder bis die Kokosraspeln leicht gebräunt sind Drehe sie zwischendurch einmal um.

**Nährwert:** Eine 85-g-Portion des fertigen Gerichts enthält die richtige Menge an Protein für ein 3-Baustein-Abendessen (zusammen mit Kohlenhydraten und Fett als Beilage); eine 110-g-Portion enthält die richtige Menge an Protein für ein 4-Baustein-Abendessen. Jede Portion enthält etwa 1 Gramm Kohlenhydrate und 6 Gramm Fett (die in 4 Bausteinen enthaltene Menge an Fett).

# JAKOBSMUSCHELN IM SPECKMANTEL

**4 Portionen**

20 große (Jumbo-)Jakobsmuscheln (5 Jakobsmuscheln pro Portion, jede Jakobsmuschel wiegt etwa 15 g)

10 Speckstreifen

Olivenöl-Kochspray

Knoblauchpulver, Salz und Zitronenpfeffer nach Geschmack

Backofen auf 220°C vorheizen.

Wickle ½ Streifen Speck um jede Jakobsmuschel und befestige ihn mit einem Zahnstocher. Besprühe sie mit ein wenig Olivenöl-Kochspray und streue die Gewürze darüber.

Lege die Jakobsmuscheln in eine Glas-Auflaufform und backe sie 8 Minuten auf der einen Seite, dann 8 Minuten auf der anderen Seite. Stelle sicher, dass der Speck fast knusprig ist und die Jakobsmuscheln durchgegart und nicht mehr glasig sind. Lass die Jakobsmuscheln vor dem Servieren auf einem Papiertuch abtropfen.

**Nährwert:** Eine 5-Muschel-Portion dieses Gerichts enthält die richtige Menge an Protein und Fett für ein 3-Baustein-Essen (zusammen mit Kohlenhydraten und Fett als Beilage); eine 6-Muschel-Portion etwa die richtige Menge an Protein und Fett für ein 4-Baustein-Essen.

# NACKIGE HÄHNCHEN-FAJITAS

**4 Portionen**

1½ EL Olivenöl

280 g Hähnchenbrust, in dünne Streifen geschnitten

1 grüne Paprika, in 1-cm-Streifen geschnitten

1 rote Paprika, in 1-cm-Streifen geschnitten

1 gelbe Paprika, in 1-cm-Streifen geschnitten

1 weiße Zwiebel, in 1-cm-Streifen geschnitten

4 Knoblauchzehen, gehackt

1 EL Chilipulver

1 TL gemahlener Kreuzkümmel

Salz und Pfeffer nach Geschmack

Salatblätter

110 ml Salsa

In einer großen Pfanne bei mittlerer Hitze das Olivenöl erhitzen. Hähnchenstreifen etwa 10 bis 15 Minuten darin schwenken, bis sie durchgegart sind. Das Fleisch nicht zu lange garen, sonst wird es gummiartig. Füge Gemüse und Gewürze hinzu und sautiere sie weitere 2 Minuten, bis das Gemüse weich ist.

Drapiere die Salatblätter auf vier Tellern. Richte darauf das Fajita-Gemisch mit Salsa an.

**Nährwert:** 3 Bausteine pro Portion. Um ein 4-Baustein-Gericht zuzubereiten, nimm 2 EL Olivenöl, 340 g Huhn, 2 grüne Paprika, 2 rote Paprika und 170 ml Salsa.

# FALSCHER TRUTHAHN

**4 Portionen**

Olivenöl-Kochspray

450 g Putenhack

30 g frisch gemahlene Mandeln

2 Eier, gut aufgeschlagen

1 Zwiebel, gewürfelt

2 Karotten, geraspelt

1 rote Paprika, gehackt

4 Knoblauchzehen, fein gehackt

60 ml Tomatenmark

2 TL Salz

½ TL Pfeffer


Heize den Backofen auf 200°C vor sprühe eine Kastenform mit Olivenöl-Kochspray ein.

Vermenge alle Zutaten gut in einer großen Schüssel. Forme daraus in der vorbereiteten Kastenform einen Laib. Backe ihn ungefähr 1 Stunde lang oder bis er durchgegart ist.


**Nährwert:** 3 Bausteine pro Portion. Um ein 4-Baustein-Gericht zuzubereiten, nimm 570 g Truthahn, 40 g Mandeln, 3 Eier, 2 rote Paprika und 100 ml Tomatenmark.

# »SPAGHETTI« MIT FLEISCHBÄLLCHEN

**4 Portionen**

**»Spaghetti«:**

Olivenöl-Kochspray

1 großer Spaghettikürbis (300 g Fruchtfleisch)

**Fleischbällchen:**

450 g Putenhack

80 g fein gehackte Zwiebel

4 Knoblauchzehen, gehackt

20 gehackte frische Basilikumblätter

½ Zucchini, geraspelt

2 Eier, gut aufgeschlagen

30 g frisch gemahlene Mandeln

2 TL Salz

½ TL Pfeffer

230 ml Tomatensauce ohne Zuckerzusatz

Heize den Backofen auf 200°C vor und besprüh ein Backblech mit Olivenöl-Kochspray. Halbiere und entkerne den Kürbis. Lege die beiden Hälften mit der Schnittfläche nach unten in eine Glas-Auflaufform. Fülle die Schale fingerhoch mit Wasser. Backe den Kürbis für 45 Minuten oder bis er weich ist. Hole die spaghettiartigen Fäden aus dem Kürbis und halte sie warm.

In der Zwischenzeit alle Zutaten für die Fleischbällchen in eine große Schüssel geben und kräftig mit den Händen vermischen. Forme daraus tischtennisballgroße Kugeln und lege sie mit etwas Abstand auf das vorbereitete Backblech. Backe sie ungefähr 30 Minuten lang, bis sie braun und durchgegart sind.

Serviere die Frikadellen mit Tomatensauce auf den Kürbis-»Spaghetti«.

**Nährwert:** 3 Bausteine pro Portion. Um ein 4-Baustein-Gericht zuzubereiten, nimm 510 g Putenhack, 900 ml Tomatensauce, 3 Eier, 50 g Mandeln.

# GEFÜLLTE PAPRIKA

**4 Portionen**

Olivenöl-Kochspray

4 große rote oder grüne Paprika

450 g mageres Rinderhack

80 g gehackte Zwiebel

2 TL Knoblauchpulver

1 Ei, aufgeschlagen

25 g fein gemahlene Mandeln

2 TL getrocknete italienische Kräuter

Salz und Pfeffer nach Geschmack

230 ml Tomatensauce ohne Zuckerzusatz

Heize den Backofen auf 200° C vor und besprühe eine Glas-Auflaufform mit Olivenöl-Kochspray.

Schneide von den Paprika oben einen Deckel ab. Blanchiere die Paprika rund 5 Minuten in einem Topf mit kochendem Salzwasser oder so lange, bis sie weich zu werden beginnen. Gut abtropfen lassen.

Bräune das Hackfleisch in einer großen Pfanne an und lass es abtropfen. Vermenge das Rindfleisch mit den restlichen Zutaten (außer der Tomatensauce). Fülle die Paprika mit der Hackfleischmischung. Stelle die Paprika in die vorbereitete Backform und gib die Sauce darüber.

Bedecke die Schüssel mit Alufolie und backe die gefüllten Paprika 30 bis 45 Minuten lang.

**Nährwert:** 3 Bausteine pro Portion. Um ein 4-Baustein-Gericht zuzubereiten, nimm 570 g Hackfleisch, 30 g Mandeln und 460 ml Tomatensauce.

# BESCHWIPSTER SCHMORBRATEN

**4 Portionen**

700-900 g Rindernacken

6 Knoblauchzehen

1 Zwiebel, gehackt

230 ml süßer Rotwein, Rosé oder Muskateller

1 Dose Tomatenstücke

Salz und Pfeffer nach Geschmack

Mit einem Messer den Braten an 6 verschiedenen Stellen aufschlitzen. Knoblauchzehen hineinstecken.

Zwiebeln, Wein und Tomaten in einen Slowcooker geben. Den Braten hineinlegen und großzügig pfeffern und salzen. Zudecken und auf »hoch« 4 bis 5 Stunden garen beziehungsweise so lange, bis der Braten ist ganz zart ist. Alternativ kann man den Braten auch im Bräter bei 150°C im Ofen schmoren.

**Nährwert:** 3 Bausteine pro Portion, wobei jede Portion 85 g wiegen sollte. Für eine 4-Baustein-Portion braucht man 110 g Fleisch.

# LOW-CARB-PIZZA

**4 Portionen**

**»Pizzaboden«:**

Olivenöl-Kochspray

450 g Hackfleisch

80 g gehackte Zwiebel

1 TL Knoblauchpulver

1 Ei, geschlagen

**Belag:**

70 g in Scheiben geschnittene Champignons

180 g gehackte grüne oder rote Paprika

80 g gehackte Zwiebel

340 ml Tomatensauce ohne Zuckerzusatz

1 TL getrocknete italienische Kräuter

Salz und Pfeffer nach Geschmack

Backofen auf 220°C vorheizen. Backblech mit Olivenöl-Kochspray besprühen.

In einer großen Schüssel Rindfleisch, Zwiebeln, Knoblauchpulver und Ei vermengen. Dann die Mischung auf dem vorbereiteten Backblech pizzaförmig ausbreiten. 10 bis 15 Minuten backen oder bis das Fleisch gebräunt und gut durch ist. Bratensaft abgießen.

Während der »Boden« im Ofen ist, besprühe eine große Pfanne mit Olivenöl-Kochspray. Gib Pilze, Paprika und Zwiebel hinein und sautiere sie rund 5 Minuten, bis sie weich sind.

Grill vorheizen.

Verteile die Tomatensauce auf dem Boden. Belege die Pizza mit dem Pfannengemüse und streue die Kräuter darüber. Grill die Pizza rund 5 Minuten, bis sie leicht braun wird (gut im Auge behalten).

Schneide die Pizza in 4 Viertel und serviere sie.

**Nährwert:** 3 Bausteine pro Portion. Um ein 4-Baustein-Stück zu erhalten, musst du die Pizza dritteln statt vierteln.

# SCHWEINEKOTELETTS MIT APFELDECKE

**4 Portionen**

Olivenöl-Kochspray

4 kleine Schweinekoteletts ohne Knochen (je 70 bis 85 g)

Salz und Pfeffer nach Geschmack

3 Äpfel, ohne Kerngehäuse in Scheiben geschnitten

1 EL Pflanzenöl

½ TL Apfelkuchen-Gewürz (Zimt, Nelke, Anis etc.)

Besprühe eine große Bratpfanne mit Olivenöl-Kochspray. Lege die Schweinekoteletts hinein und würze sie mit Salz und Pfeffer. Brate sie bei mittlerer Hitze ca. 5 Minuten von jeder Seite oder bis sie durch sind. Nimm die Koteletts aus der Pfanne.

Lege die Apfelringe mit dem Öl in eine kleinere Pfanne und bestreue sie mit Apfelkuchen-Gewürz. Brate sie etwa 5 bis 6 Minuten, bis sie weich sind.

Serviere die Koteletts garniert mit den Apfelringen.

**Nährwert:** 3 Bausteine pro Portion. Um ein 4-Baustein-Gericht zuzubereiten, nimm 110-g-Schweinekoteletts, 2 EL Pflanzenöl und 4 Äpfel.

# KRÄUTERLAMMBRATEN

**4 Portionen**

340 g Lamm, z. B. Lendenbraten oder Filet

4 Knoblauchzehen, halbiert

1 EL plus 1 TL Olivenöl

1 TL Knoblauchpulver

1 EL frischer Rosmarin, gehackt

1 TL getrockneter Thymian

1 TL Salz

¼ TL Pfeffer

Backofen auf 160°C vorheizen.

Mit einem kleinen Messer den Braten an 8 verschiedenen Stellen ein bisschen aufschlitzen und die halbierten Knoblauchzehen hineinstecken. Braten mit dem Öl bestreichen.

In einer kleinen Schüssel Knoblauchpulver, Rosmarin, Thymian, Salz und Pfeffer vermengen und den Braten damit einreiben.

Lege das Lamm dann in eine ofenfeste Pfanne oder einen offenen Bräter und lass es bis zu 1 Stunde im Ofen, oder bis ein an der dicksten Stelle in den Braten gestecktes Ofenthermometer 63–74 Grad anzeigt, je nachdem, wie gut durch du es haben willst.

**Nährwert:** 3 Bausteine pro Portion. Um ein 4-Baustein-Gericht zuzubereiten, nimm etwa 400 g Lamm und 2 EL Pflanzenöl. Als Beilage eignet sich ein Premiumkohlenhydrat deiner Wahl.

# ITALIENISCHER SALAT

**4 Portionen**

4 mittelgroße Tomaten (z. B. Romatomaten), geviertelt

½ weiße Zwiebel, geviertelt und in dünne Scheiben geschnitten

1 Strauß Basilikum, gehackt

Salz und Pfeffer nach Geschmack

Balsamico-Dressing (Rezept Seite 238)

In einer großen Schüssel Tomaten, Zwiebeln und Basilikum vermengen und mit Salz und Pfeffer abschmecken. Auf vier Salattellern anrichten und mit je 1 bis 1 ½ EL Balsamico-Dressing beträufeln.

**Nährwert:** Eine Portion enthält 7 Gramm Premiumkohlenhydrate. Ein EL Dressing liefert 4,5 Gramm Fett; 1 ½ EL 6 Gramm Fett.

# BALSAMICO-DRESSING

**Ergibt 350 ml**

120 ml weißer Balsamico-Essig

½ TL Knoblauchpulver

½ TL Zwiebelpulver

1 TL getrocknete italienische Kräuter

1 TL Salz

½ TL Pfeffer

Prise Cayennepfeffer

230 ml Olivenöl

Gieße den Essig mit 2 EL Wasser in ein verschließbares Glas. Füge die Gewürze hinzu. Mach den Deckel zu und schüttle gründlich. Gieße das Öl hinzu und schüttle erneut, bis das Dressing glatt und sämig ist. Im Kühlschrank hält es sich bis zu 3 Wochen.

**Nährwert:** Ein EL Dressing enthält 4,5 Gramm Fett; 1 ½ EL 6 Gramm Fett.

# CREMIGER KRAUTSALAT

**4 Portionen**

250 g Weißkohl, geraspelt oder gerieben

60 ml Olivenöl

60 ml frisch gepresster Zitronensaft

Salz und Pfeffer nach Geschmack

Alle Zutaten in einer großen Schüssel gründlich vermengen. Vor dem Servieren kühl stellen.

**Nährwert:** Eine Portion enthält 9 Gramm Premiumkohlenhydrate und 5 Gramm Fett.

# SAUTIERTES BLATTGEMÜSE

**4 Portionen**

1 EL Olivenöl

280 g junger Spinat

140 g junger Grünkohl

4 Knoblauchzehen, gehackt

2 EL gehackter frischer Rosmarin

Salz und Pfeffer nach Geschmack


Erhitze das Öl in einer großen Pfanne auf mittlerer Hitze. Gib das Blattgemüse mit Rosmarin, Salz und Pfeffer hinein und sautiere es ca. 8 bis 10 Minuten, bis es zart ist.


**Nährwert:** Eine Portion enthält 8 Gramm Premiumkohlenhydrate und 4 Gramm Fett.

# ZUCCHINI-NUDELN

**4 Portionen**

4 grüne Zucchini

2 gelbe Zucchini

2 TL Salz, plus etwas zum Abschmecken

1 Knoblauchzehe, fein gehackt

2 EL Olivenöl

Pfeffer nach Geschmack

230 ml Tomatensauce ohne Zuckerzusatz

Schneide die Zucchini in dünne, nudelartige Streifen. Dazu kannst du ein Messer benutzen oder, besser noch, ein handliches kleines Gerät namens Spiralschneider (erhältlich im Haushaltsbedarf oder online). Schwenke die »Nudeln« in Salz und lass sie mindestens 30 Minuten im Durchschlag abtropfen.

Bring einen Topf mit Wasser zum Kochen. Gib die Zucchini-Nudeln hinein und gare sie 1 Minute lang. Gieß das Wasser ab und spüle die Nudeln mit kaltem Wasser.

Erhitze das Öl in einer großen Pfanne bei mittlerer Hitze. Sautiere darin die Zucchini mit dem Knoblauch ca. 5 Minuten, bis sie gerade zart sind. Schmecke mit Salz und Pfeffer ab. Serviere die »Nudeln« mit warmer Tomatensauce.

**Nährwert:** Eine Portion enthält 16 Gramm Premiumkohlenhydrate und 6,5 Gramm Fett.

# ROSENKOHL MIT SPECK

**4 Portionen**

230 ml Hühnerbrühe

3 Knoblauchzehen, fein gehackt

700 g frischer Rosenkohl, halbiert

5 Speckstreifen


Brühe, Knoblauch und Rosenkohl in einen mittelgroßen Topf geben. Zugedeckt bei mittlerer Hitze 12 bis 14 Minuten köcheln lassen, bis der Rosenkohl weich ist. Flüssigkeit abgießen.

Während der Rosenkohl gart, die Speckstreifen in eine große Pfanne legen und bei mittlerer Hitze braten, bis sie leicht knusprig sind. Speck zum Abtropfen auf Küchenpapier legen und in Stückchen brechen.

Speck unter den Rosenkohl mischen und servieren.


**Nährwert:** Eine Portion liefert 16 Gramm Premiumkohlenhydrate und 4,5 Gramm Fett.

# BADASS-EI

**Ergibt 8 gefüllte Eihälften**

4 hartgekochte Eier

6 EL Avocadofleisch

1 TL Olivenöl

Salz und Pfeffer nach Geschmack

Schneide die Eier in zwei Hälften, löffle das Eigelb vorsichtig heraus und gib es in eine mittelgroße Schüssel. Füge Avocado und Öl hinzu, salze und pfeffre nach Geschmack und vermenge alles gründlich. Befülle die Eihälften mit der Eigelb-Avocado-Mischung.

**Nährwert:** Eine Portion (2 Eihälften) enthält 7 Gramm Premiumprotein und 4,5 Gramm Fett. 10 Gramm Kohlenhydrate dazu, und du hast einen perfekten 1-Baustein-Snack.

## Tipp von Christmas: Wie man Eier perfekt hartkocht

Eier in einen Topf geben und mit Wasser bedecken. Topf auf eine voll aufgedrehte Herdplatte stellen. Hitze reduzieren, sobald das Wasser zu sieden beginnt, und die Eier genau 12 Minuten köcheln lassen. Kochwasser abgießen und die Eier mit kaltem Wasser abschrecken oder in Eiswasser legen, bis sie handwarm sind. Sofort pellen oder ungeschält im Kühlschrank lagern. So oder so erhältst du hartgekochte Eier, die sich perfekt pellen lassen.

# EI-MUFFINS

**4 Muffins**

Olivenöl-Kochspray

4 Eier

90 g Speck (ca. 3 Scheiben), knusprig gebraten und zerbröckelt

2 gehackte Jalapeño-Schoten

1 EL Olivenöl

Salz und Pfeffer nach Geschmack

Backofen auf 200°C vorheizen und 4 Vertiefungen eines Muffinblechs mit Olivenöl-Kochspray besprühen.

In einer mittelgroßen Schüssel die Eier leicht verquirlen. Speck, Jalapeño-Pfeffer, Olivenöl, Salz und Pfeffer dazugeben und gut mischen. Mischung gleichmäßig auf die 4 Muffinformen verteilen.

Muffins 18 bis 20 Minuten backen oder so lange, bis eine in einen Muffin gesteckte Gabel sauber heraus kommt. Abkühlen lassen und im Kühlschrank aufbewahren.

**Nährwert:** Eine Portion enthält 7 Gramm Premiumprotein und 4,5 Gramm Fett. Iss dazu 10 Gramm Kohlenhydrate, und du hast einen perfekten 1-Baustein-Snack.

# ZUCCHINI-CHIPS

**4 Portionen**

Olivenöl-Kochspray

2 große Zucchini, in 0,5 cm dicke Scheiben geschnitten

2 EL Olivenöl

Knoblauchpulver und Salz nach Geschmack

Heize den Backofen auf 100°C vor und besprüh 2 große Backbleche mit Olivenöl-Kochspray.

Breite die Zucchinischeiben nebeneinander auf Küchenpapier aus. Bedecke sie mit Küchenpapier und presse mit sanftem Druck von oben so viel Saft wie möglich heraus.

Lege die Zucchinischeiben nebeneinander auf die vorbereiteten Backbleche. Bestreiche sie mit Olivenöl und bestreue sie mit etwas Knoblauchpulver und Salz.

Backe die Zucchini-Chips ca. 2 Stunden, bis sie knusprig braun sind. Lass sie vor dem Servieren abkühlen. In einem luftdichten Behälter halten sich die Chips bis zu 3 Tage.

**Nährwert:** Jede Portion enthält 6 Gramm Premiumkohlenhydrate und 7 Gramm Fett.

## KRÄFTIGUNGS- UND SÄTTIGUNGS-SHAKES – BITTE NICHT VERWECHSELN

Kräftigungs- und Sättigungs-Shakes unterscheiden sich grundlegend. Kräftigungs-Shakes sind generell nur für nach dem Training gedacht und sollten spätestens 10 Minuten nach Trainingsende eingenommen werden, noch vor dem Abkühlen. Sie enthalten kein Fett, damit der Körper die Nährstoffe unmittelbar verwerten kann.

Sättigungs-Shakes sind Mahlzeiten mit einem ausgewogenen Verhältnis von Makronährstoffen – Protein, Kohlenhydrate und Fett. Sie eignen sich dazu, Hauptmahlzeiten – Frühstück, Mittag- oder Abendessen – oder Snacks zu ersetzen. Achte darauf, dass du dir Shakes aussuchst, die zu deinem Körperbautyp passen.

Hier kommen einige meiner Lieblingsrezepte!

## KRÄFTIGUNGS-SHAKES

Diese Kräftigungs-Shakes kannst du einsetzen, wie in deinem Speiseplan angegeben. Such dir deine Lieblingsrezepte raus, aber probier der Abwechslung halber auch alle anderen aus.

# BASIC-BOOTY-KRÄFTIGUNGS-SHAKE

**1 Portion**

½ MEL Vanille-Molkenproteinpulver

230 ml Mandelmilch

60 g Beeren (frisch oder TK)

Alle Zutaten in einen Mixer geben und glatt mixen.

**Nährwert:** 1-Baustein-Kräftigungs-Shake. Um einen 2-Baustein-Shake zuzubereiten, nimm 1 MEL Molkenprotein und 120 g Beeren.

# DSCHUNGEL-SHAKE

**1 Portion**

½ MEL Vanille-Molkenproteinpulver

230 ml Mandelmilch

¼ tiefgefrorene Banane

1 Handvoll frischer Spinat

Alle Zutaten in einen Mixer geben und glatt mixen.

**Nährwert:** 1-Baustein-Kräftigungs-Shake. Um einen 2-Baustein-Shake zuzubereiten, nimm 1 MEL Molkenprotein, 340 ml Mandelmilch und ½ Banane.

# SCHOKO-SHAKE

**1 Portion**

½ MEL Schoko-Molkenproteinpulver

230 ml Mandelmilch

80 ml Kokoswasser

Alle Zutaten in einen Mixer geben und glatt mixen.

**Nährwert:** 1-Baustein-Kräftigungs-Shake. Um einen 2-Baustein-Shake zuzubereiten, nimm 1 MEL Molkenprotein, 340 ml Mandelmilch und 160 ml Kokoswasser.

# NASCHANFALL-SHAKE

**1 Portion**

½ MEL Vanille-Molkenproteinpulver

1 EL ungesüßtes Kakaopulver

230 ml Mandelmilch

80 ml Kokoswasser

¼ TL reiner Vanilleextrakt

Alle Zutaten in einen Mixer geben und glatt mixen.

**Nährwert:** 1-Baustein-Kräftigungs-Shake. Um einen 2-Baustein-Shake zuzubereiten, nimm 1 MEL Molkenprotein, 1 ½ EL Kakao oder Kakaopulver, 340 ml Mandelmilch und 110 ml Kokoswasser.

# EMILY-ERDBEER-SHAKE

**1 Portion**

½ MEL Vanille-Molkenproteinpulver

230 ml Mandelmilch

50 g Erdbeeren (frisch oder TK), gestückelt

¼ TL reiner Vanilleauszug

Alle Zutaten in einen Mixer geben und glatt mixen.

**Nährwert:** 1-Baustein-Kräftigungs-Shake. Um einen 2-Baustein-Shake zuzubereiten, nimm 1 MEL Molkenprotein, 340 ml Mandelmilch und 100 g Beeren.

# PIÑA-COLADA-SHAKE

**1 Portion**

20 g frische oder gefrorene Ananasstücke

¼ Banane, in Scheiben tiefgefroren

1 MEL Vanille-Molkenproteinpulver

230 ml Mandelmilch

2 TL ungesüßte Kokosflocken zum Garnieren, falls gewünscht

Ananas, Banane, Vanille-Molkenproteinpulver und Mandelmilch in einen Mixer geben und glatt mixen. Nach Belieben mit Kokosflocken bestreuen.

**Nährwert:** 2-Baustein-Kräftigungs-Shake.

## SÄTTIGUNGS-SHAKES

Bei den Sättigungs-Shakes kann – und sollte – man durchaus auch mal eine Handvoll Blattspinat oder Grünkohl mit in den Mixer schmeißen. Im Sinne der Bequemlichkeit oder auch Zeitsparnis kannst du mit diesen Shakes bei allen vier Speiseplänen beliebige Mahlzeiten – Frühstück, Mittag- oder Abendessen – ersetzen. Dabei solltest du auf jeden Fall die angegebenen Mengen und besonders den Fettanteil deinen individuellen Bausteinmengen anpassen. Alle hier aufgeführten Shakes sind für den Halte- oder Zuwachs-Plan ausgelegt.

## SUPER-ERDBEER-SHAKE

**1 Portion**

1 MEL Erdbeer-Molkenproteinpulver

230 ml Mandelmilch

300 g tiefgefrorene Erdbeerstückchen

4 EL Sahne

Alle Zutaten in einen Mixer geben und glatt mixen.

## SCHOKO-BANANE-KUSS

**1 Portion**

1 MEL Schoko-Molkenproteinpulver

230 ml Mandelmilch

½ Banane, gestückelt und tiefgefroren

3 TL Mandelbutter

Alle Zutaten in einen Mixer geben und glatt mixen.

# SCHWARZWÄLDER SHAKE

**2 Portionen**

1 MEL Schoko-Molkenproteinpulver

230 ml Vollmilch

80 g tiefgefrorene Kirschen

3 TL Erdnussbutter


Alle Zutaten in einen Mixer geben und glatt mixen.


# REIF-FÜR-DIE-INSEL-SHAKE

**1 Portion**

1 MEL Vanille-Molkenproteinpulver

230 ml Mandelmilch

120 g tiefgefrorene Mangostücke

2 EL ungesüßte Kokosraspeln

3 TL Mandelbutter


Alle Zutaten in einen Mixer geben und glatt mixen.

# CHERRY-BERRY-SMOOTHIE

**3 Portionen**

1 ½ MEL Vanille- oder Erdbeer-Proteinpulver

230 ml Vollmilch

80 g tiefgefrorene Erdbeerstückchen

80 g tiefgefrorene Kirschen

2 EL ungesüßte Kokosnuss, geraspelt oder gerieben

5 EL Sahne

Alle Zutaten in einen Mixer geben und glatt mixen.

# BLAUBEERTRAUM

**2 Portionen**

½ MEL Vanille-Molkenproteinpulver

230 ml Vollmilch

80 g gefrorene Blaubeeren

3 TL Mandelbutter

Alle Zutaten in einen Mixer geben und glatt mixen.

# 3. TEIL

# IN 12 MINUTEN ZUM BADASS: TRAINIER DIR DEN ARSCH AB

# 11. Eine arschtaugliche Trainingsmethode

**EINE SCHÖNERE RÜCKANSICHT –** darum geht es uns hier. Wie du dich dafür ernähren musst, habe ich dir gezeigt. Jetzt ist es an der Zeit, Form und Spannungsgrad deiner Gesäßmuskeln durch Training zu verbessern. Dazu gebe ich dir Killer-Übungen, die deine Muskelfasern zum Glühen bringen und positive Veränderungen anstoßen.

Dank unserer Gene ist der Hintern die Stelle, an der die meisten von uns Fett ansetzen. Ein straffer Po ist daher schwer zu erreichen. Und die Realität lässt sich leider nicht photoshoppen. Glücklicherweise weiß ich, wie man gegen alle genetischen oder anderweitigen Widerstände seinen Hintern auf Vordermann bringt. Mit den Übungen, die ich dir hier zeige, wirst du echte Erfolge erzielen. Und das wird schnell gehen, denn die Übungen beanspruchen mehrere Muskelgruppen und bringen dein Herz auf Touren – und das führt zu einer starken Fettverbrennung.

Es freut mich, dass ich die Po- und Ganzkörper-Übungen weitergeben darf, dank denen ich Fitnesssportlerin und Model werden, die Schlabberhosen wegschmeißen und gegen pool- und strandtaugliche Bikinis eintauschen konnte.

Mach die Übungen regelmäßig und perfektioniere deine Technik. Sicherheit kommt an erster Stelle. Als Grundregel gilt: Halt beim Training nicht die Luft an. Wenn du die Luft anhältst, hast du weniger Energie. Atme beim Training möglichst natürlich. Spanne die Bauchmuskeln auf jeden Fall während des gesamten Trainings an. Befolge die Trainingspläne im nächsten Kapitel und freu dich auf dein Spiegelbild.

# HAMPELMANN

**Der Nutzen:** Diese Übung verbrennt Kalorien und hilft so bei Gewichtsreduktion und -kontrolle. Sie verbessert die Herz-Kreislauf-Ausdauer und kräftigt und strafft die Muskulatur des ganzen Körpers. Du kannst sie vor dem Training oder anderen körperlichen Beanspruchungen als Aufwärmübung machen.

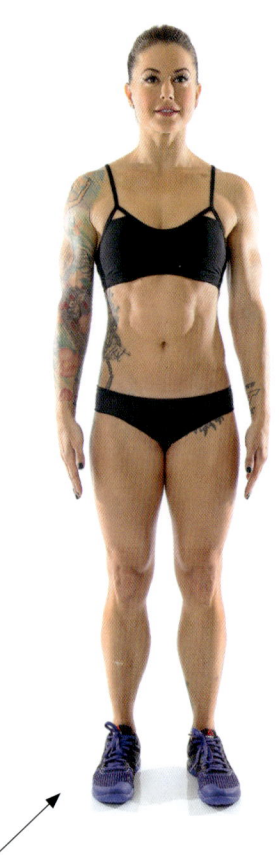

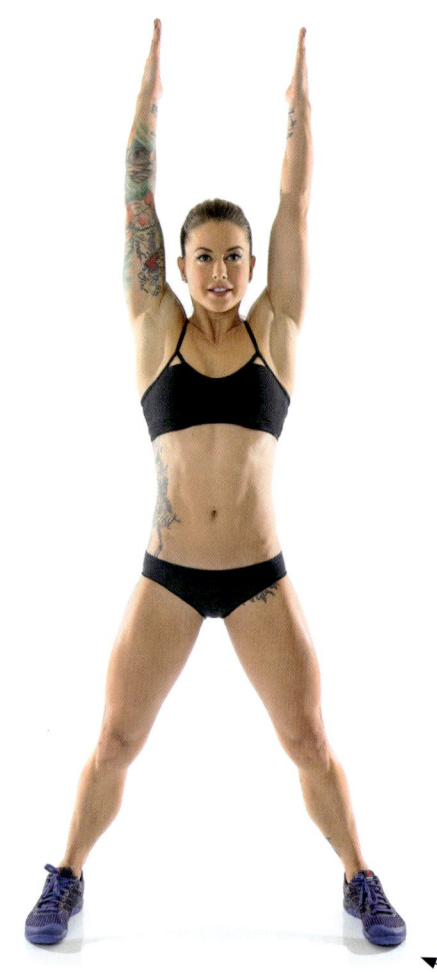

Beginne aus dem Stand, die Füße 30 cm auseinander und die Arme an den Seiten.

Hebe beide Arme gleichzeitig in die Höhe und öffne mit einem Hüpfer die Beine seitwärts. Lande mit leicht gebeugten Knien auf den Fußballen, um den Sprung abzufedern.

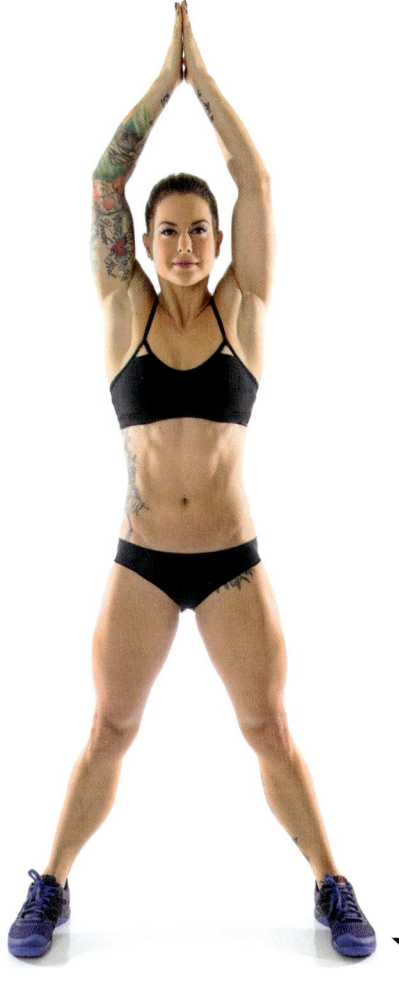

**Wo's brennt:** In Schenkeln, Bauch und Waden.

**So lieber nicht:** Nicht die Ellenbogen beugen; Arme während der ganzen Bewegung gestreckt lassen.

**Tipps:** Der Hampelmann ist eine pfiffige Möglichkeit, um ohne viel Zeitaufwand und ohne Fitnessstudio ein kleines Herz-Kreislauf-Training zu absolvieren. Der Hampelmann kann in der Mittagspause oder beim Fernsehen gemacht werden, praktisch überall.

Klatsche über dem Kopf in die Hände. Mach sofort noch einen Hüpfer und kehre mit Armen und Beinen in die Ausgangsposition zurück. Damit ist ein kompletter Hampelmann geschafft. Wiederhole diesen Ablauf so oft wie vorgegeben ohne Pausen zwischen den Sprüngen. Atmen nicht vergessen!

# TIEFE KNIEBEUGE (SQUAT)

**Der Nutzen:** Der Hintern wird in Form gebracht, die Schenkel gefestigt und die Beweglichkeit erhöht.

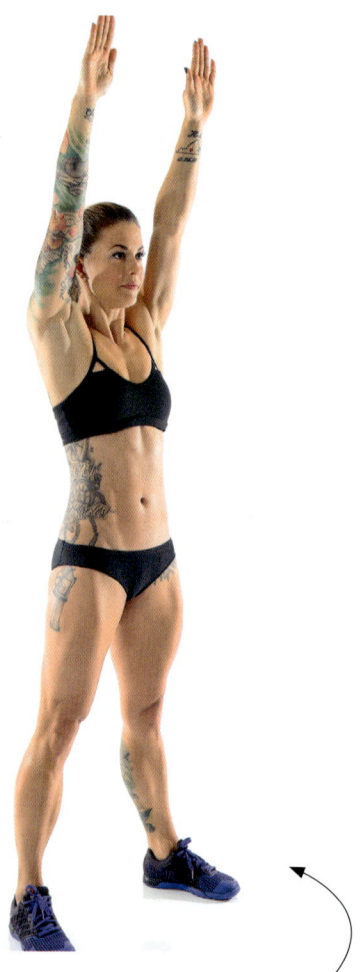

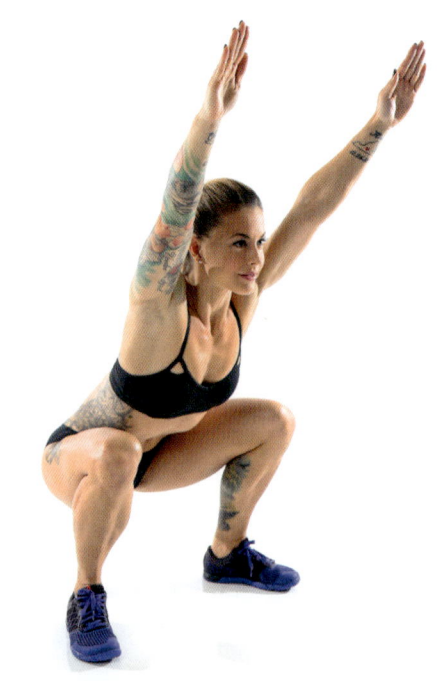

Beuge dich zuerst in der Hüfte und schieb die Hüften nach hinten und unten, während sich die Knie beugen und nach außen spreizen. Die Arme kommen nach vorne. Senke den Po bis unter die Knie und lass unterdessen den Bauch angespannt. Die Fersen sollen immer noch fest verwurzelt sein.

Stell dich aufrecht hin. Zieh den Nabel nach innen Richtung Wirbelsäule. Die Füße stehen hüftbreit bis schulterbreit auseinander, die Zehen zeigen ungefähr im 15-Grad-Winkel nach außen, nicht zu viel. Die Fersen bleiben wie angewurzelt stehen, du solltest die Zehen immer noch leicht anheben können. Hebe die Arme ausgestreckt über den Kopf.

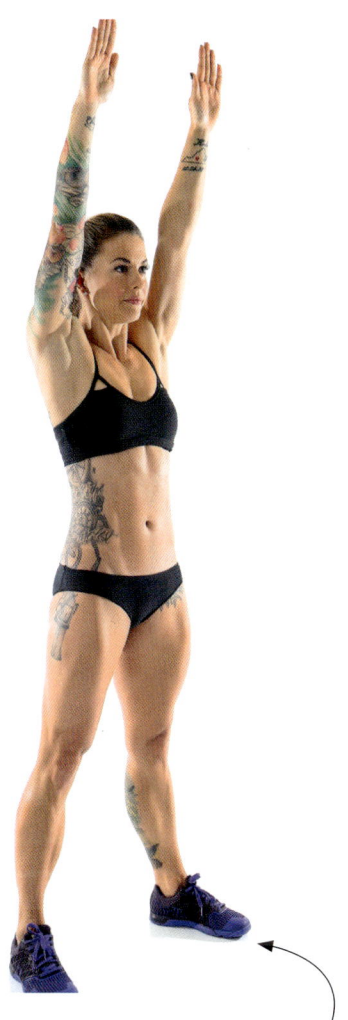

**Wo's brennt:** Hintern, Hüfte, hinterer und vorderer Oberschenkel, Bauch.

**So lieber nicht:** Die Knie sollen nicht zu weit über die Zehen ragen. Dass sie weiter nach vorne kommen als bei einer normalen Kniebeuge, gehört dazu, aber es ist weniger belastend, wenn du die Bewegung aus der Hüfte beginnst, anstatt die Knie nach vorne zu schieben. Beug dich bei der Kniebeuge nicht nach vorne, lehn dich nicht nach hinten oder mach eine Wiegebewegung; dadurch kannst du dir den Rücken verletzen, und tiefer wird die Kniebeuge so auch nicht.

**Tipps:** Solltest du noch nie Squats gemacht haben, kannst du einen Stuhl oder eine Bank hinter dir aufstellen. Setz dich beim Runtergehen ganz kurz hin und lass die Arme emporgestreckt. Steh auf, ohne dich mit Schwung vorzubeugen und komm in den aufrechten Stand. Lass den Po im Stehen fest angespannt.

Kehre in die Ausgangsposition zurück, indem du die Fersen nach unten drückst und beim Aufstehen die Gesäßmuskeln fest anspannst. Zum Schluss stehst du aufrecht und stramm. Lass während der gesamten Kniebeuge das Gewicht auf den Fersen und die Knie gespreizt. Mach die vorgeschriebene Anzahl an Kniebeugen.

# EINBEINIGE SQUATS

**Der Nutzen:** Diese Übung taugt nicht nur wahnsinnig gut zur Festigung und Straffung von Po und Schenkeln, sondern regt auch noch indirekt das Muskelwachstum im restlichen Körper an, beispielsweise an Bauch, Brust und Rücken. Sie trainiert außerdem die Ausdauer von Hüft-, Schenkel- und sonstiger Beinmuskulatur und fördert Standfestigkeit und Gleichgewichtssinn.

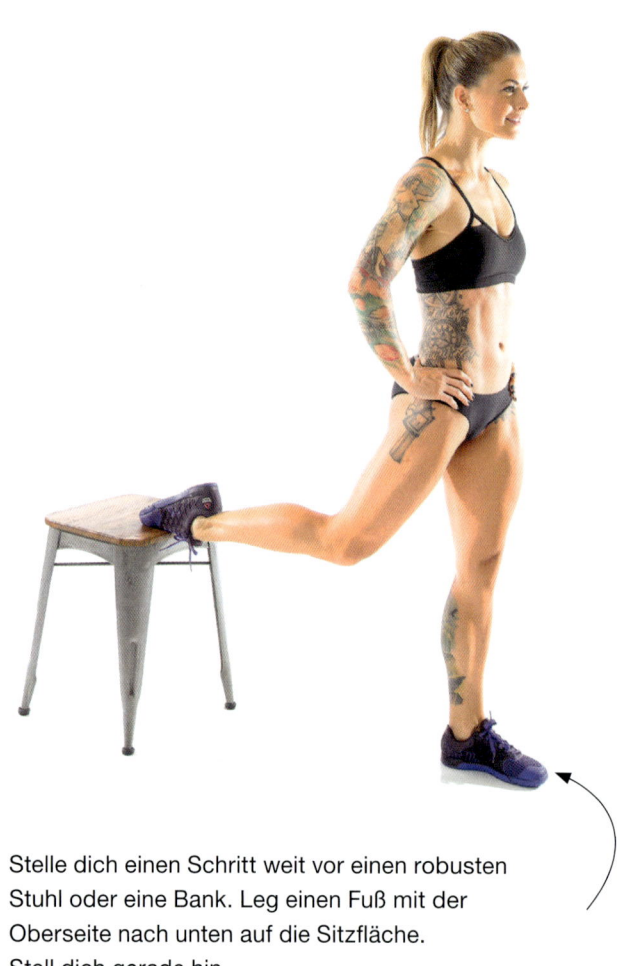

Stelle dich einen Schritt weit vor einen robusten Stuhl oder eine Bank. Leg einen Fuß mit der Oberseite nach unten auf die Sitzfläche. Stell dich gerade hin.

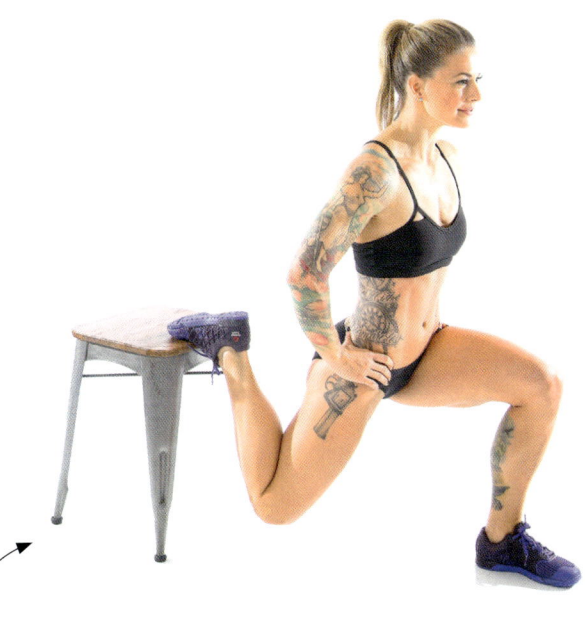

**Wo's brennt:** Gesäßmuskeln, Hüften und Schenkel.

**So lieber nicht:** Das Knie sollte nicht über die Zehen hinausragen. Außerdem solltest du den Rücken nicht rund machen. Mit gebeugtem unteren Rücken steigt die Gefahr eines Bandscheibenvorfalls und anderer Verletzungen.

**Tipp:** Wenn du beim Runtergehen langsamer wirst, regst du stärkeres Muskelwachstum an, besonders in Po und Schenkeln.

Beuge die Hüften und gehe in den Squat. Die Hüften bewegen sich dabei nach hinten und unten. Der Oberschenkel sollte möglichst tiefer als das Knie sein. Bauch angespannt lassen. Mach die vorgegebene Anzahl an Squats.

# SQUATS MIT SPRUNG

**Nutzen:** Diese Übung hat die gleichen Vorteile wie normale Squats – sie fördert Ausdauer, Rumpfkraft und Standfestigkeit – und noch mehr: Gleichgewichtssinn, Koordination, Schnellkraft und Herz-Kreislauf-Fitness. Außerdem ist diese Übung ein tolles Mittel gegen Hängehintern.

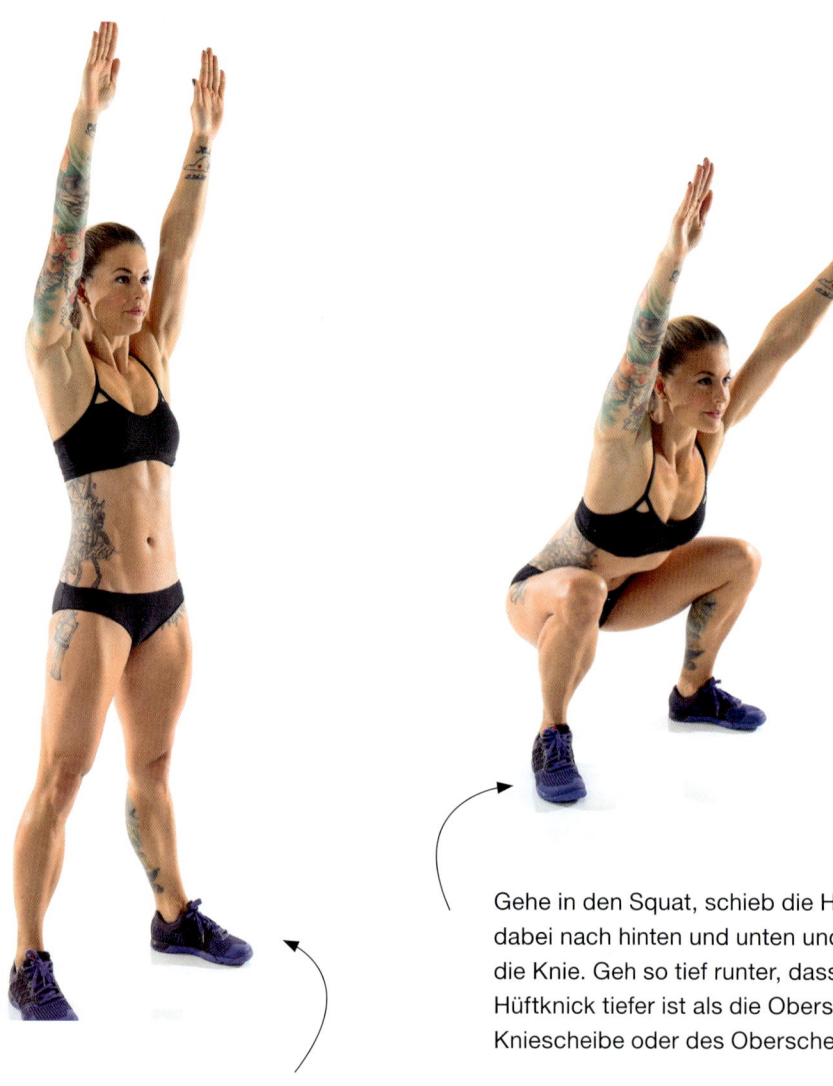

Gehe in den Squat, schieb die Hüfte dabei nach hinten und unten und spreiz die Knie. Geh so tief runter, dass der Hüftknick tiefer ist als die Oberseite der Kniescheibe oder des Oberschenkels.

Stelle die Füße etwas mehr als schulterbreit auseinander. Halte den Bauch angespannt und hebe die Arme über den Kopf, genau wie beim tiefen Squat.

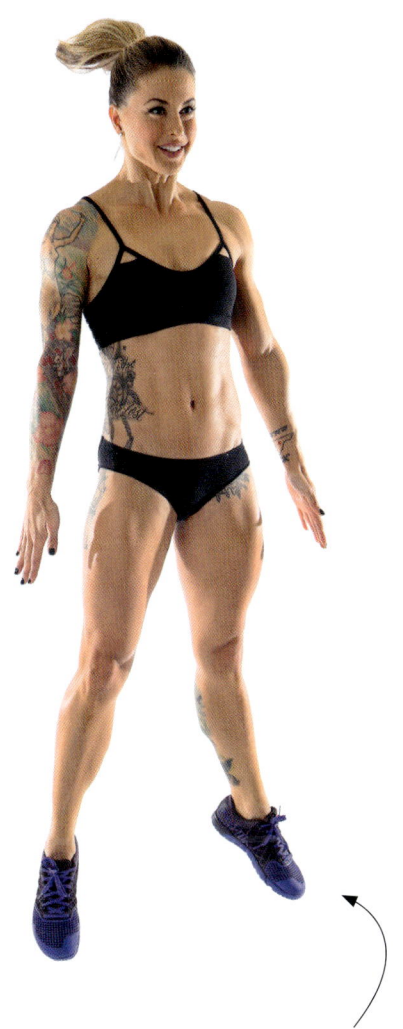

**Wo's brennt:** Vorderer und hinterer Oberschenkel, Po und Waden.

**So lieber nicht:** Mach nicht den Fehler, die Übung schneller durchzuführen, aber dafür nicht so tief. Damit erreichst du weniger. Du musst jede Wiederholung richtig und tief genug durchführen. Wenn du eine Verletzung hast, kannst du einen Gegenstand in der richtigen Höhe hinter dich stellen, den du mit dem Po antippst. Halte den Brustkorb während der gesamten Bewegung so hoch wie möglich.

**Tipps:** Stoß dich beim Springen mit der ganzen Sohle ab, nicht nur mit den Fußballen. Lass die Schultern nicht zu weit nach vorne über die Knie kommen, da sonst der Rücken überlastet und möglicherweise verletzt wird. Bauch immer angespannt halten.

Richte dich wieder auf, spring so hoch du kannst in die Luft und kneif dabei die Pobacken zusammen. Lande sanft auf den Fersen. Mach die vorgegebene Anzahl an Wiederholungen.

# AUSFALLSCHRITT

**Nutzen:** Meiner Meinung nach sind der Ausfallschritt und all seine Varianten die besten Übungen für die Gesäßmuskeln. Für einen sexy Po (der in superknappen Shorts gut aussehen und die Männer zum Sabbern bringen soll) sind sie also ein Muss.

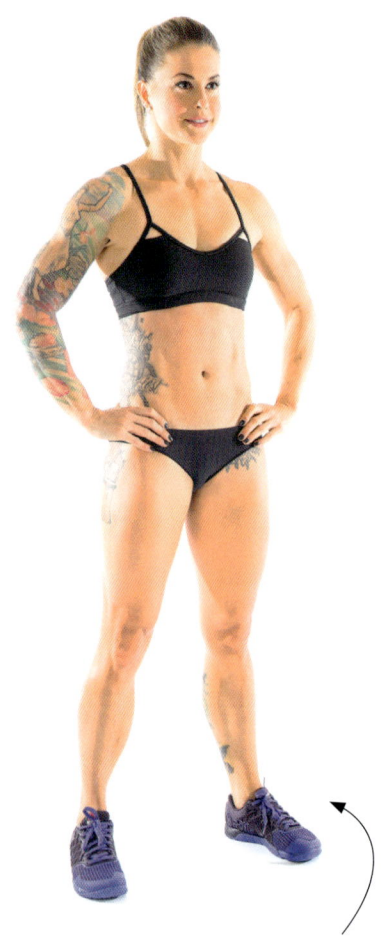

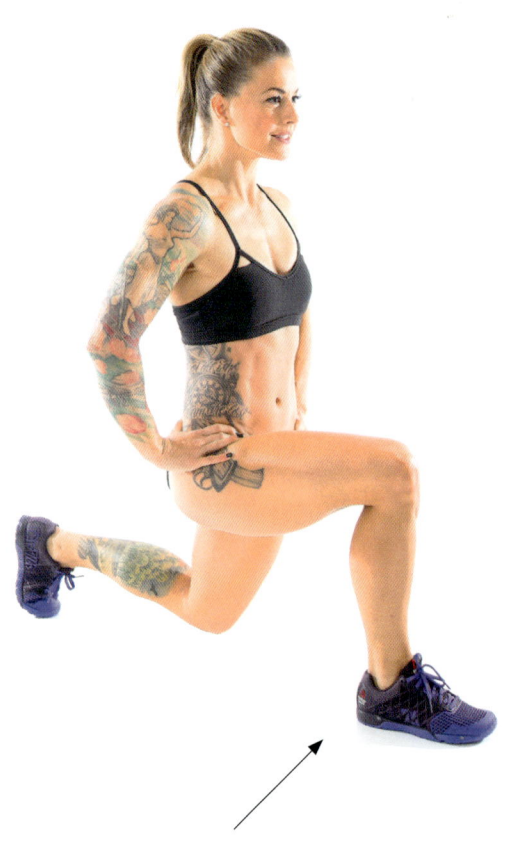

Mach mit rechts einen Schritt nach vorne; das linke Knie lässt du dabei Richtung Boden sinken. Das vordere Schienbein steht in der Endposition senkrecht, und beide Knie sind im rechten Winkel gebeugt.

Das Gewicht ruht nun auf der vorderen Ferse, beim Aufstehen schiebst du es auf den hinteren Ballen.

**Wo's brennt:** Po, Hüfte, Schenkel und Waden.

**So lieber nicht:** Mach keine zu kleinen Schritte. Bei kleiner Schrittweite wird das vordere Knie überlastet, was zu einer Bänderdehnung führen kann. Mach den Schritt so groß, dass die vordere Ferse fast 60 cm vor dem hinteren Knie steht. Das Gewicht spürst du in der Ferse, nicht im Fußballen. Um die Knie zu schonen, solltest du sie nicht zu weit über die Zehen ragen lassen.

**Tipps:** Halte während der gesamten Bewegung den Oberkörper aufrecht und lass ihn auf- und niedergehen, nicht vor und zurück. Dadurch wird dein Gewicht besser verteilt und du sprichst mehr Muskeln an. Mach die Ausfallschritte ohne Pausen, um die Wirkung zu erhöhen.

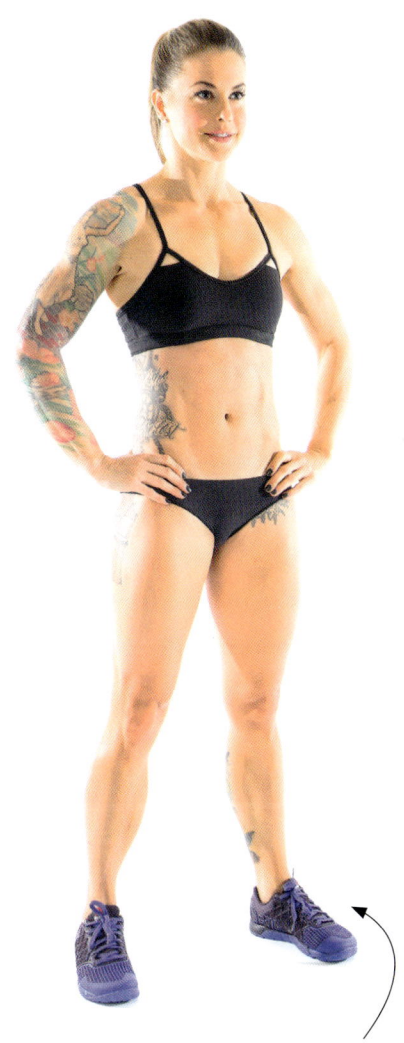

Kehre in den aufrechten Stand zurück. Wiederhole die Übung mit dem anderen Bein. Mach die vorgegebene Anzahl an Wiederholungen.

# AUSFALLSCHRITT: VARIANTEN

**Variante: Ausfallschritt mit Sprung.** Beginne im aufrechten Stand, die Füße schulterbreit auseinander, die Hände auf den Hüften.

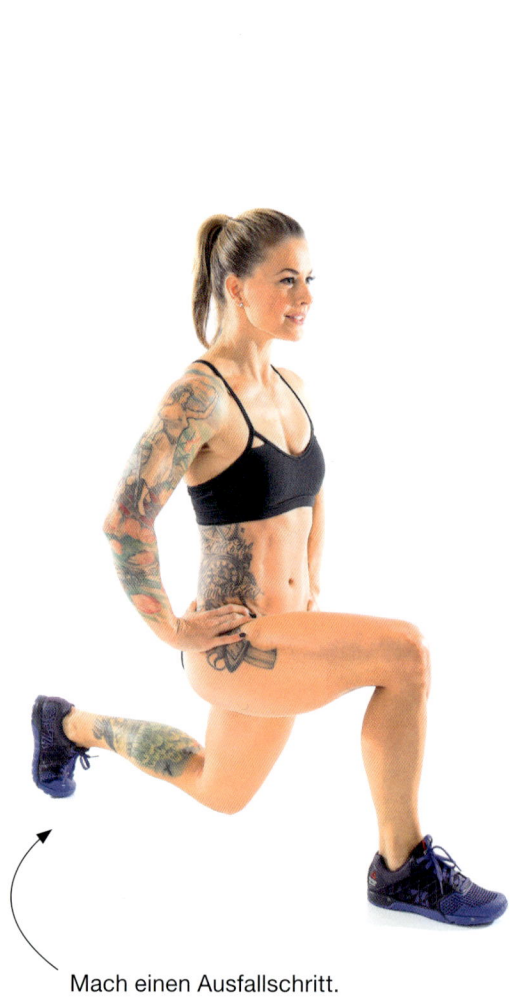

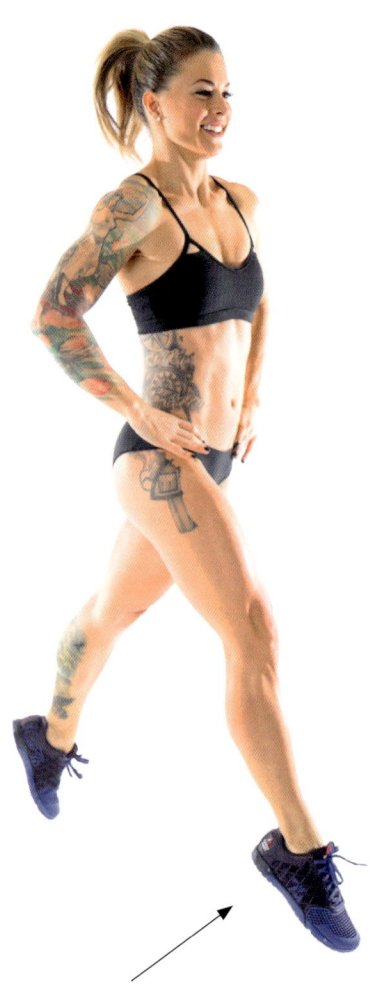

Mach einen Ausfallschritt.

Spring in die Luft, wechsle die Beine und lande im umgekehrten Ausfallschritt. Halte dabei den Bauch angespannt. Mach die vorgegebene Anzahl an Wiederholungen. Das Knie sollte den Boden »küssen« oder zumindest fast.

# AUFSTEIGER

**Nutzen:** Als Forscher mit Unterstützung des American Council on Exercise herausfinden wollten, welche Übungen den Po am meisten beanspruchen, waren Aufsteiger mit auf dem Siegertreppchen. Bau diese Übung in deinen Trainingsplan ein, und der Ärger mit dem Hängehintern ist vorbei. Außerdem ist die Übung gut für den Gleichgewichtssinn und für die Schenkel, und sie belastet die Knie kaum.

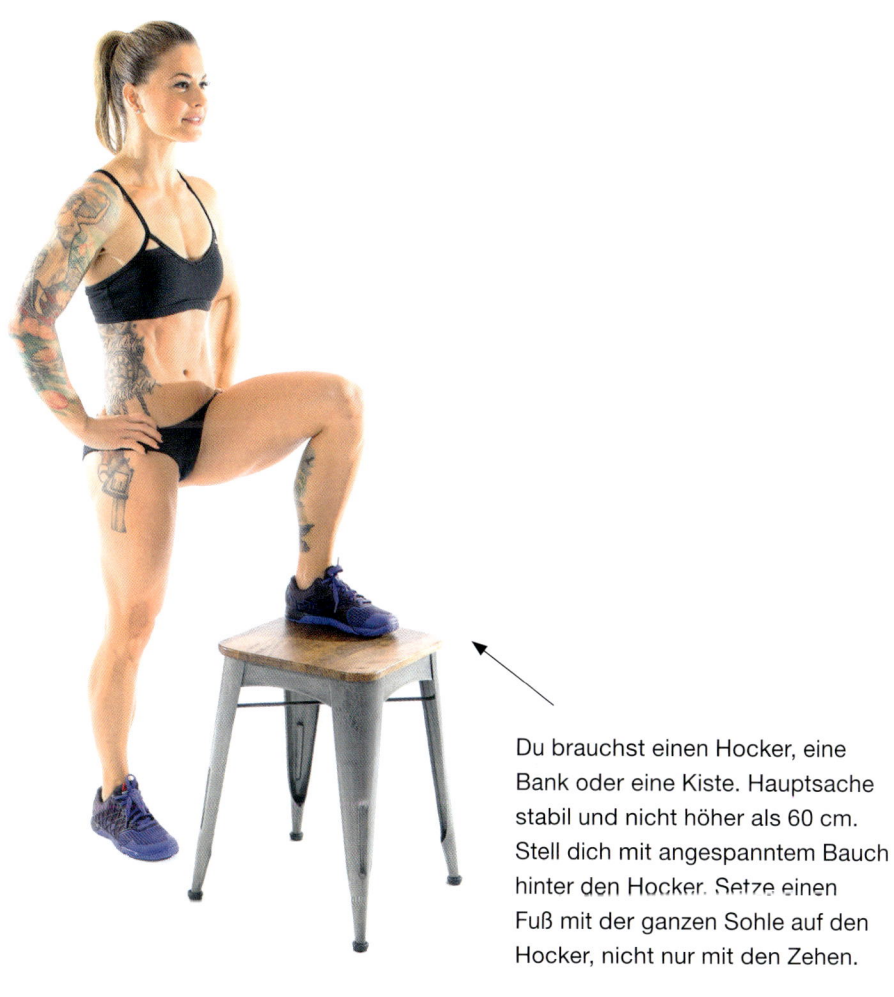

Du brauchst einen Hocker, eine Bank oder eine Kiste. Hauptsache stabil und nicht höher als 60 cm. Stell dich mit angespanntem Bauch hinter den Hocker. Setze einen Fuß mit der ganzen Sohle auf den Hocker, nicht nur mit den Zehen.

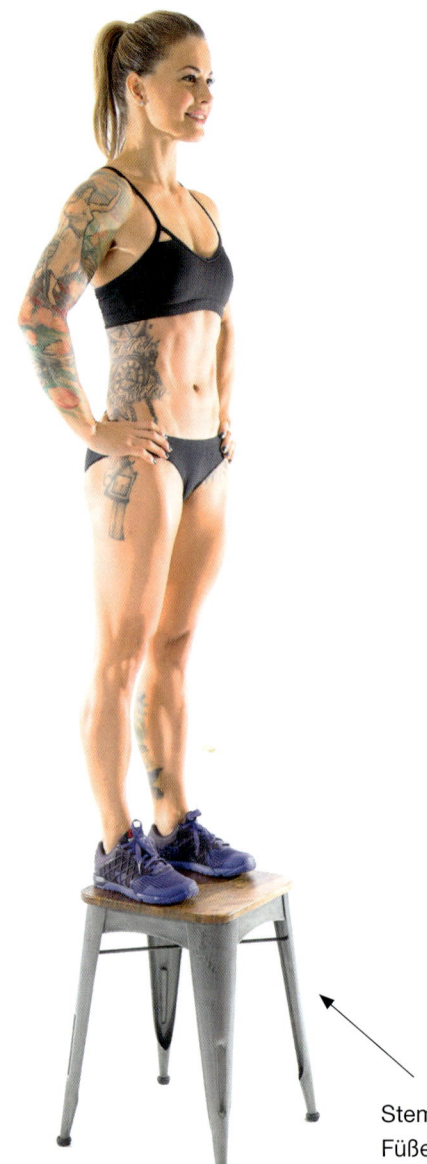

**Wo's brennt:** Hüfte, Gesäßmuskeln, Schenkel und Bauch.

**So lieber nicht:** Steige langsam hoch und runter und lass dich nicht dazu hinreißen, Schwung einzusetzen; kontrollierte Bewegung ergibt bessere Erfolge. Mach den Rücken stark, das heißt, bleib während der gesamten Übung aufrecht.

**Tipps:** Du kannst den Schwierigkeitsgrad der Übung schrittweise erhöhen, indem du die Stufe höher machst, Hanteln in die Hand nimmst oder die Bewegung schneller ausführst.

Stemm die Ferse in die Sitzfläche und steig mit beiden Füßen auf den Hocker. Steig dann auf der gleichen Seite wieder runter. Wechsle bei jedem Aufsteiger das Bein. Mach die vorgegebene Anzahl an Wiederholungen.

# LIEGESTÜTZE

**Nutzen:** Liegestütze bauen die Ausdauer, Kraft und Muskulatur auf.

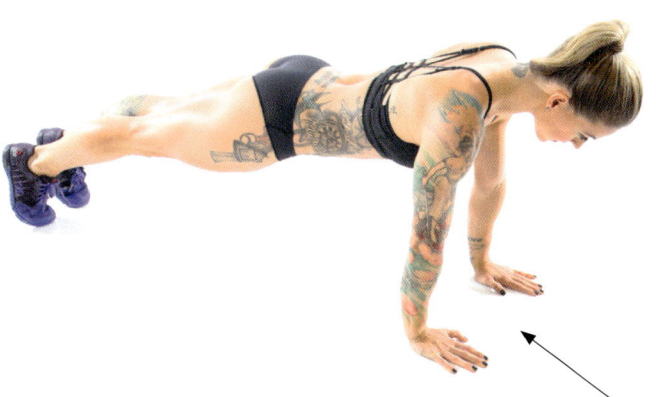

Beginne im Vierfüßlerstand mit nach hinten ausgestreckten Beinen. Füße zusammen, Hände unter den Schultern – nicht seitlich der Schultern. Bauch während der gesamten Übung fest angespannt halten.

**Wo's brennt:** Wusstest du, dass Liegestütze fast den gesamten Körper beanspruchen – sogar Finger und Hände? Hauptsächlich kommen jedoch Bizeps, Trizeps, Schultern und Unterarme, Rücken, Beine, ja sogar Bauch- und Gesäßmuskeln zum Einsatz.

**So lieber nicht:** Wenn du die Hände weiter als schulterbreit aufsetzt, überlastest du die Vorderseite der Schulter. Achte beim Einnehmen der Ausgangsposition darauf, dass die Handgelenke direkt unter den Schultern sind.

**Tipps:** Wenn du die Anzahl der regelmäßig ausgeführten Liegestütze nach und nach erhöhst, wirst du merken, dass deine Muskeln straffer und definierter werden. Liegestütze regen die Ausschüttung von Wachstumshormonen an, die das Muskelwachstum beschleunigen.

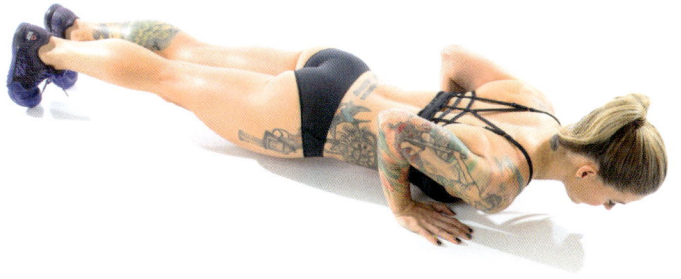

Beuge die Ellenbogen und ziehe sie Richtung Brustkorb, während du den Oberkörper bis fast auf den Boden senkst. Dann stemme dich mit den Armen vom Boden ab und hebe den Oberkörper wieder an. Streck die Ellenbogen durch und halte den ganzen Körper dabei stramm und gerade. Mach die vorgegebene Anzahl an Wiederholungen.

# LIEGESTÜTZE: VARIANTEN

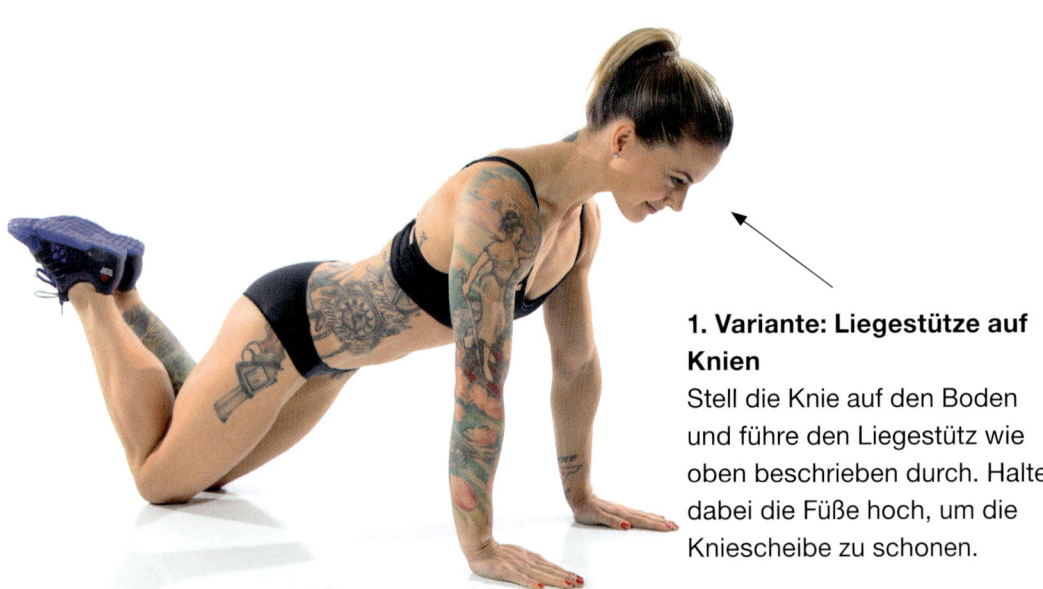

### 1. Variante: Liegestütze auf Knien
Stell die Knie auf den Boden und führe den Liegestütz wie oben beschrieben durch. Halte dabei die Füße hoch, um die Kniescheibe zu schonen.

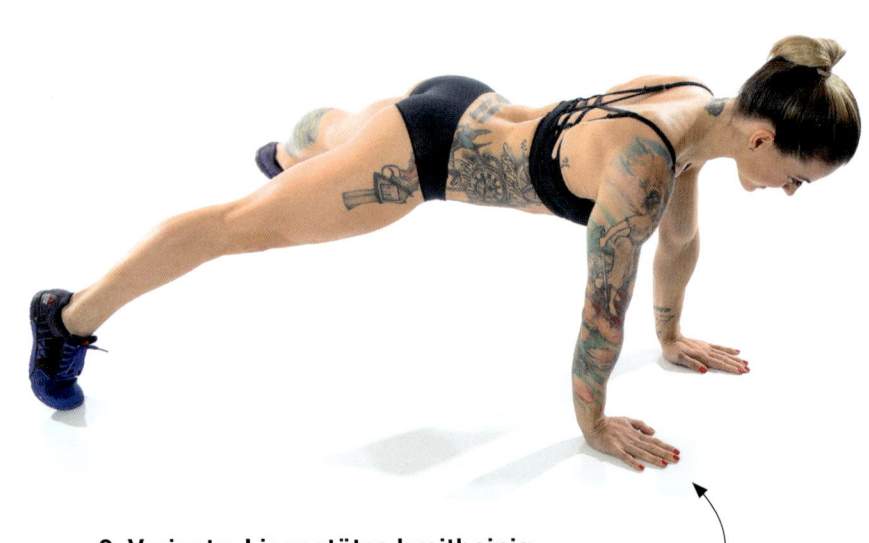

### 2. Variante: Liegestütze breitbeinig
Spreize in der Ausgangsposition die Beine mindestens 60 cm auseinander. Führe dann den Liegestütz wie beschrieben aus. Achte darauf, die Ellenbogen nicht abzuspreizen.

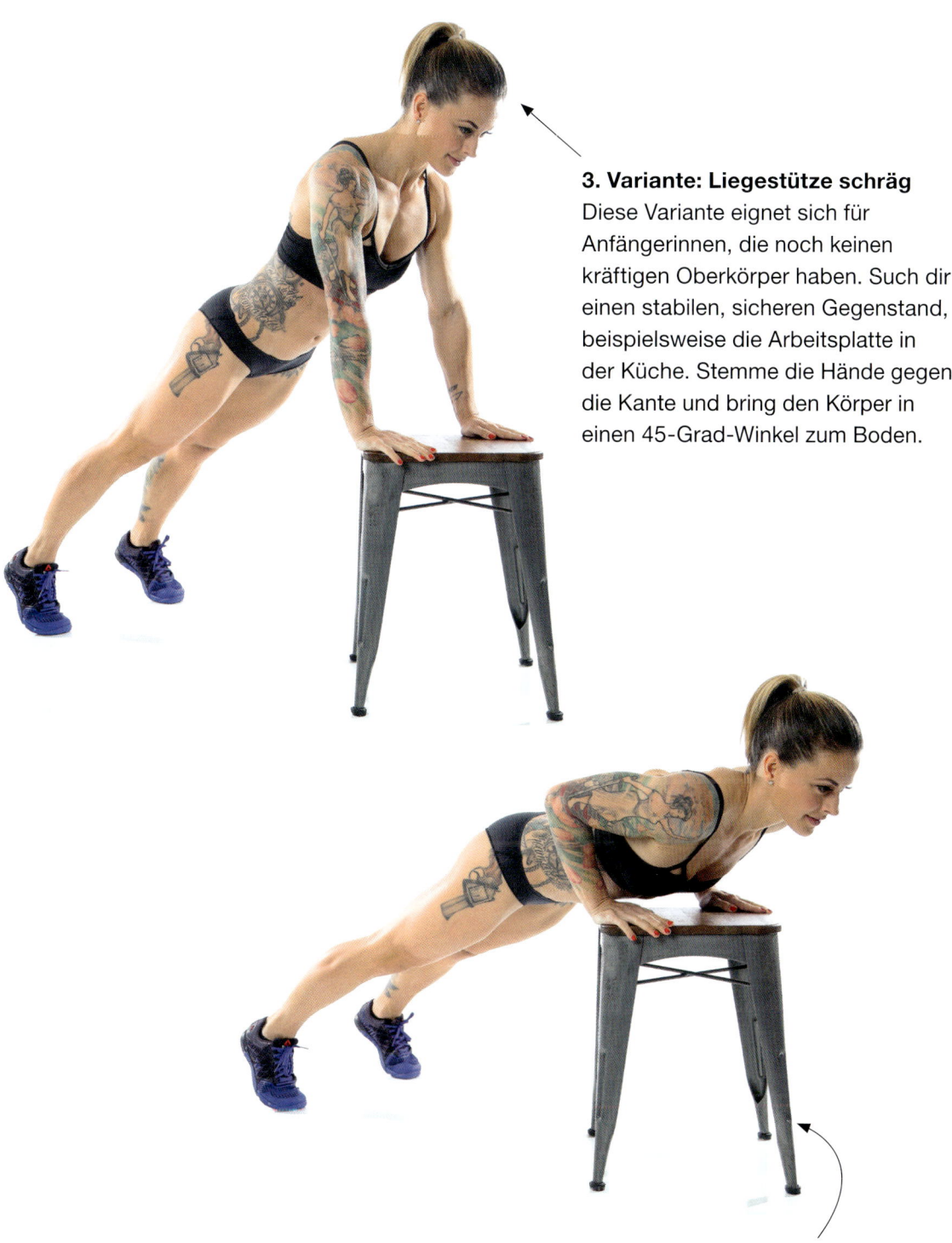

### 3. Variante: Liegestütze schräg

Diese Variante eignet sich für Anfängerinnen, die noch keinen kräftigen Oberkörper haben. Such dir einen stabilen, sicheren Gegenstand, beispielsweise die Arbeitsplatte in der Küche. Stemme die Hände gegen die Kante und bring den Körper in einen 45-Grad-Winkel zum Boden.

Beuge die Ellenbogen und senke den Oberkörper auf die Arbeitsplatte. Stemme dich wieder in die Ausgangsposition und drück die Ellenbogen durch.

# SPITZE LIEGESTÜTZE

**Nutzen:** Diese Übung baut ordentlich Kraft in den Schultern auf. Außerdem kräftigt sie Rumpf- und Armmuskeln.

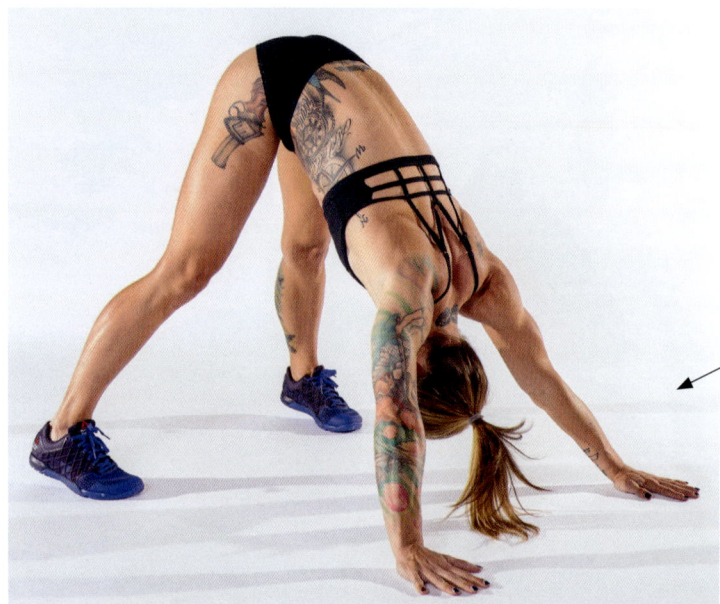

Fang mit der Yogahaltung »Der nach unten schauende Hund« an, also mit vorgebeugtem Oberkörper, aufgestützten Händen und zur Decke zeigendem Hinterteil. Der Körper hat in dieser Haltung die Form einer Pyramide. Stell die Füße weit auseinander.

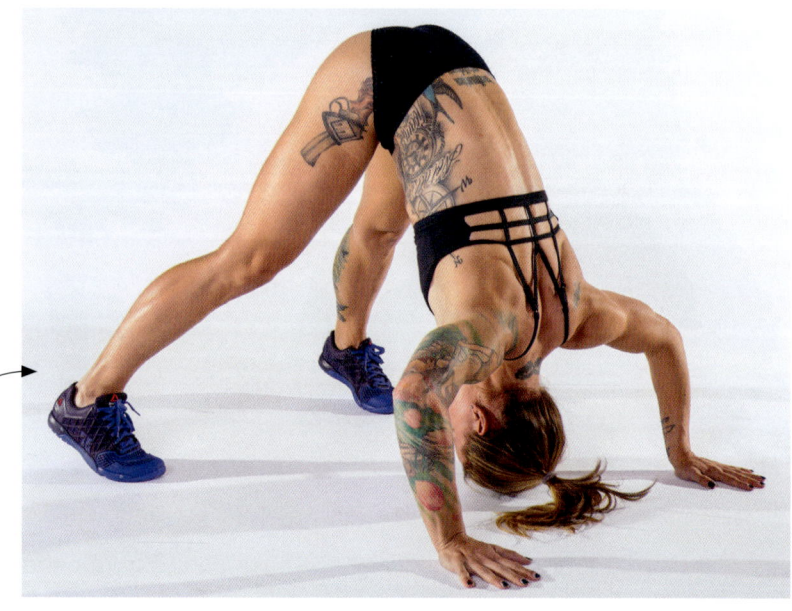

Senk den Oberkörper, indem du die Ellenbogen beugst, sodass der Kopf den Boden berührt.

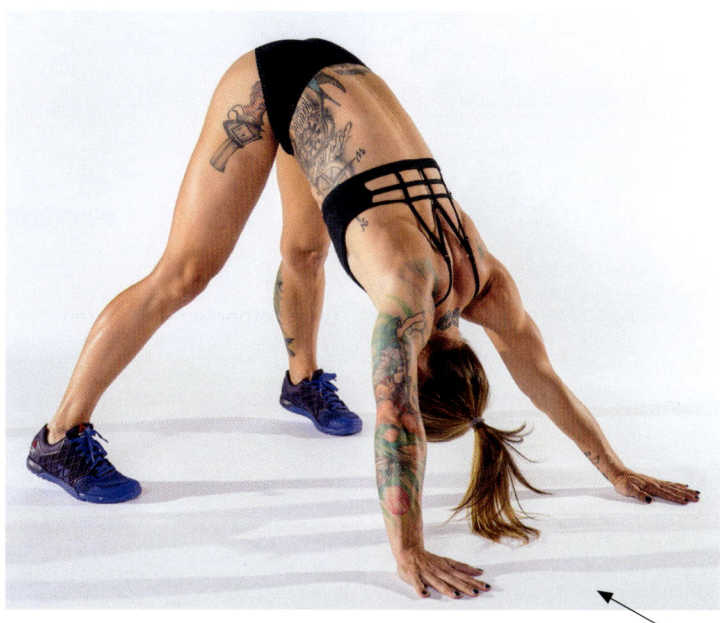

Dann stemm dich wieder in die
Ausgangsposition.

**Wo's brennt:** Arme, Bauch, Schultern,
Rücken und Brust.

**So lieber nicht:** Überlass die Arbeit
nicht der Schwerkraft. Auch die
Senkbewegung wirkt kräftigend.

**Tipps:** Als Anfängerin darfst du
bestimmen, wie weit du runtergehen
möchtest. Du kannst zum Beispiel
erstmal halb runtergehen. Wenn du
etwas Kraft aufgebaut hast, kannst du
dann mit dem Kopf bis an den Boden
kommen.

# LIEGESTÜTZE EXPLOSIV

**Nutzen:** Diese Liegestütze bewirken hauptsächlich einen Kraftzuwachs.

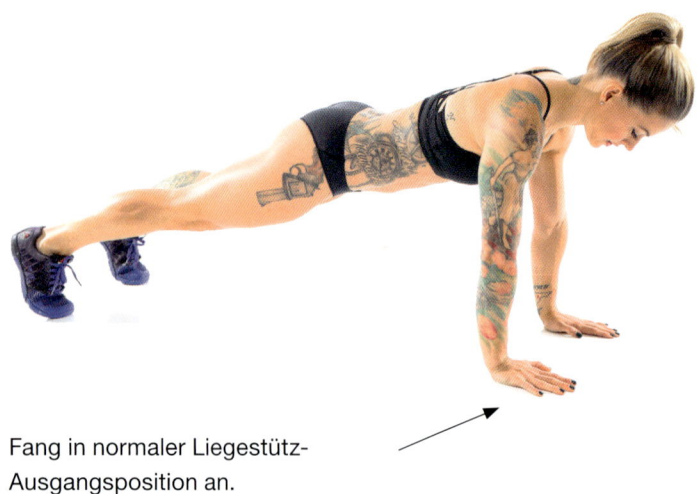

Fang in normaler Liegestütz-
Ausgangsposition an.

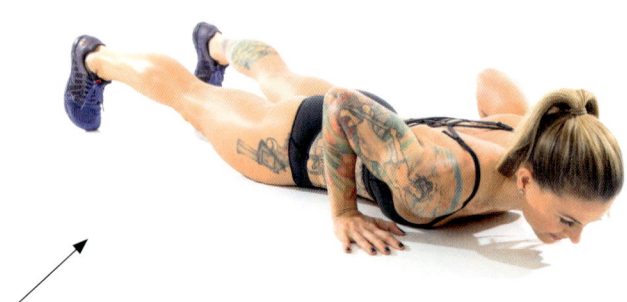

Senk den Oberkörper zu Boden und halte den Bauch
dabei angespannt.

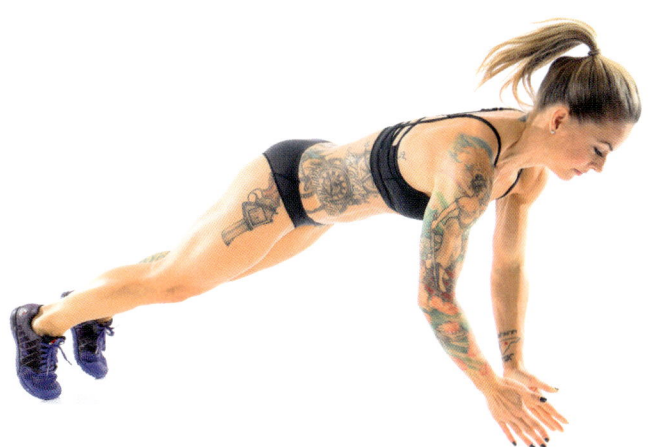

Stemm dich wieder empor. Aber nicht wie beim normalen Liegestütz, sondern explosiv. Löse die Hände schnell vom Boden, wenn du oben bist, und klatsch sie vor dir zusammen. Kehre in die Ausgangsposition zurück und mach die vorgegebene Anzahl an Wiederholungen. Lass dich nicht auf den Boden fallen, sondern fang dich. Mach kontrollierte Bewegungen.

**Wo's brennt:** Wie normale Liegestütze trainiert diese Übung jeden Zentimeter deines Körpers und das Herz-Kreislauf-System noch dazu.

**So lieber nicht:** Du solltest dich nicht an diese Übung wagen, bevor du nicht mindestens 30 normale Liegestütze technisch korrekt ausführen kannst.

**Tipps:** Du kannst bei dieser Übung die gleichen Varianten machen wie bei den normalen Liegestützen: zum Beispiel auf den Knien. Und wenn es mit dem Klatschen (noch) nicht klappt, kannst du die Hände erstmal nur vom Boden lösen.

# LIEGESTÜTZE INDISCH

**Nutzen:** Diese Übung kräftigt und definiert Rücken, Schultern und Brust. Das schafft ein sexy Gegengewicht zu breiten Hüften und sorgt für ausgewogenere Proportionen. Außerdem trainiert die Übung die Bauchmuskeln.

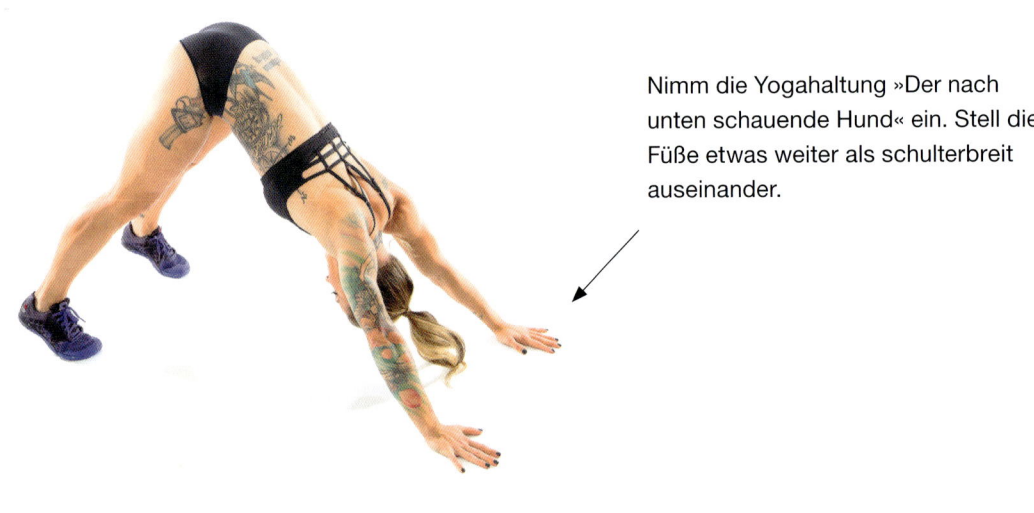

Nimm die Yogahaltung »Der nach unten schauende Hund« ein. Stell die Füße etwas weiter als schulterbreit auseinander.

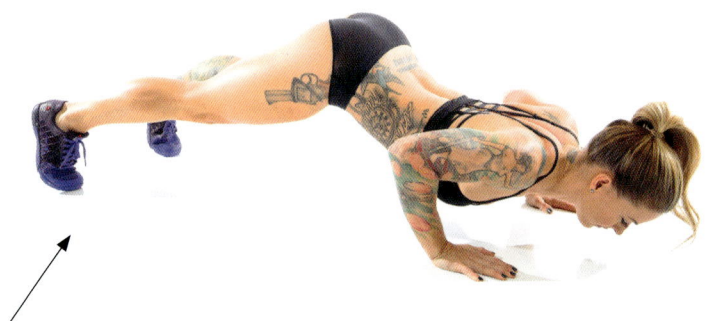

Senke den Oberkörper und schieb den Brustkorb am Boden entlang nach vorne. Halt den Bauch angespannt und lass den Po nicht absacken.

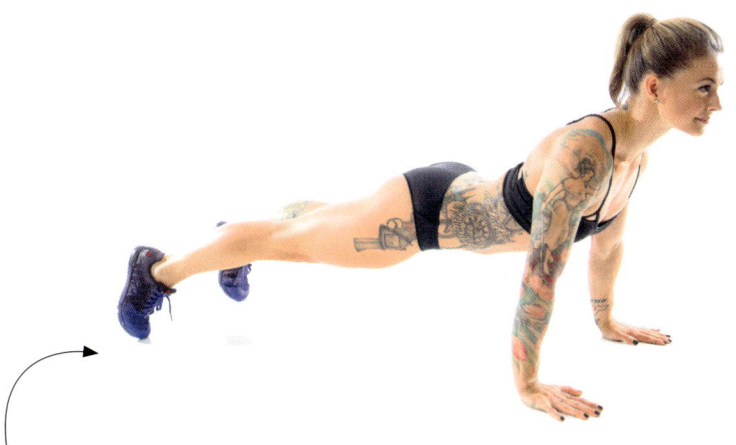

Schiebe dich weiter nach vorne und oben, bis du mit durchgedrückten Ellenbogen im Liegestütz ankommst. Begib dich wieder in den »nach unten schauenden Hund«. Mach die vorgegebene Anzahl an Wiederholungen. Lass auf keinen Fall den Po absacken.

**Wo's brennt:** Rücken, Schultern, Arme, Brust und Bauch.

**So lieber nicht:** Mach die Übung nicht zu schnell. Je schneller du eine Bewegung ausführst, desto weniger Muskelfasern werden aktiv. Die Muskeln müssen angespannt werden, sonst werden sie nicht trainiert. Am besten machst du alle Bewegungen langsam und kontrolliert.

**Tipp:** Du kannst dir die Übung ein wenig erleichtern, indem du dich nicht so furchtbar nah am Boden entlangschiebst.

# RAUPE

**Nutzen:** Diese Übung erfordert vollen Körpereinsatz und steigert deine Beweglichkeit. Sie heißt so, weil sie an eine kriechende Raupe erinnert.

Beginne im Stand, die Füße schulterbreit auseinander. Beuge dich aus der Hüfte nach vorne und lege die Hände auf den Boden.

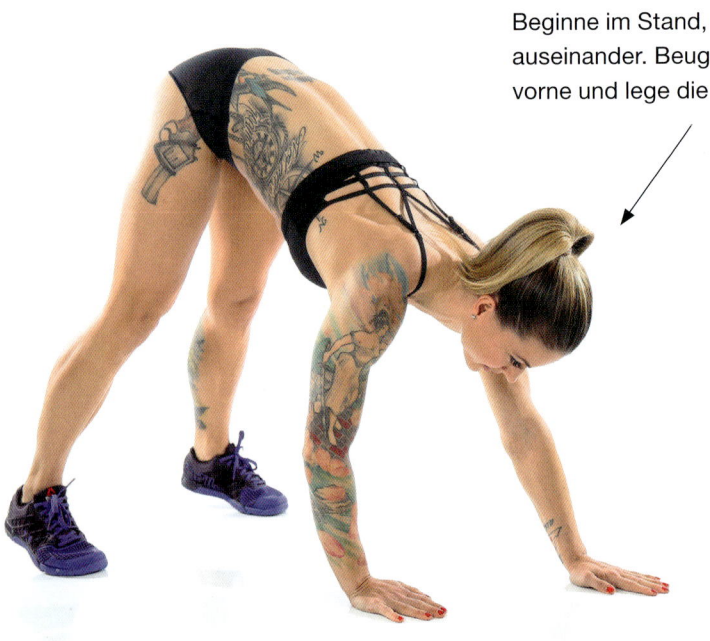

Verlagere das Gewicht auf die Hände und krabble schrittweise nach vorne, bis du in den Liegestütz kommst.

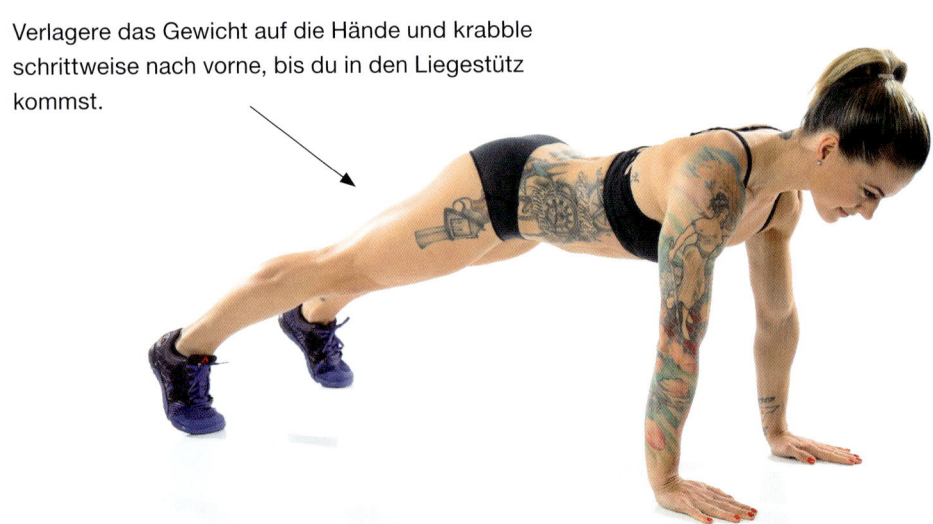

Mach einen Liegestütz.

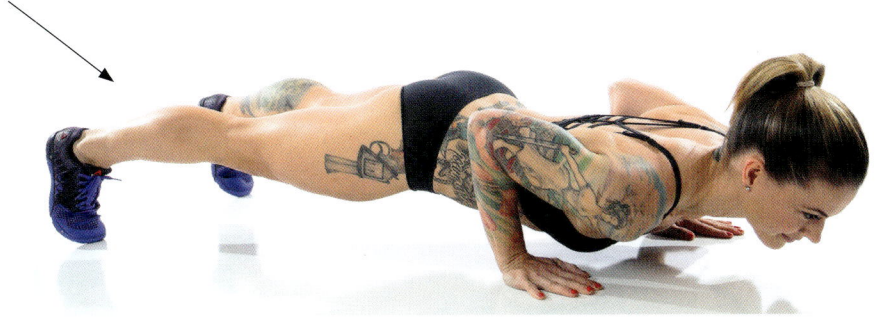

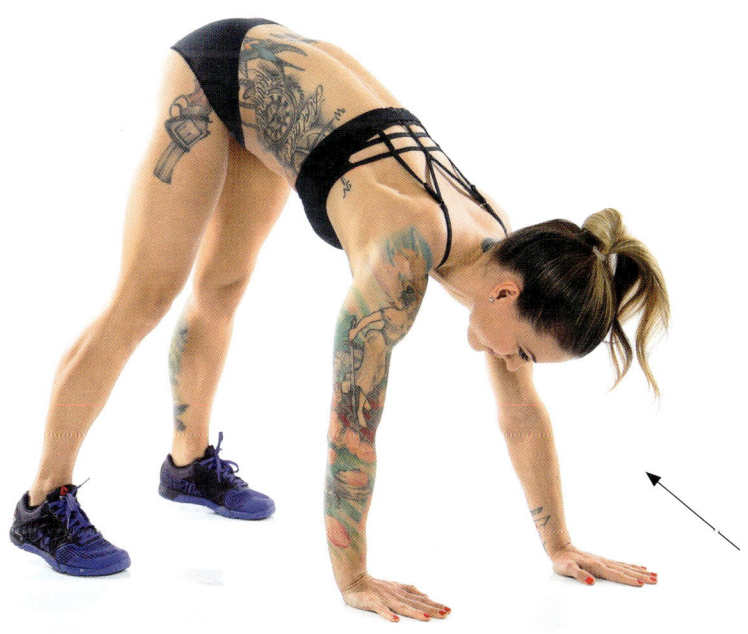

Dann krabble mit den
Händen wieder zurück in die
Ausgangsposition.

**Wo's brennt:** Praktisch überall, aber besonders spürbar in Armen, Brust und hinterem Oberschenkel.

**So lieber nicht:** Um den Rücken zu schonen, solltest du ihn während der gesamten Bewegung so gerade wie möglich halten. Nicht den unteren Rücken rund machen.

**Tipps:** Um am Anfang der Übung die Hände leichter auf den Boden zu bekommen, kannst du die Füße weiter auseinander stellen. Dann kannst du die Handflächen flach auf den Boden legen.

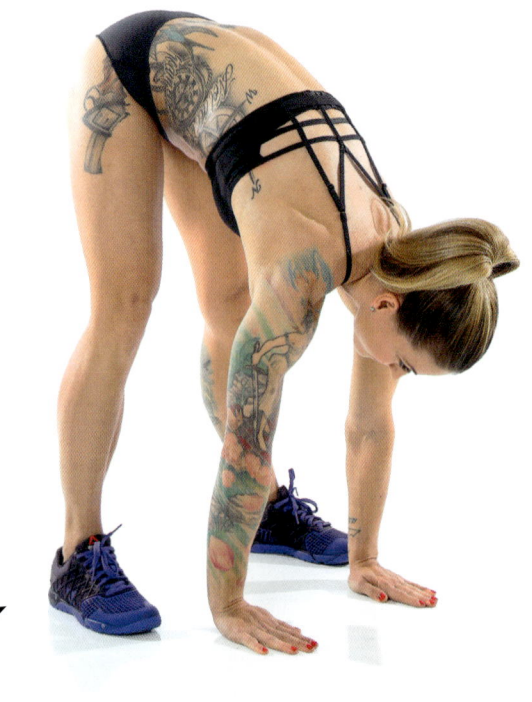

Krabble mit den Händen wieder zurück zu den Füßen und streck dabei den Po in die Höhe. Lass die Knie durchgestreckt. Kehre in den Stand zurück und mach die vorgegebene Anzahl an Wiederholungen.

# BURPEES

**Nutzen:** Im Prinzip sind Burpees eine Kombination aus einer Kniebeuge, einem Liegestütz und einem Sprung. Damit trainierst du fast alle Muskeln, steigerst deine Ausdauer und verbesserst deine sportliche Leistungsfähigkeit.

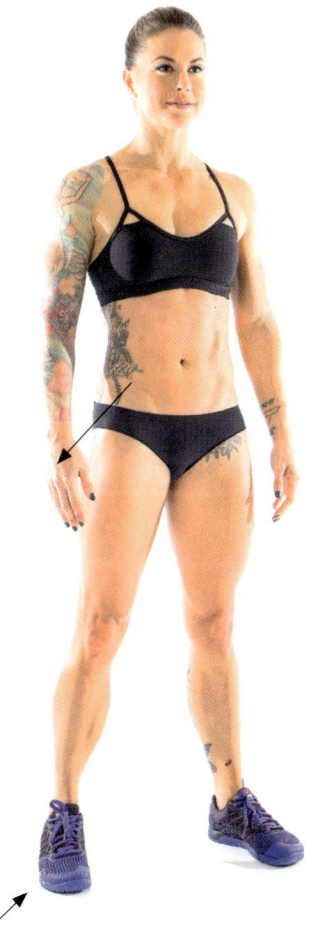

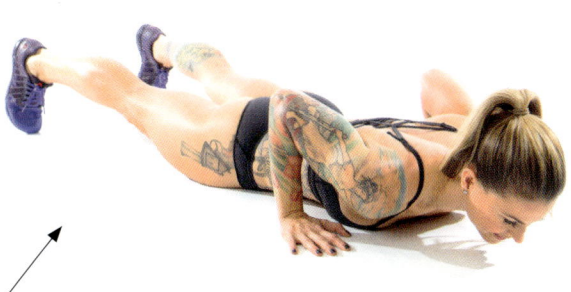

Geh in die Hocke und stütz die Hände vor dir auf den Boden. Lass die Beine nach hinten schnellen und mach einen Liegestütz.

Stell dich gerade hin, die Füße etwas weiter als schulterbreit auseinander, die Arme seitlich vom Körper.

**Wo's brennt:** Überall!

**So lieber nicht:** Lande nicht auf den Fußballen, sonst ermüden Beine und Waden beim Springen zu schnell. Die Knie werden zu sehr belastet. Lande immer auf den Fersen. Bei Knieproblemen kannst du den Sprung auch weglassen.

**Tipps:** Halte den Bauch während der Burpees angespannt, um die Wirbelsäule zu schonen. Und vergiss das Klatschen nicht. Das Klatschen motiviert dich zum Weitermachen und gibt der Übung etwas Spaßiges.

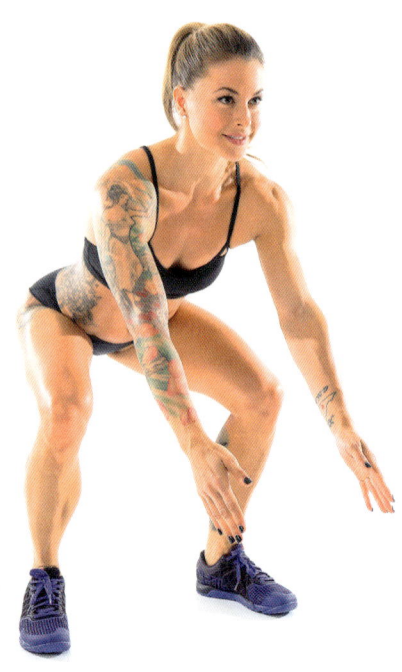

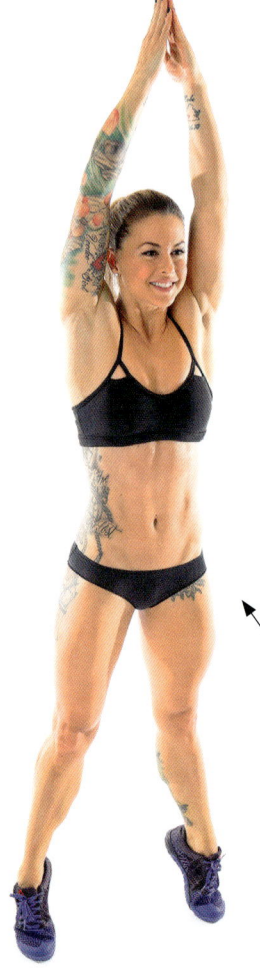

Stemm dich wieder hoch und spring mit den Füßen zurück in die tiefe Hocke.

Spring aus der Hocke so hoch du kannst in die Luft und hebe die Arme über den Kopf. Klatsch in die Hände und lande in der Ausgangsposition.

# BURPEES: VARIANTEN

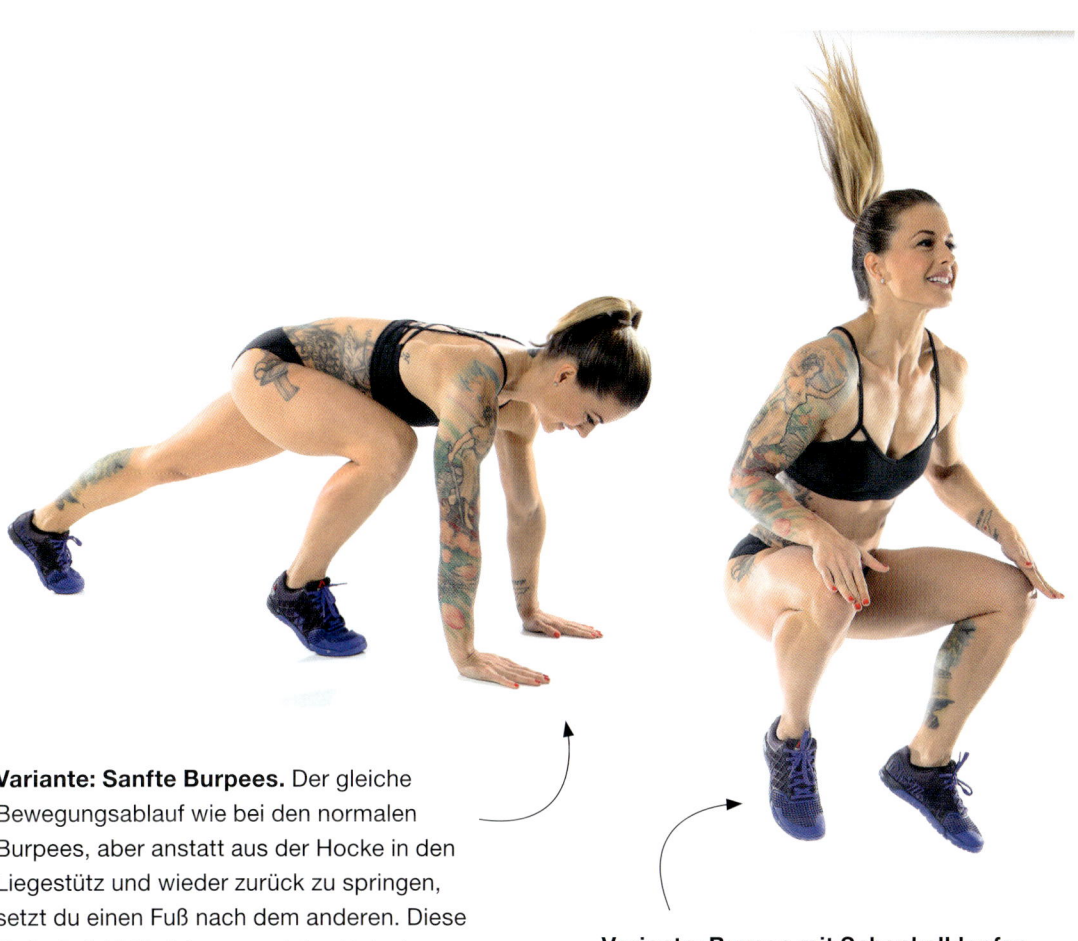

**Variante: Sanfte Burpees.** Der gleiche Bewegungsablauf wie bei den normalen Burpees, aber anstatt aus der Hocke in den Liegestütz und wieder zurück zu springen, setzt du einen Fuß nach dem anderen. Diese Variante ist hilfreich, wenn deine Knie das Springen nicht vertragen. Mach so lange die sanfte Variante, bis du springen kannst.

**Variante: Burpee mit Schenkelklopfen.** Der gleiche Bewegungsablauf wie bei den normalen Burpees, aber anstatt einfach in die Luft zu springen, ziehst du im Sprung die Knie an und schlägst mit den Handflächen drauf. Du landest in der Ausgangsposition.

# CRUNCHES

**Nutzen:** Diese Übung sorgt für feste, flache Bauchmuskeln und eine kräftige Rumpfmuskulatur.

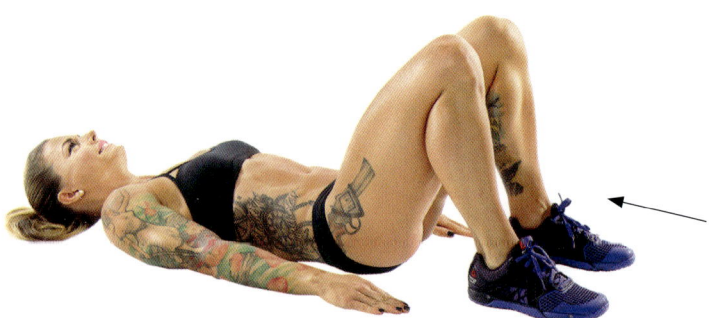

Leg dich auf den Rücken, die Hände seitlich vom Körper. Die Beine sind angewinkelt, die Füße stehen auf dem Boden.

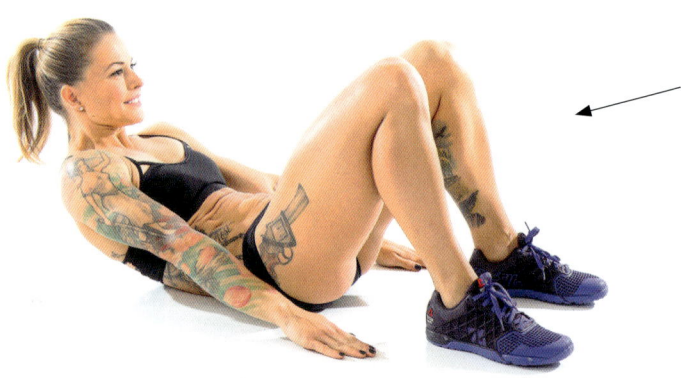

Kontrahier die Bauchmuskeln, sodass sich der Rücken ganz vom Boden hebt. Nur der untere Rücken knapp oberhalb vom Po sollte auf dem Boden bleiben. Lass den Oberkörper wieder sinken und mach die vorgegebene Anzahl an Wiederholungen.

**Wo's brennt:** Bauch- und Rumpfmuskulatur.

**So lieber nicht:** Nie Hals- oder Schultermuskulatur zur Aufwärtsbewegung einsetzen. Das verursacht Schmerzen und belastet die falschen Muskeln. Zieh den Oberkörper nur mithilfe der Bauchmuskeln in die Crunch-Position.

**Tipp:** Drück während der ganzen Übung den unteren Rücken gegen den Boden oder die Matte.

# SIT-UPS

**Nutzen:** Richtig ausgeführte Sit-ups kräftigen und straffen die Bauchmuskeln. Dadurch wird der Bauch flacher, und es entstehen reihenweise definierte Muskelpakete, auch bekannt unter dem Kosenamen Sixpack.

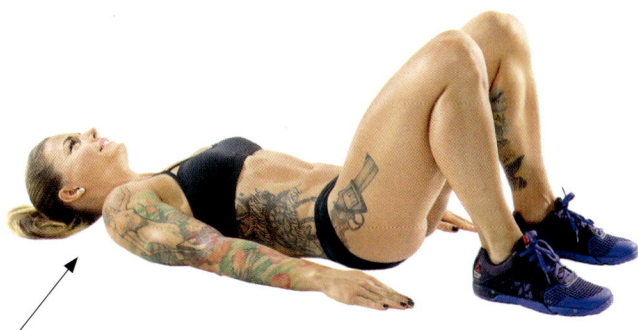

Leg dich mit angewinkelten Beinen auf den Rücken. Die Füße stehen etwa 30 cm auseinander.

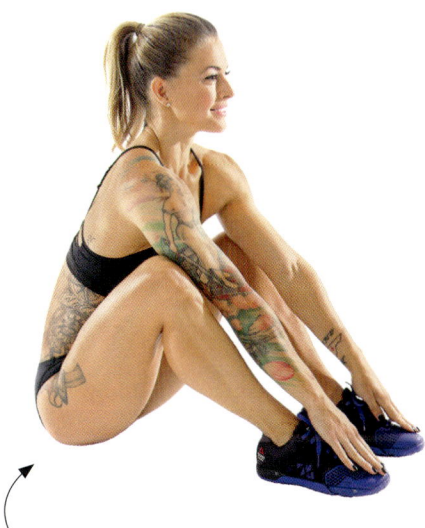

**Wo's brennt:** Bauch- und Rumpfmuskulatur.

**So lieber nicht:** Sit-ups nicht mit gestreckten Beinen ausführen. Wenn die Beine nicht angewinkelt sind, wird der untere Rücken überlastet.

**Tipps:** Je langsamer du diese Übung ausführst, desto mehr beanspruchst du deine Bauchmuskeln, und desto stärker werden sie. Wenn du schneller übst, um die Ausdauer zu trainieren, musst du den Oberkörper trotzdem ganz aufrichten.

Hebe die Schultern und den Oberkörper vom Boden und halte dabei die Arme nach vorne ausgestreckt, um Schwung zu bekommen. Richte den Rücken senkrecht auf (nicht nach vorne krümmen). Berühr deine Zehen. Geh in die Ausgangsposition zurück und beginne von vorn.

# KLAPPMESSER

**Nutzen:** Diese Übung festigt die unter dem Fettpolster liegende Bauchmuskulatur und fördert die Durchblutung, damit der Fettverbrennungsprozess in Gang kommt. Starke Bauchmuskeln verbrennen selbst im Ruhezustand mehr Kalorien und verhindern so die Rückkehr der Plauze.

Leg dich mit über dem Kopf ausgestreckten Armen und gestreckten Beinen auf den Rücken.

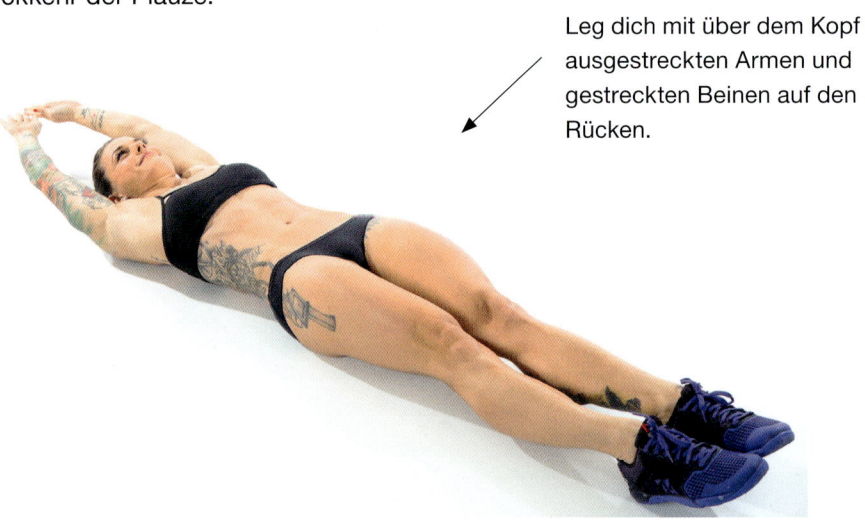

Beuge die Hüfte, sodass du gleichzeitig Beine und Oberkörper hebst, bis sich Hände und Füße treffen. Am Endpunkt der Bewegung balancierst du auf dem Po. Die Beine sind gerade und bilden einen 35- bis 45-Grad-Winkel zum Boden.

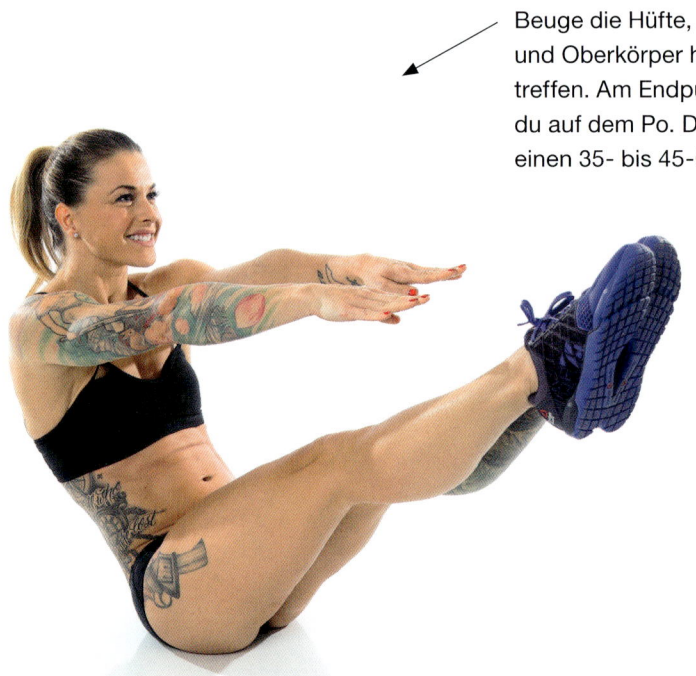

**Wo's brennt:** Das Klappmesser beansprucht vor allem die Bauchmuskeln und sorgt für ein attraktives Sixpack. Außerdem wirst du die Wirkung in der mittleren und oberen Rückenmuskulatur sowie im Oberschenkel spüren.

**So lieber nicht:** Bleib nicht bei Crunches und Sit-ups! Das gute alte Klappmesser ist auch gut für Bauch- und Rumpfmuskulatur. Muskeln reagieren auf Abwechslung, daher sollte das Klappmesser im Trainingsplan nicht fehlen. Wichtig ist, dass du die Bauch- und Rückenmuskulatur zur Stabilisierung einsetzt und die Übung nicht mit Schwung ausführst.

**Tipp:** Spanne vor Beginn der Übung die Bauchmuskeln an und zieh den Bauchnabel zur Wirbelsäule. Dadurch werden der Hüftbereich und der untere Rücken stabilisiert und die tiefe Bauchmuskulatur trainiert.

# KLAPPMESSER EINBEINIG

**Nutzen:** Diese Übung ähnelt dem Klappmesser und taugt hervorragend zur Festigung der oberen und unteren Bauchmuskulatur.

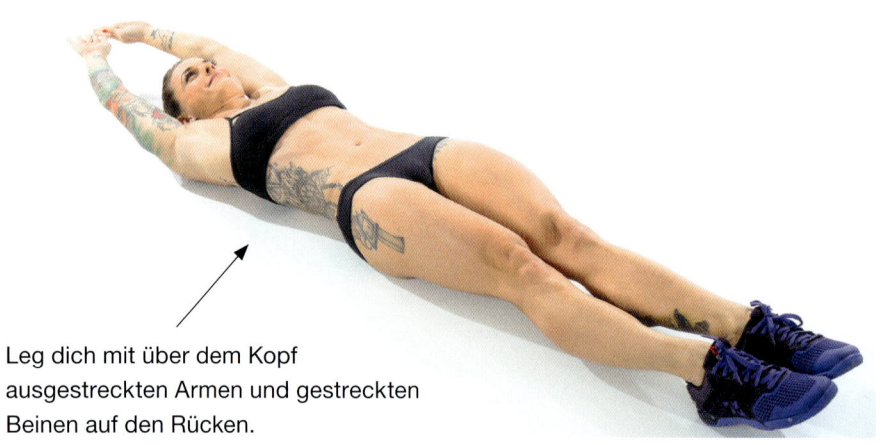

Leg dich mit über dem Kopf ausgestreckten Armen und gestreckten Beinen auf den Rücken.

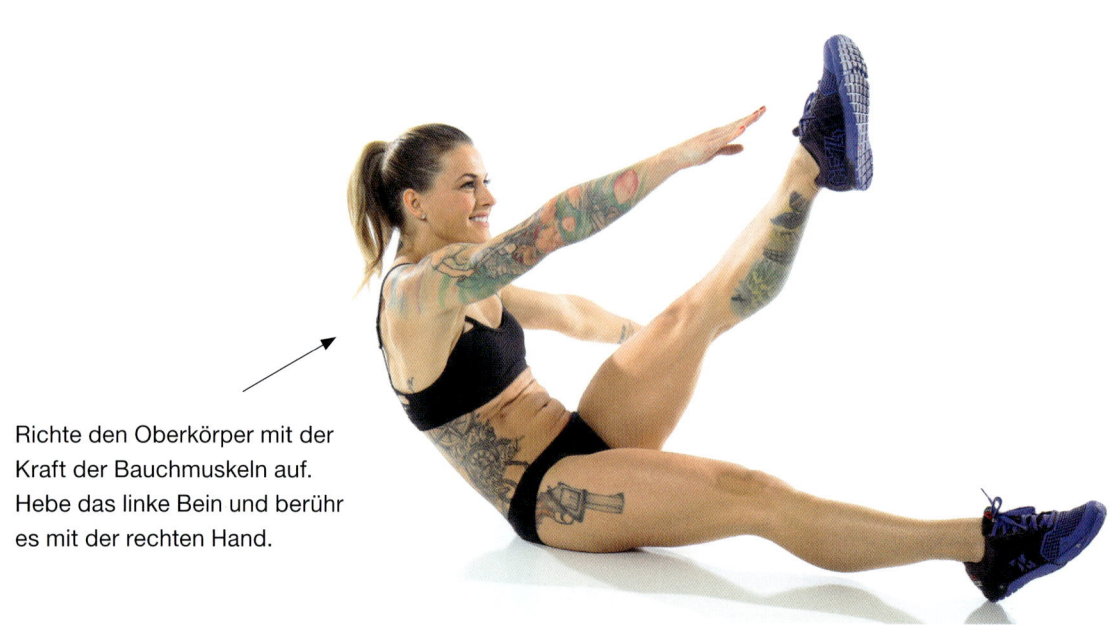

Richte den Oberkörper mit der Kraft der Bauchmuskeln auf. Hebe das linke Bein und berühr es mit der rechten Hand.

Lass dich wieder in die
Ausgangsposition sinken.

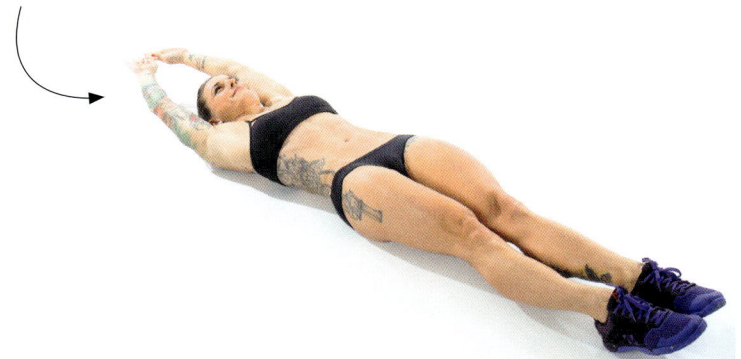

Richte den Oberkörper erneut auf.
Hebe das rechte Bein und berühr
es mit der linken Hand. Mach
weiter, immer abwechselnd rechts
und links.

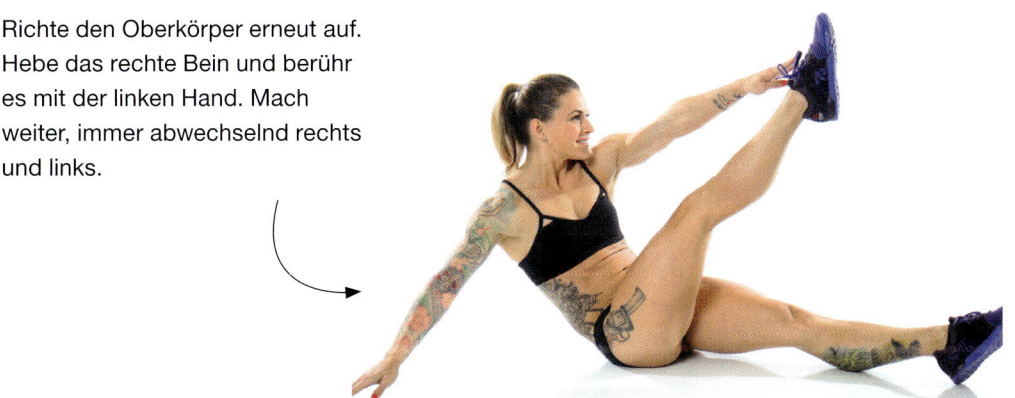

**Wo's brennt:** Bauch- und Rumpfmuskulatur. Du wirst auch deinen Rücken spüren, aber auf gute Weise.

**So lieber nicht:** Bei Bauchmuskelübungen darfst du nicht am Kopf zerren, das belastet nur unnötig den Hals. Dieser weit verbreitete Fehler entlastet auch die Bauchmuskeln und verringert die Wirkung der Übung.

**Tipps:** Die beste Wirkung erzielst du, wenn du dich auf die Anspannung der Bauchmuskeln konzentrierst und das Bein nicht aus der Hüfte heraus hebst. Halte den Rücken auch beim Runtergehen gerade.

# FAHRRAD

**Nutzen:** Forscher der San Diego State University haben eine Studie durchgeführt, die die effektivsten Übungen für einen flachen Bauch bestimmen sollte, und zu den besten Übungen gehörte das Fahrrad. Es ist also ein Bauch-weg-Muss!

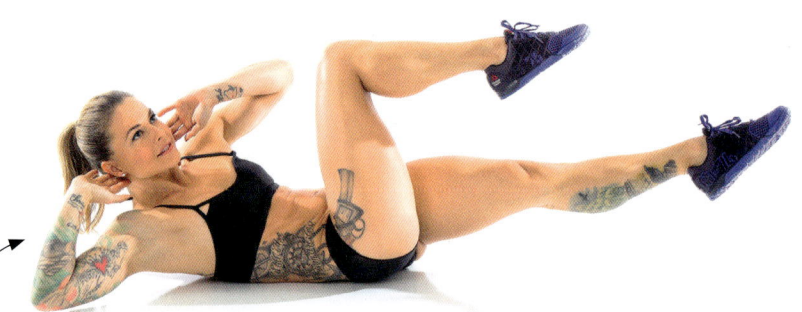

Leg dich auf den Rücken und drück den unteren Rücken so fest wie möglich gegen den Boden. Berühr mit den Fingerspitzen die Schläfen. Beuge die Knie, sodass die Unterschenkel einen 45-Grad-Winkel zum Boden bilden. Heb die Schultern vom Boden und berühr mit einem Ellenbogen das schräg gegenüberliegende Knie, während du das andere Bein ausstreckst.

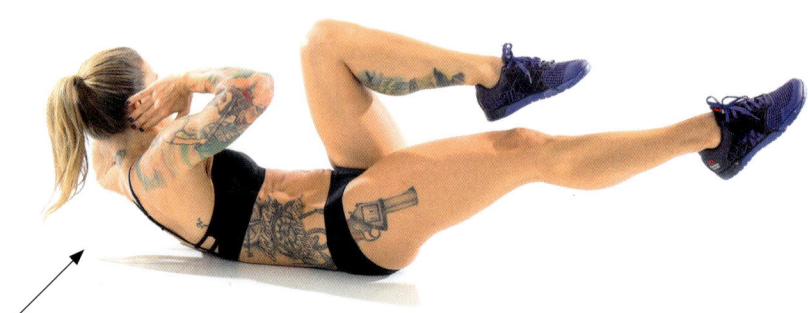

Berühr dann mit dem anderen Ellenbogen das andere Knie und mach weiter, indem du immer wieder die Seiten wechselst. Mach die vorgegebene Anzahl an Wiederholungen.

**Wo's brennt:** Bauch- und Rumpfmuskulatur.

**So lieber nicht:** Widersteh der Versuchung, den Rücken rund zu machen und am Kopf zu ziehen. Dadurch entlastest du die Bauchmuskeln, die du eigentlich trainieren willst.

**Tipps:** Wenn du dich bei der Ausführung einer Übung auf die Muskeln (egal welche) konzentrierst, die du trainieren willst, verbesserst du tatsächlich die Bewegungsqualität und die Wirkung der Übung. Probier es bei allen Übungen aus, du wirst den Unterschied spüren.

# BERGSTEIGER

**Nutzen:** Diese Übung taugt hervorragend zur Kräftigung von Rumpfmuskulatur (besonders am Bauch), Armen und Beinen und ist ein richtiges Ganzkörpertraining. Dazu kommt, dass es eine zeitsparende Übung ist, die in kurzer Zeit viele Muskeln trainiert. Wenn du den Bergsteiger mit vollem Einsatz ausführst, verbrennst du jede Menge Fett.

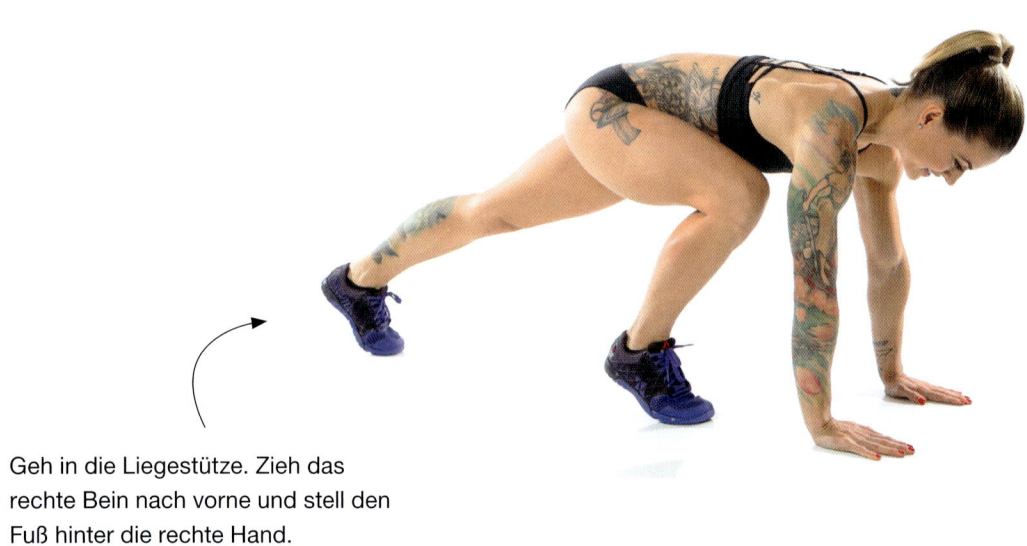

Geh in die Liegestütze. Zieh das rechte Bein nach vorne und stell den Fuß hinter die rechte Hand.

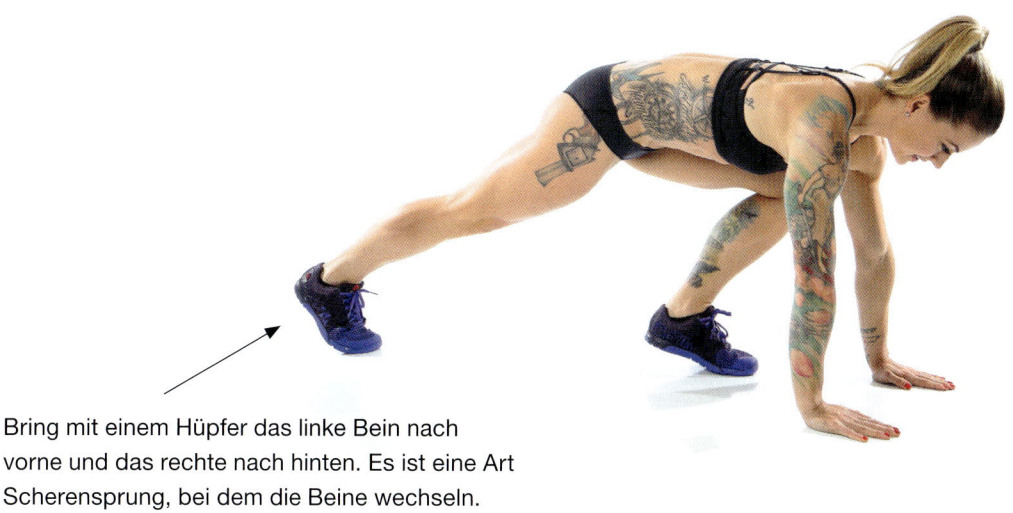

Bring mit einem Hüpfer das linke Bein nach
vorne und das rechte nach hinten. Es ist eine Art
Scherensprung, bei dem die Beine wechseln.
Lass die Beine vor- und zurückschnellen. Halte
den Bauch angespannt und stütze die Hände fest
auf den Boden.

**Wo's brennt:** Überall – besonders im Rumpf!

**So lieber nicht:** Nicht auf und ab hüpfen. Der Oberkörper sollte stabil bleiben,
während die Füße vor- und zurückschnellen.

**Tipps:** Atme gleichmäßig, damit die Energiezufuhr stimmt. Versuch, einen
Rhythmus zu finden.

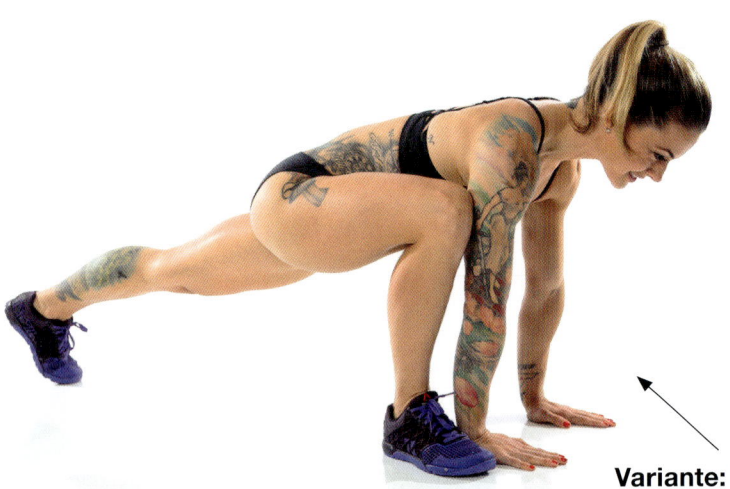

**Variante: Power-Bergsteiger**
Diese Variante macht den Bergsteiger
noch anstrengender: Stell den Fuß
nicht hinter, sondern neben die Hand.

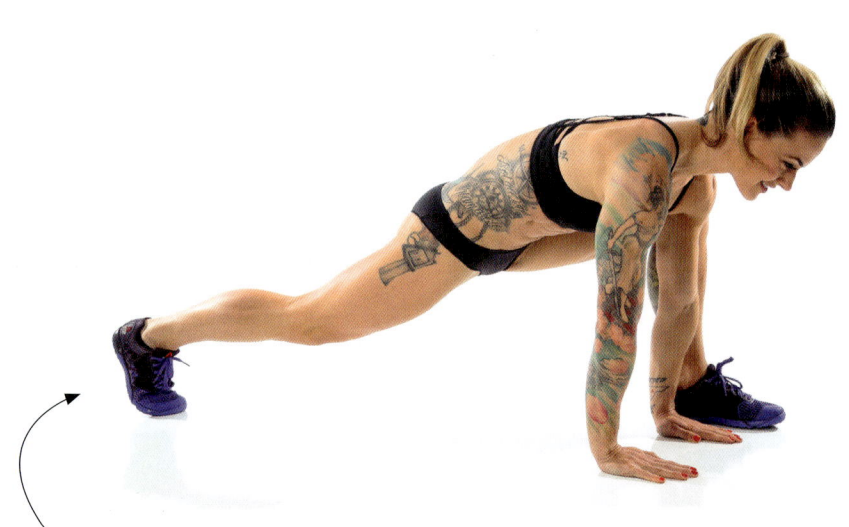

Wechsle die Beine mit dem Scherensprung. Lass die Beine vor- und zurückschnellen. Halte den Bauch angespannt und stütze die Hände fest auf den
Boden.

# DIPS

**Nutzen:** Diese Übung trainiert mehrere Muskeln gleichzeitig und sorgt für einen starken, fitten, aktiven und attraktiven Körper.

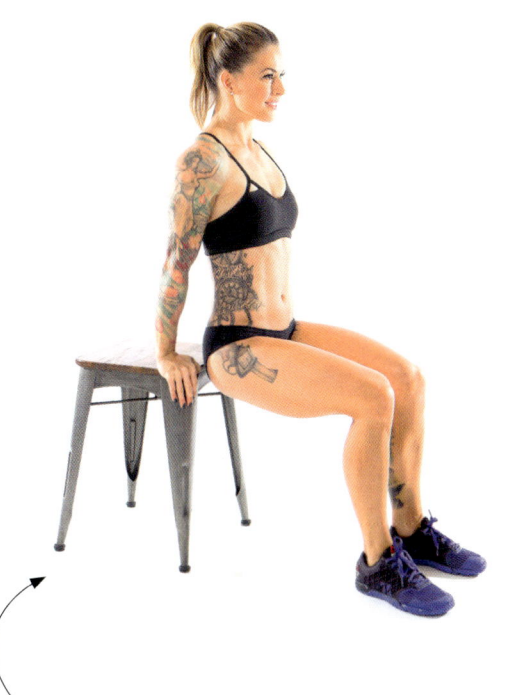

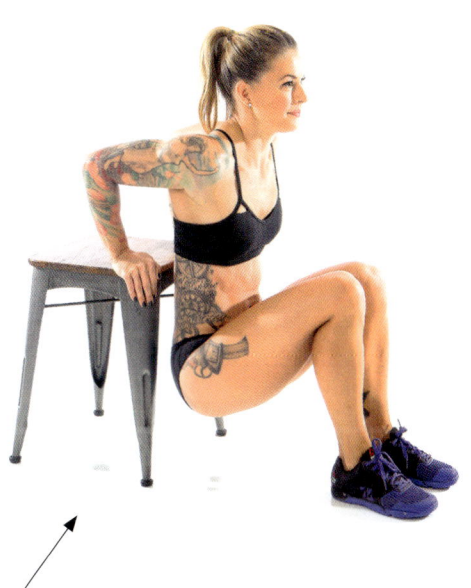

Du brauchst einen Hocker, eine Bank oder eine Kiste, Hauptsache stabil. Setz dich hin. Stütz die Hände rechts und links neben dir auf und halte dich an der Kante der Sitzfläche fest. Schieb den Po von der Sitzfläche, aber halte ihn so nah am Hocker wie möglich.

Lass dich sinken. Dann stemm dich wieder hoch und streck die Ellenbogen durch, um den Trizeps zu kontrahieren. Hilf mit den Beinen nach.

**Wo's brennt:** Diese Übung trainiert vor allem den Trizeps, beansprucht aber auch Unterarme, Schultern, Brust, Bauch und unteren Rücken.

**So lieber nicht:** Lass dich auf jeden Fall so weit sinken, wie du kannst. Je tiefer du gehst, desto mehr beanspruchst du die zu trainierenden Muskeln. Bleib mit dem Rücken möglichst nah am Hocker. Lass dich nicht von den Hüften nach vorne ziehen.

**Tipp:** Du kannst den Schwierigkeitsgrad erhöhen, indem du die Füße weiter vom Hocker entfernt aufsetzt oder indem du während der Ausführung ein Bein hebst.

# ROLLOUT

**Nutzen:** Diese Übung spricht ganz gezielt den hinteren Oberschenkel an, aber auch die Bein-, Bauch- und Rückenmuskulatur, und trägt so zur Stabilisierung bei.

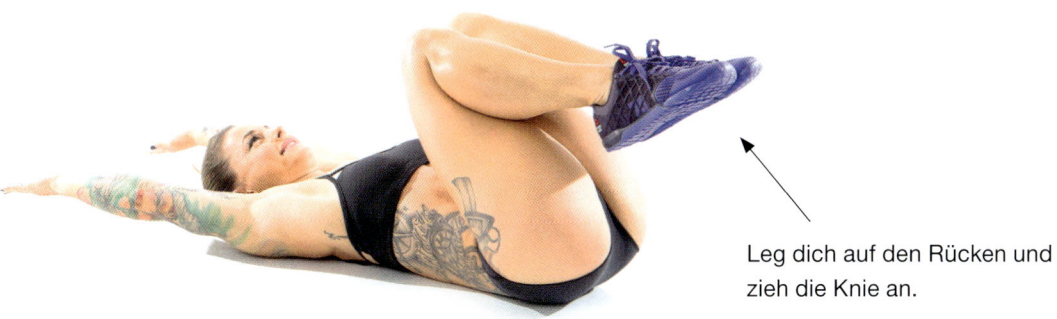

Leg dich auf den Rücken und zieh die Knie an.

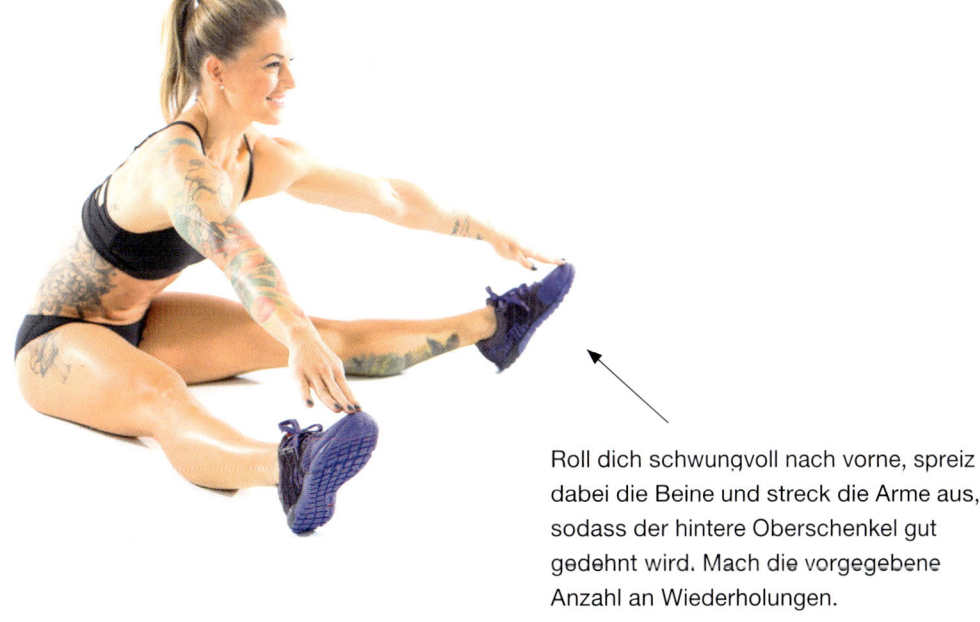

Roll dich schwungvoll nach vorne, spreiz dabei die Beine und streck die Arme aus, sodass der hintere Oberschenkel gut gedehnt wird. Mach die vorgegebene Anzahl an Wiederholungen.

**Wo's brennt:** Bauch, Po und hinterer Oberschenkel.

**So lieber nicht:** Mach unbedingt eine kurze Pause zwischen den Wiederholungen, damit du nicht sofort wieder nach vorne wippst. Beginne die Bewegung aus der Ruheposition und lass die Beine explosiv nach vorne schnellen.

**Tipp:** Die Muskeln des hinteren Oberschenkels tendieren zu Verspannungen, daher gehört diese Übung in jeden Trainingsplan.

# FLOORWIPERS

**Nutzen:** Floorwipers (Bodenwischer) sind eine Kombination aus Beinheben und Rumpfdrehen. Das kräftigt die vordere und seitliche Bauchmuskulatur sowie die Hüftbeuger. Diese Bauchmuskelübung für Fortgeschrittene verhilft dir zu einem hübschen Sixpack.

Leg dich auf den Rücken. Streck die Hände auf Schulterhöhe zur Seite und drück die Handflächen gegen den Boden, um den Rumpf zu stabilisieren. Hebe beide Beine in die Höhe, bis sie senkrecht sind. Füße zusammen.

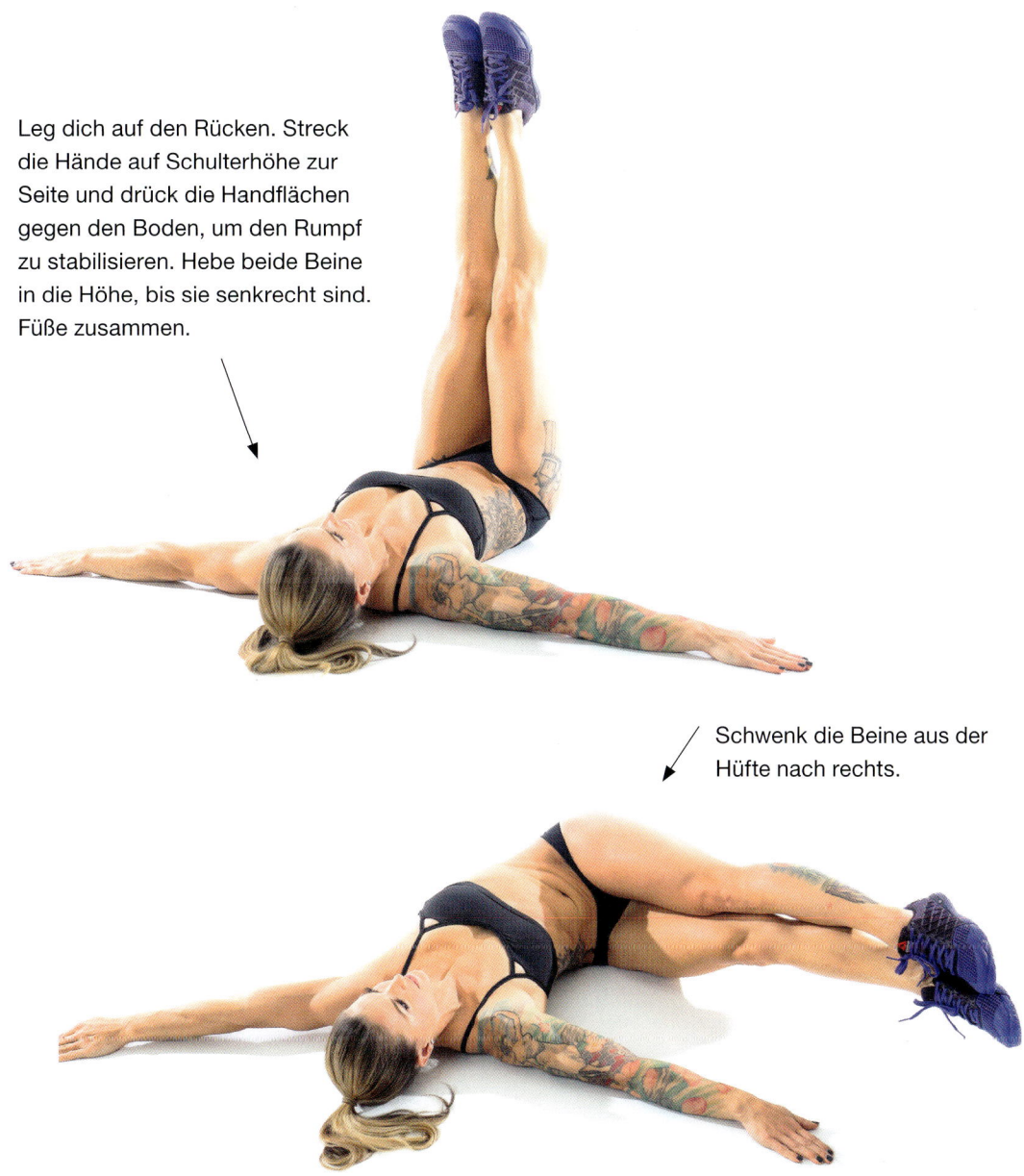

Schwenk die Beine aus der Hüfte nach rechts.

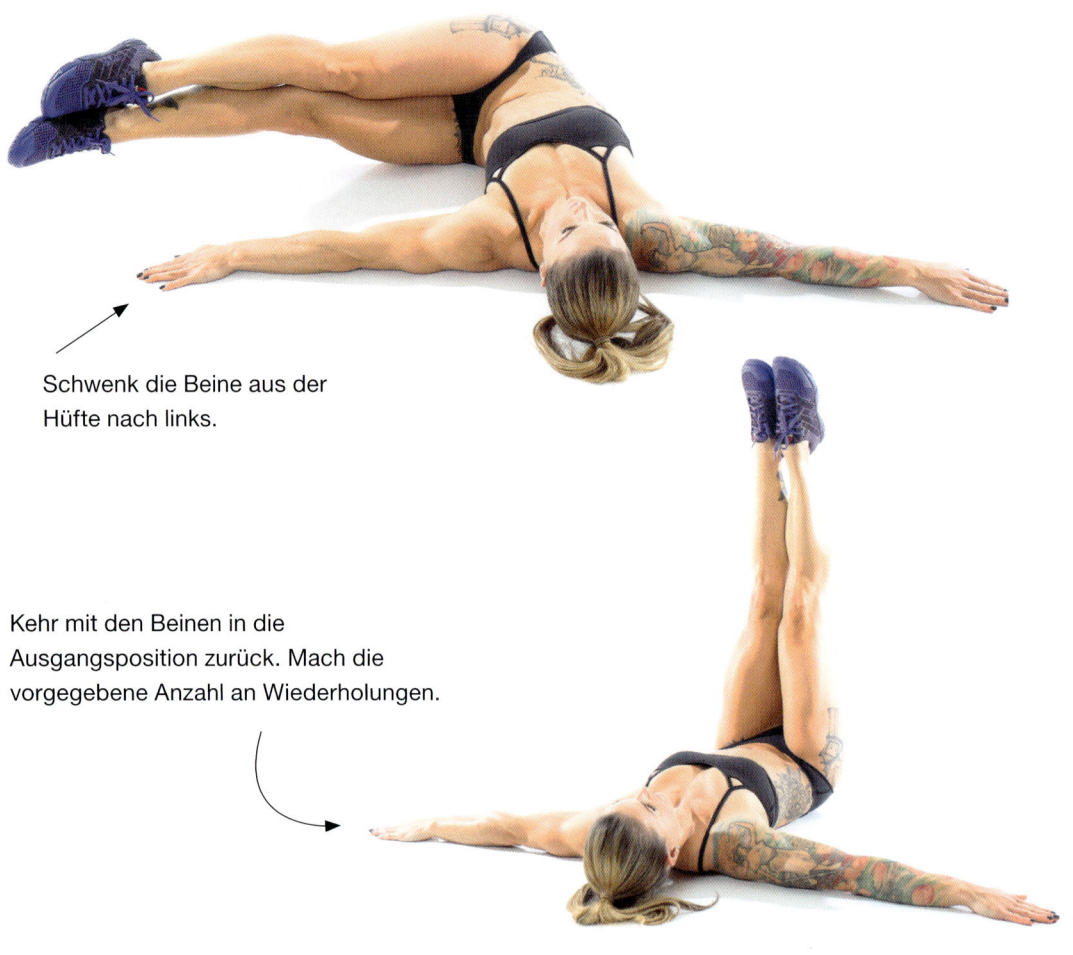

Schwenk die Beine aus der Hüfte nach links.

Kehr mit den Beinen in die Ausgangsposition zurück. Mach die vorgegebene Anzahl an Wiederholungen.

**Wo's brennt:** Bauch, Rumpf und Arme.

**So lieber nicht:** Lass die Füße nicht auf den Boden knallen und mach die Bewegung nicht mit Schwung. Die Übung erfordert etwas Koordination und Gleichgewichtssinn, da man gleichzeitig die Beine in der Luft hält und eine Rumpfdrehung ausführt.

**Tipps:** Du kannst dir die Übung etwas erleichtern, indem du nicht so weit nach rechts und links schwenkst. Allerdings solltest du dich schon so weit drehen, dass du Spannung im Rumpf verspürst. Zur Entlastung der Lendenwirbelsäule solltest du den unteren Rücken gegen den Boden gedrückt halten und während der ganzen Übung die Bauchmuskeln anspannen.

# BECKENBRÜCKE

**Nutzen:** Diese Übung macht Spaß und bringt den Arsch auf Zack.

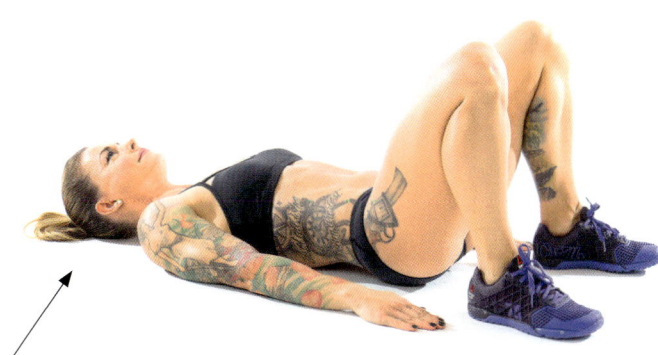

Leg dich auf den Rücken. Beug die Knie
und stell die Füße nah an den Po. Lass die
Handflächen flach auf dem Boden.

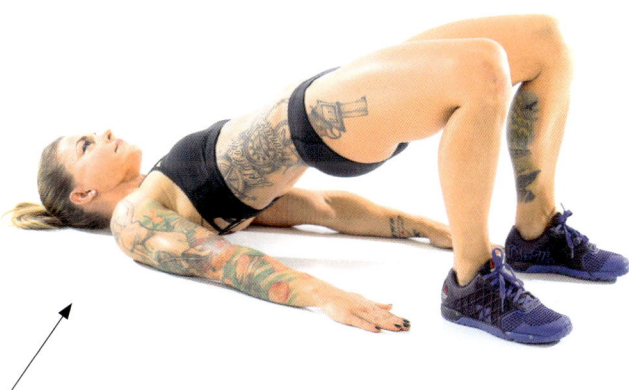

Heb die Hüften hoch, bis du von Schulter bis Knie eine
gerade Linie bildest. Kneif die Gesäßmuskeln zusammen,
dann lass dich wieder in die Ausgangsposition sinken und
mach die vorgegebene Anzahl an Wiederholungen.

**Wo's brennt:** Gesäßmuskeln, hinterer Oberschenkel, Rumpf. Die Übung beansprucht nebenbei auch die Rückenstrecker, eine Muskelgruppe, die sich vom Hals bis zum Steißbein zieht.

**So lieber nicht:** Wie alle anderen Übungen solltest du auch diese nicht zu schnell durchführen. Die Bewegung ist klein und gezielt, und wenn du sie langsam machst, spürst du, wie deine Pobacken alles geben.

**Tipp:** Um den Hintern noch mehr zu strapazieren, kannst du die Übung auch einbeinig machen. Heb den Po himmelwärts, nimm dann einen Fuß vom Boden und streck das Bein in die Höhe. Mach dann die Hebebewegung noch mal mit hochgestrecktem Bein.

# Bonuspunkte: Cardio für'n Arsch?

Meine Workouts bringen dich schon ins Schwitzen, da musst du nicht noch Herz-Kreislauf-Training machen – es sei denn, du willst noch sportlicher werden. Wenn du so gestrickt bist, solltest du bedenken, dass ein Ausdauertraining, das Schenkel und Po beansprucht, doppelt wirkt: Es verbrennt Fett und strafft auch noch die genannten Zonen.

Die folgenden Cardio-Aktivitäten machen den Hintern schlank und knackig, wenn du sie mit meinem Badass-Training kombinierst.

**Lauf bergauf.** Such dir einen Berg, Hügel oder Hang in deiner Nähe und lauf oder gehe ihn hinauf. Drück dich bei jedem Schritt mit den Fersen vom Boden ab. Du kannst auch einfach wandern gehen. Wenn du in bergigem Gelände wanderst, machst du praktisch dauernd Aufsteiger, und du weißt ja, wie gut die für den Po sind.

**Schwing dich aufs Rad.** Wenn du auf dem Hometrainer den höchsten Widerstand einstellst und dich weit nach hinten setzt, machst du es den Gesäß- und hinteren Oberschenkelmuskeln richtig schwer. Probier's mal mit einem Liegerad oder einem normalen Fahrrad, beides ist ein hervorragendes Po-Workout.

**Nimm die Treppe.** Hast du ein Stadion in der Nähe, wo man die Tribüne hinaufsteigen kann? Das ist nicht nur ein tolles Cardio-Training, sondern bringt auch Po und Beine zum Glühen. Du kannst es auch mit dem Stepper im Fitnessstudio versuchen. Stell ihn auf eine höhere Stufe und halte dich möglichst nicht an den Griffstangen fest.

**Mach Langlauf.** Langlauf ist das absolut beste Ganzkörper-Herz-Kreislauf-plus-Straffungs-Training überhaupt. Dazu kannst du auch auf den Crosstrainer steigen. Beides verhilft dir zu einem Knackarsch, weil die Gesäßmuskeln und Schenkel zur Fortbewegung eingesetzt werden.

**Ab ins Wasser.** Nimm dir ein Schwimmbrett und schwimm mit Kraul- oder Schmetterlings-Beinschlag so viele Bahnen wie du kannst. Deine Pobacken werden um Gnade winseln.

**Sprinte los.** Kurze Intervallsprints bringen's! Sind dir schon mal die Pobacken von Kurzstreckenläufern aufgefallen? Ein Blick reicht, und du weißt, wie Laufen den Hintern formt. Wenn du einen knackigeren Po willst, dann lauf in hügeligem Gelände. Hügel hochsprinten, runterspazieren und wieder hochsprinten!

# 12. Das Badass-Body-Workout

**ES KURSIERT DAS DUMME** Gerücht, dass man stundenlang schwitzen muss, um einen sexy Hintern zu bekommen. Im Gegenteil! Man muss nur auf effektive Weise die richtigen Übungen machen (und richtig essen) – und die richtigen Übungen habe ich dir im vorigen Kapitel schon verraten.

Beim Badass-Body-Workout dreht sich alles um die Festigung deines Hinterteils, allerdings auf möglichst zeitsparende Weise. Am Anfang brauchst du nur 12 Minuten dreimal in der Woche. Wichtig ist die Qualität des Trainings, nicht die Quantität. Mit dem Plan für Fortgeschrittene trainierst du 20 Minuten und nicht länger.

Das mögen kurze Trainingseinheiten sein, aber sie sind anspruchsvoll und intensiv. Wenn du sie korrekt ausführst, kannst du fest mit drei Resultaten rechnen: 1) Dein Hintern wird zittern, wenn du fertig bist, 2) du wirst innerhalb von 24 Stunden nach dem Workout einen schönen Ganzkörper-Muskelkater haben (was bedeutet, dass du gut trainiert hast und deine Muskeln sich gerade festigen!), und 3) du wirst sichtbare Fortschritte machen. Befolge einfach meine simplen Anweisungen, und in 21 Tagen ist dein Arsch fester, geformter und frei von Cellulite.

Daneben kurbelst du auch noch deinen Stoffwechsel an und verbrennst dadurch den ganzen Tag lang mehr Kalorien, da das zusätzliche Muskelgewebe eingelagertes Körperfett verbrennt. Jedes draufgepackte Pfund attraktiver Muskulatur frisst automatisch 30 bis 50 Kalorien mehr am Tag.

Das Badass-Body-Workout ist auch genau das Richtige, wenn du knapp bei Kasse bist. Du brauchst dafür weder Ausrüstung noch eine teure Mitgliedschaft im Fitnessstudio, weil du dein eigenes Körpergewicht als Trainingsgerät einsetzt. Deshalb kannst du dein Training auch zu Hause, im Büro oder im Hotelzimmer absolvieren – praktisch überall.

Nichts hält dich davon ab, vom Sofa zu springen und loszulegen. Fitness ist etwas, das man am besten macht. Wenn du regelmäßig trainierst, wirst du immer besser. Du lernst dazu, so wie du Schreiben, Fahrradfahren oder Autofahren irgendwann mal gelernt hast, bis es dir in Fleisch und Blut übergegangen ist.

Du selbst bist das einzige Hindernis, das zwischen dir und deinem vollen Potenzial steht, zwischen dir und einem freudvollen, aufregenden und erfüllenden Leben. Schieb deine Ängste und Zweifel beiseite und geh dieses Trainingsprogramm mit Selbstvertrauen an. Ich weiß, dass du es schaffst!

# DIE DREI STUFEN

Ich habe das Badass-Body-Workout in drei Stufen aufgeteilt, die sich nach deiner Trainingserfahrung und deiner aktuellen Sportlichkeit richten.

1. **Stufe: Baby Badass**

   Dieses Programm ist perfekt für dich, wenn du Anfängerin bist, sporadisch Sport treibst oder schon seit längerem nicht mehr trainiert hast. Du bist in 12 Minuten damit fertig. Auf dieser Stufe bleibst du einen Monat lang.

2. **Stufe: Real Badass**

   Dieses Programm bezeichne ich als Mittelstufe. Es ist perfekt für dich, wenn du die 1. Stufe einen Monat lang gewissenhaft durchgehalten hast und deine Leistung steigern willst oder wenn du bereits Sport treibst, aber etwas völlig Neues ausprobieren möchtest, etwas Positives! Dieses Workout dauert höchstens 20 Minuten. Du befolgst es einen Monat lang.

3. **Stufe: Royal Badass**

   Jetzt geht's rund: Diesen Trainingsplan für Fortgeschrittene machst du, wenn du die 2. Stufe einen Monat lang geschafft hast. Du kannst ihn auch zusätzlich zu deinem jetzigen Training machen. In höchstens 20 Minuten bist du damit durch.

Alle drei Stufen bestehen aus zwölf verschiedenen Workouts. Die ersten drei machst du am Montag, Mittwoch und Freitag der ersten Woche; die nächsten drei am Montag, Mittwoch und Freitag der zweiten Woche; nochmal drei am Montag, Mittwoch und Freitag der dritten Woche; und das letzte Dreierpack am Montag, Mittwoch und Freitag der vierten Woche – so kommst du im Monat auf zwölf Trainingseinheiten.

Das Programm mischt die Workouts jede Woche neu – und hält dich motiviert, da du nicht jede Woche das gleiche olle Workout machen musst. Außerdem irritiert das die Gesäß- und sonstigen Muskeln. Ich probiere ständig neue Übungen und körperliche Aktivitäten aus. Wenn du dich beim Training langweilst, kannst du Gift drauf nehmen, dass die fraglichen Muskeln auch nur müde mit der Schulter zucken. Das Badass-Body-Workout bietet dagegen jede Menge Abwechslung, sodass dir dabei nie langweilig wird.

## ICH BIN EIN BADASS

Emily (22) war immer ein Sportmuffel, wahrscheinlich weil sie eher dünn war und nicht einsah, wozu sie trainieren sollte. Aber mit etwa 20 begann sie, um die Hüften herum Speck anzusetzen, und untenrum tauchte überall Cellulite auf. Aus Emily war doch wahrhaftig eine »Dünnfette« geworden.

Sie stieß über Instagram auf mein Programm und fand, dass die kurzen Workouts für sie machbar wären. Außerdem wollte sie mein Ernährungsprogramm ausprobieren und entschied sich für den Minimal-Plan.

Nachdem sie sich an den Plan gehalten und die drei wöchentlichen Workouts absolviert hatte, verschwand der Cellulite-Schwabbel – in nicht mal einem Monat.

In Emilys Worten: »Ich war überrascht, dass es so gut und so schnell geklappt hat, denn immerhin bin ich immer satt geworden. Ich liebe meinen neuen Körper. Ich bin nicht muskulös, fühle mich aber endlich stramm und knackig an und nicht mehr weich und wabbelig. Mein Körper ist jetzt sexy!«

### NOCH EIN PAAR REGELN ...

- Lass dich ärztlich untersuchen, bevor du ein neues Trainingsprogramm beginnst.

- Halt dich an meine Anweisungen, was die empfohlene Leistungssteigerung angeht. Fordere dich bei jedem Workout ein bisschen mehr als beim vorherigen. Wenn du mehr gibst, kriegst du mehr Muskeln und verlierst mehr Fett.

- Mach die Übungen in der vorgegebenen Reihenfolge. Sie sind in Sätze, Wiederholungen und Runden eingeteilt. Ein Satz ist eine Reihe von Wiederholungen (die Zahl der Wiederholungen gibt an, wie oft du eine Bewegung machst). Eine Runde ist die komplette Abfolge aller Übungen einer Trainingseinheit. Manchmal wirst du aufgefordert, eine Runde mehrmals zu wiederholen. Mitunter musst du auch gegen die Uhr antreten und in einer bestimmten Zeitspanne so viele Runden schaffen, wie du kannst.

- Benutz beim Training nur dein Körpergewicht. Bleib in Bewegung und halte ein gleichmäßiges Tempo.

- Führe alle Übungen technisch korrekt aus und achte auf deine Haltung. Sei mit den Gedanken bei dem, was du tust, und überprüfe deine Technik, wenn möglich, anhand deines Spiegelbilds.

- Konzentrier dich auf die Gesäß- und Bauchmuskeln und überhaupt auf alle Muskeln, die du gerade trainierst. Ich bin überzeugt, dass man ein leichtes Brennen im Hintern spüren muss, wenn das Training etwas bringen soll.

- Hab keine Scheu vor knallhartem Training. Übungen wie die Squats machen dich nicht zum Muskelprotz. Diese unbegründete Sorge hat schon viele Frauen davon abgehalten, sich einen fitten Körper und einen sexy Arsch zu erarbeiten.

- Trink vor, während und nach dem Training reichlich Wasser, damit dein Körper nicht dehydriert.

- Gönn dir einen Kräftigungs-Shake nach dem Training, wenn du den Halte- oder Zuwachs-Plan machst.

Als Nächstes kommen die Trainingspläne, denen du entnehmen kannst, welche Übungen du im Laufe der Woche machst. Halt dich einfach an den jeweiligen Plan, dann siehst du in ein paar Wochen schon knackiger und kurviger aus. Die Übungen findest du mitsamt Abbildungen ab Seite 258.

Schreib dir auf jeden Fall auf, welche Ergebnisse du auf welcher Stufe mit welchem Workout hast. Dann kannst du das Workout später wiederholen und deine Verbesserung sehen.

# 1. STUFE: BABY BADASS

*Woche*
**1**

### MAXIMAL 12 MINUTEN

27.8. ✓

## MONTAG: *Badass Baseline*

**Mach von diesem Workout eine Runde.**

- Hampelmann: 50 Wiederholungen
- Crunches: 40 Wiederholungen
- Squats: 30 Wiederholungen
- Liegestütze: 20 Wiederholungen
- Burpees: 10 Wiederholungen
- Hampelmann: 50 Wiederholungen

## MITTWOCH: *Jump Jump*

**Mach von diesem Workout drei Runden.**

- Aufsteiger: 20 Wiederholungen
- Dips: 15 Wiederholungen
- Seilspringen: 100 Sprünge

## FREITAG: *Booty Lift*

**Mach von diesem Workout drei Runden.**

- Ausfallschritt: 10 Wiederholungen mit jedem Bein
- Raupe: 7 Wiederholungen
- Klappmesser einbeinig: 10 Wiederholungen mit jedem Bein
- Squats: 30 Wiederholungen

## MONTAG: *Double Fun*

**Mach von diesem Workout drei Runden.**

*Stelle einen Timer auf 12 Minuten und versuche alle drei Runden zu schaffen, bevor er klingelt.*

- Liegestütze indisch: 4 Wiederholungen
- Ausfallschritt mit Sprung: 8 Wiederholungen mit jedem Bein
- Sit-ups: 6 Wiederholungen
- Hampelmann: 20 Wiederholungen

## MITTWOCH: *Let It Loose*

*Training gegen die Uhr: Stell einen Timer auf 8 Minuten und mach die Übungsfolge so oft wie möglich, bevor er klingelt.*

- Bergsteiger: 20 Wiederholungen so schnell du kannst
- Rollouts: 7 Wiederholungen so schnell du kannst
- Spitze Liegestütze: 5 Wiederholungen

## FREITAG: *Get Dirty*

**Mach von diesem Workout fünf Runden.**

- Floorwipers: 5 Wiederholungen
- Liegestütze: 7 Wiederholungen
- Squats: 15 Wiederholungen

*Woche*

**3**  ....................................................................................................................

## MONTAG: *Sweat Kills Fat*
. . . . . . . . . . . . . . . . . . . . . . .

*Training gegen die Uhr: Stell einen Timer auf 6 Minuten und mach die Übungsfolge so oft wie möglich, bevor er klingelt.*

- Burpees: 5 Wiederholungen so schnell du kannst
- Ausfallschritt: 10 Wiederholungen so schnell du kannst
- Squats: 15 Wiederholungen so schnell du kannst

## MITTWOCH: *Push the Limit*
. . . . . . . . . . . . . . . . . . . . . . .

**Mach von diesem Workout drei Runden. Eine Minute Pause zwischen jeder Runde.**

**1. Runde:**
- Klappmesser: 20 Wiederholungen
- Squats einbeinig mit links: 15 Wiederholungen
- Squats einbeinig mit rechts: 15 Wiederholungen

**2. Runde:**

## FREITAG: *Beach Body*
. . . . . . . . . . . . . . . . . . . . . . .

**Mach von diesem Workout fünf Runden.**

- Beckenbrücke: 10 Wiederholungen
- Dips: 10 Wiederholungen
- Fahrrad: 20 Wiederholungen

- Klappmesser: 15 Wiederholungen
- Squats einbeinig mit links: 10 Wiederholungen
- Squats einbeinig mit rechts: 10 Wiederholungen

**3. Runde:**
- Klappmesser: 20 Wiederholungen
- Squats einbeinig mit links: 5 Wiederholungen
- Squats einbeinig mit rechts: 5 Wiederholungen

## MONTAG: *Dip Dip*

**Mach von diesem Workout fünf Runden.
30 Sekunden Pause zwischen jeder Runde.**

- Floorwipers: 5 Wiederholungen
- Dips: 15 Wiederholungen
- Ausfallschritt: Eine Wiederholung. Bleib 30 Sekunden im Ausfallschritt. Wenn du die Position änderst, startet die Zeit von vorne.

## MITTWOCH: *Core Basics*

*Training gegen die Uhr: Stell einen Timer auf 8 Minuten und mach die Übungsfolge so oft wie möglich, bevor er klingelt.*

- Rollouts: 5 Wiederholungen
- Liegestütze: 10 Wiederholungen
- Sit-ups: 20 Wiederholungen

## FREITAG: *Bootylicious*

*Training gegen die Uhr: Stell einen Timer auf 5 Minuten und mach die Übungsfolge so oft wie möglich, bevor er klingelt.*

- Ausfallschritt: 5 Wiederholungen mit jedem Bein so schnell du kannst
- Squats: 10 Wiederholungen so schnell du kannst
- Klappmesser: 5 Wiederholungen so schnell du kannst

## Zurück zur Badass Baseline

Am folgenden Montag wiederholst du die Badass Baseline, um zu sehen, ob du inzwischen mehr schaffst. Mach von diesem Workout eine Runde:

- Hampelmann: 50 Wiederholungen
- Crunches: 40 Wiederholungen
- Squats: 30 Wiederholungen
- Liegestütze: 20 Wiederholungen
- Burpees: 10 Wiederholungen
- Hampelmann: 50 Wiederholungen

# 2. STUFE: REAL BADASS

**MAXIMAL 20 MINUTEN**

*Woche*
**1**

## MONTAG: *Badass Baseline*

**Mach von diesem Workout eine Runde.**

- Hampelmann: 75 Wiederholungen
- Sit-ups: 40 Wiederholungen
- Squats: 30 Wiederholungen
- Liegestütze: 20 Wiederholungen
- Burpees: 10 Wiederholungen
- Hampelmann: 75 Wiederholungen

## MITTWOCH: *Jump Jump*

**Mach von diesem Workout drei Runden.**

- Aufsteiger: 15 Wiederholungen
- Dips: 15 Wiederholungen
- Seilspringen: 50 Wiederholungen
- Seilspringen Doppelsprung: 10
  Wiederholungen. Beim Doppelsprung lässt
  du das Seil bei einem Sprung zweimal
  kreisen. Du springst also einmal und
  während du in der Luft bist, machst du mit
  dem Seil zwei Schläge statt einem.

## FREITAG: *Booty Lift*

**Mach von diesem Workout vier Runden.**

- Ausfallschritt: 5 Wiederholungen
  mit jedem Bein
- Raupe: 10 Wiederholungen
- Klappmesser einbeinig:
  10 Wiederholungen mit jedem Bein
- Squats mit Sprung: 10 Wiederholungen

*Woche*

**2**

## MONTAG: *Double Fun*

**Mach von diesem Workout vier Runden.**

*Stell einen Timer auf 16 Minuten und mach möglichst vier Runden von diesem Workout, bevor er klingelt.*

- Liegestütze indisch: 6 Wiederholungen
- Squats mit Sprung: 10 Wiederholungen auf jeder Seite
- Sit-ups: 20 Wiederholungen
- Hampelmann: 40 Wiederholungen

## MITTWOCH: *Let It Loose*

*Training gegen die Uhr: Stell einen Timer auf 10 Minuten und mach die Übungsfolge so oft wie möglich, bevor er klingelt.*

- Bergsteiger: 20 Wiederholungen so schnell du kannst
- Rollouts: 7 Wiederholungen so schnell du kannst
- Spitze Liegestütze: 5 Wiederholungen
- Hampelmann: 40 Wiederholungen

## FREITAG: *Get Dirty*

**Mach von diesem Workout fünf Runden.**

- Floorwipers: 5 Wiederholungen
- Liegestütze explosiv: 7 Wiederholungen
- Squats mit Sprung: 10 Wiederholungen

## MONTAG: *Sweat Kills Fat*

*Training gegen die Uhr: Stell einen Timer auf 6 Minuten und mach die Übungsfolge so oft wie möglich, bevor er klingelt.*

- Burpees: 5 Wiederholungen so schnell du kannst
- Ausfallschritt: 10 Wiederholungen so schnell du kannst
- Squats: 15 Wiederholungen so schnell du kannst

## MITTWOCH: *Push the Limit*

**Mach von diesem Workout drei Runden. Eine Minute Pause zwischen jeder Runde.**

**1. Runde:**
- Klappmesser: 30 Wiederholungen
- Squats einbeinig mit links: 20 Wiederholungen
- Squats einbeinig mit rechts: 20 Wiederholungen

## FREITAG: *Beach Body*

**Mach von diesem Workout fünf Runden.**

- Beckenbrücke: 10 Wiederholungen
- Dips: 15 Wiederholungen
- Fahrrad: 30 Wiederholungen

**2. Runde:**
- Klappmesser: 20 Wiederholungen
- Squats einbeinig mit links: 15 Wiederholungen
- Squats einbeinig mit rechts: 15 Wiederholungen

**3. Runde:**
- Klappmesser: 10 Wiederholungen
- Squats einbeinig mit links: 10 Wiederholungen
- Squats einbeinig mit rechts: 10 Wiederholungen

*Woche*

**4**

## MONTAG: *Dip Dip*

**Mach von diesem Workout fünf Runden. 30 Sekunden Pause zwischen jeder Runde.**

- Floorwipers: 10 Wiederholungen
- Dips: 20 Wiederholungen
- Ausfallschritt: Eine Wiederholung. Bleib 45 Sekunden im Ausfallschritt. Wenn du die Position änderst, startet die Zeit von vorne.

## MITTWOCH: *Core Basics*

*Training gegen die Uhr: Stell einen Timer auf 10 Minuten und mach die Übungsfolge so oft wie möglich, bevor er klingelt.*

- Rollouts: 5 Wiederholungen
- Spitze Liegestütze: 10 Wiederholungen
- Sit-ups: 20 Wiederholungen

## FREITAG: *Bootylicious*

*Training gegen die Uhr: Stell einen Timer auf 5 Minuten und mach die Übungsfolge so oft wie möglich, bevor er klingelt.*

- Ausfallschritt mit Sprung: 5 Wiederholungen auf jeder Seite
- Squats: 10 Wiederholungen
- Klappmesser: 5 Wiederholungen

## Zurück zur Badass Baseline

Am folgenden Montag wiederholst du die Badass Baseline, um zu sehen, ob du jetzt mehr schaffst. Mach von diesem Workout eine Runde:

- Hampelmann: 75 Wiederholungen
- Sit-ups: 40 Wiederholungen
- Squats: 30 Wiederholungen
- Liegestütze: 20 Wiederholungen
- Burpees: 10 Wiederholungen
- Hampelmann: 75 Wiederholungen

# 3. STUFE: ROYAL BADASS

*Woche*
**1**

**MAXIMAL 20 MINUTEN**

## MONTAG: *Badass Baseline*

**Mach von diesem Workout eine Runde.**

- Ausfallschritt mit Sprung:
  30 Wiederholungen
- Sit-ups: 40 Wiederholungen
- Squats: 30 Wiederholungen
- Liegestütze indisch: 20 Wiederholungen
- Ausfallschritt mit Sprung:
  30 Wiederholungen

## MITTWOCH: *Jump Jump*

**Mach von diesem Workout fünf Runden.**

- Aufsteiger: 20 Wiederholungen
- Dips: 15 Wiederholungen
- Seilspringen Doppelsprung:
  50 Wiederholungen

## FREITAG: *Booty Lift*

**Mach von diesem Workout fünf Runden.**

- Ausfallschritt: 10 Wiederholungen
  mit jedem Bein
- Raupe: 7 Wiederholungen
- Klappmesser: 10 Wiederholungen
- Squats mit Sprung: 20 Wiederholungen

## MONTAG: *Double Fun*

**Mach von diesem Workout vier Runden.**

*Stell einen Timer auf 16 Minuten und mach möglichst vier Runden von diesem Workout, bevor er klingelt.*

- Liegestütze indisch: 10 Wiederholungen
- Ausfallschritt mit Sprung: 16 Wiederholungen mit jedem Bein
- Sit-ups: 30 Wiederholungen
- Hampelmann: 30 Wiederholungen

## MITTWOCH: *Let It Loose*

*Training gegen die Uhr: Stell einen Timer auf 12 Minuten und mach die Übungsfolge so oft wie möglich, bevor er klingelt.*

- Bergsteiger: 20 Wiederholungen
- Rollouts: 7 Wiederholungen
- Spitze Liegestütze: 5 Wiederholungen

## FREITAG: *Get Dirty*

**Mach von diesem Workout sieben Runden.**

- Floorwipers: 5 Wiederholungen
- Liegestütze explosiv: 7 Wiederholungen
- Squats mit Sprung: 10 Wiederholungen

*Woche*

**3**

## MONTAG: *Sweat Kills Fat*

*Training gegen die Uhr: Stell einen Timer auf 10 Minuten und mach die Übungsfolge so oft wie möglich, bevor er klingelt.*

- Burpees: 5 Wiederholungen
- Ausfallschritt mit Sprung: 10 Wiederholungen
- Squats mit Sprung: 15 Wiederholungen

## MITTWOCH: *Push the Limit*

**Mach von diesem Workout drei Runden. Eine Minute Pause zwischen jeder Runde.**

**1. Runde:**
- Klappmesser: 30 Wiederholungen
- Squats einbeinig mit links: 25 Wiederholungen
- Squats einbeinig mit rechts: 25 Wiederholungen

## FREITAG: *Beach Body*

**Mach von diesem Workout sieben Runden.**

- Beckenbrücke: 10 Wiederholungen
- Dips: 15 Wiederholungen
- Fahrrad: 30 Wiederholungen

**2. Runde:**
- Klappmesser: 25 Wiederholungen
- Squats einbeinig mit links: 20 Wiederholungen
- Squats einbeinig mit rechts: 20 Wiederholungen

**3. Runde:**
- Klappmesser: 20 Wiederholungen
- Squats einbeinig mit links: 15 Wiederholungen
- Squats einbeinig mit rechts: 15 Wiederholungen

## MONTAG: *Dip Dip*

**Mach von diesem Workout fünf Runden.**
**30 Sekunden Pause zwischen jeder Runde.**

- Floorwipers: 10 Wiederholungen
- Dips: 20 Wiederholungen
- Ausfallschritt: Eine Wiederholung. Bleib 60 Sekunden im Ausfallschritt. Wenn du die Position änderst, startet die Zeit von vorne.

## MITTWOCH: *Core Basics*

*Training gegen die Uhr: Stell einen Timer auf 12 Minuten und mach die Übungsfolge so oft wie möglich, bevor er klingelt.*

- Rollouts: 5 Wiederholungen
- Liegestütze indisch: 7 Wiederholungen
- Sit-ups: 20 Wiederholungen

## FREITAG: *Bootylicious*

*Training gegen die Uhr: Stell einen Timer auf 5 Minuten und mach die Übungsfolge so oft wie möglich, bevor er klingelt.*

- Ausfallschritt mit Sprung: 6 Wiederholungen mit jedem Bein
- Squats mit Sprung: 10 Wiederholungen
- Klappmesser: 5 Wiederholungen

## Zurück zur Badass Baseline

Am folgenden Montag wiederholst du die Badass Baseline, um zu sehen, ob du jetzt mehr schaffst. Mach von diesem Workout eine Runde:

- Hampelmann: 75 Wiederholungen
- Sit-ups: 40 Wiederholungen
- Squats: 30 Wiederholungen
- Liegestütze: 20 Wiederholungen
- Burpees: 10 Wiederholungen
- Hampelmann: 75 Wiederholungen

Ich kann dich regelrecht keuchen und schnaufen hören! Denk dran, dass derart intensives und energisches Training dazu führt, dass du dich gut fühlst, und wenn du dich gut fühlst, siehst du auch gut aus. Mal dir ruhig schon mal aus, wie knackig dein Po (und der Rest deines Körpers) in Jeans, in Shorts oder im Bikini aussehen wird. Du musst nur regelmäßig nach dem Badass-Body-Plan trainieren.

# 4. TEIL

# DEN BADASS-BODY-PLAN LEBEN

# 13. Erfolg mit Nahrungsergänzungsmitteln

**ICH NEHME NAHRUNGSERGÄNZUNGSMITTEL, DAMIT** mein Körper alle nötigen Nährstoffe erhält – und damit ich genug Energie für Training und Wettkampf habe.

Unsere Hauptnährstoffquelle sollte zwar unser Essen sein, aber ich glaube, dass sich der Nährstoffgehalt bestimmter Lebensmittel aus verschiedenen Gründen verringert hat. Unter anderem deshalb, weil wir unsere Nutzpflanzen auf schlechten Böden anbauen, denen es aufgrund von zu extensivem Landbau und übermäßigem Einsatz von Düngemitteln und Pestiziden an Nährstoffen mangelt. Ein anderer Grund ist, dass die landwirtschaftlichen Unternehmen die Obst- und Gemüseproduktion mit Düngemitteln und chemischen Zusätzen antreiben. Außerdem sind viel zu viele unserer Lebensmittel mit Konservierungs- und Farbstoffen und anderem Ekelzeug versetzt. Die Wissenschaft habe ich da auf meiner Seite; es gibt reihenweise Studien, die belegen, dass all diese Zusätze unserer Gesundheit schaden und dass viele unserer Lebensmittel nicht mal mehr das tägliche Minimum an Nährstoffen bieten, das wir brauchen, um gesund und kräftig zu bleiben. So weist zum Beispiel eine 2009 im New Phytologist veröffentlichte Studie darauf hin, dass die Ernährung von zwei Dritteln der Weltbevölkerung einen Mangel an wesentlichen Mineralien aufweist, vor allem fehlen Eisen, Zink, Kupfer, Kalzium, Magnesium, Jod und Selen. Als einen der Hauptgründe für diesen Mangel nannte die Studie den Umstand, dass unsere Feldfrüchte auf ausgelaugten Böden wachsen. Unser Körper verdient sauberes Arbeitsmaterial. Wenn wir unser System mit Chemikalien und Schadstoffen verseuchen, beeinträchtigen wir die Fähigkeit unseres Körpers, gesunde Zellen – auch Muskelzellen – zu bilden. Bei schlechter Ernährungsweise fehlen unserem Körper die Mittel, alte Zellen durch gesunde neue zu ersetzen. Aber wenn wir uns gesund ernähren, sind die neuen Zellen immer gesünder.

Eine Möglichkeit, die Zellfunktion zu optimieren, ist die Einnahme von Nahrungsergänzungsmitteln zusätzlich zu sauberen, gesunden Lebensmitteln. Mir ist klar, dass Nahrungsergänzungen umstritten sind. Es gibt Studien, die ihre Wirkung belegen; andere Studien widerlegen dies. Im Zusammenhang mit dem Badass-Body-Plan werde ich oft gefragt: »Bekomme ich durch Nahrungsergänzungsmittel einen besseren Po oder einen muskulöseren Körper mit weniger Cellulite?« Ehrlich gesagt, bin ich mir da nicht hundertprozentig sicher, aber ich glaube, dass bestimmte Nahrungsergänzungsmittel dabei hilfreich sind.

Du musst für dich selbst entscheiden, ob Nahrungsergänzungsmittel dein Ding sind. Ja, ich glaube an diese Mittel, aber ich predige nicht, dass du meinen Ansatz der Nahrungsergänzung befolgen musst. Ich gebe dir nur Informationen an die Hand, die dir bei der Entscheidung helfen sollen. Du musst tun, was du für richtig hältst.

Hier ist eine Liste von Nahrungsergänzungsmitteln, ohne die ich nicht aus dem Haus gehe.

## ZINK

Ich nehme zusätzlich Zink ein, weil es ein wichtiges Mineral für aktive Menschen ist. Zinkmangel ist tatsächlich bei hart trainierenden Sportlern ziemlich verbreitet, besonders bei solchen, die auch noch auf Diät sind. Wer trainiert oder Sport treibt, braucht täglich zusätzlich Zink, um Engpässe zu vermeiden, weil der Körper dieses Mineral nicht speichern kann.

Zink ist auf vielerlei Weise am Stoffwechsel beteiligt. Es wird für die Bildung und die Aktivität von mehr als hundert Enzymen gebraucht und spielt außerdem im Immunsystem, bei der Produktion von neuen Proteinen, beim Heilungsprozess von Wunden und Verletzungen und bei der Zellteilung eine Rolle. Zudem ist Zink ein wichtiger Baustein für das muskulaturfördernde Testosteron.

Zinkmangel bringt nicht nur den Testosteronspiegel und das Muskelwachstum durcheinander. Er kann auch den Stoffwechsel verlangsamen, indem er die Produktion der Schilddrüsenhormone hemmt, die den Stoffwechsel regeln, also die Verwandlung von Essen in Energie. Bei suboptimalem Stoffwechsel wird der Körperfettabbau viel schwieriger und die Fettpolsterbildung viel leichter.

Ich habe eine Studie von 2003 gelesen, die den Stoffwechsel von Männern und Frauen untersuchte, die sich zunächst zinkarm ernährten und dann Zink supplementierten (rund 25 Milligramm täglich). Die zinkarme Ernährung ließ den Stoffwechsel einknicken, aber etwa drei Wochen Zinkzugabe brachten ihn wieder in Gang. Tatsächlich war der Stoffwechsel der Probanden so hoch, dass sie automatisch rund 300 Kalorien pro Tag zusätzlich verbrannten.

Ich nehme jeden Morgen 50 Milligramm Zink Chelat ein, um mich gegen Stoffwechselflauten abzusichern. In chelatierter Form wird dieses Mineral vom Körper sehr gut aufgenommen.

## MAGNESIUM

Intensives Training kann den Magnesiumvorrat erschöpfen, und Magnesium ist ebenfalls ein am Stoffwechsel beteiligtes Mineral. Außerdem ist es für die Muskeltätigkeit unerlässlich. Wenn du deinen Körper und deinen Po straffen willst, brauchst du sicherlich keinen lahmen Stoffwechsel oder schlappe Muskeln.

Magnesium ist außerdem noch an Hunderten von biochemischen Reaktionen im Körper beteiligt. Wie Zink unterstützt es den Körper beim Aufbau von Muskulatur. Es hilft auch bei der

Kräftigung der Knochen. Und es ist gut fürs Herz, da es an der Regelung des Blutdrucks beteiligt ist.

Neuerdings hat es sich auch erwiesen, dass Magnesium das Problem der Insulinresistenz mindert. Insulinresistenz entsteht, wenn Zellen dem Insulin gegenüber unempfindlich werden. Insulin führt Blutzucker den Muskel- und Gehirnzellen zu; bei Insulinresistenz kommt der Zucker nicht dahin, wo er hin soll, reichert sich daher im Blut an und richtet allerlei Verheerungen im Stoffwechsel an. Teilweise gerät der Zucker dann in die Leber, wo er gewöhnlich in Fett verwandelt und zur Polsterung von Bauch, Hinter- und sonstigen Körperteilen verwendet wird. Aber mit Magnesium hat man einen indirekten Fettkiller an Bord.

Magnesium hilft auch bei einer Reihe von weiteren Problemen:

Kopfschmerzen und Migräne. Magnesium lindert Muskelkrämpfe und -verspannungen, die Kopf- und Nackenschmerzen verursachen. Es ist daher ein gutes natürliches Heilmittel gegen diese plagenden und oft hartnäckigen Beschwerden.

Schlaflosigkeit. Magnesium entknotet nicht nur verspannte Muskeln, sondern trägt auch zur Bildung des Schlafhormons Melatonin bei – man schläft also Nacht für Nacht besser.

Verstopfung. Magnesium lindert dieses Problem, indem es Wasser in den Darm zieht und dessen Muskeltätigkeit verbessert. Was »am Ende« dabei herauskommt, ist, dass die Schiet-Eisenbahn öfter und pünktlicher abfährt. Auch bei anderen Verdauungsstörungen (darunter Reizdarmsyndrom und Morbus Crohn) kann Magnesiumsupplementierung helfen.

Ich nehme vor dem Schlafengehen 100 Milligramm Magnesium Chelat.

## Tipp von Christmas: Ergänzungsmittel vor dem Training

Im Handel erhältlich ist auch eine relativ neue Art von Nahrungsergänzungsmitteln, die sogenannten Preworkout Supplements, die die Leistungsfähigkeit beim Training steigern sollen. Ich halte nicht viel von diesen Produkten. Sie stecken meist voller Zucker, Koffein und anderen Stimulanzien, die allesamt keinen echten Nährwert für die Muskelzellen haben.

Preworkout-Mittelchen enthalten mitunter auch Prohormone, die den natürlichen Hormonspiegel des Körpers anheben sollen. Dies ist für einen jungen, im Wachstum befindlichen Körper völlig unangemessen. Selbst bei Frauen, die sich in den Wechseljahren befinden, sollte die Regelung des Hormonspiegels unter medizinischer Kontrolle und im Zusammenhang mit Labortests erfolgen, um sicherzustellen, dass die angestrebten Blutwerte erzielt und eingehalten werden.

Ich kann dir nur raten, dich nicht auf solche Präparate zu verlassen. Finde lieber heraus, was dein Körper auf natürliche Weise und ohne die künstliche Unterstützung durch pushende Nahrungsergänzungsmittel im Training leisten kann. Ich kenne Menschen, die von diesen Präparaten so abhängig geworden sind, wie man nach Zucker süchtig wird. Fazit: Lass diese Mittelchen im Regal.

# BCAAS (VERZWEIGTKETTIGE AMINOSÄUREN)

Dieses in Kapselform erhältliche Protein-Nahrungsergänzungsmittel liebe ich. Es ist unschlagbar, was die Unterstützung der Muskelerholung nach dem Training, die Linderung von Muskelkater und die Steigerung der Trainingsausdauer angeht. Außerdem ist es möglicherweise ein Fettkiller. Lies weiter!

Zum Hintergrund: BCAAs (branched-chain amino acids) sind eine Familie von drei Aminosäuren (Proteinbausteinen) – Leucin, Isoleucin und Valin. Strukturell ähneln BCAAs einem verzweigten Ast, daher nennt man diese Aminosäuren »verzweigtkettig«. BCAAs sind essenzielle Aminosäuren, das heißt, sie müssen mit der Nahrung aufgenommen werden, weil der Körper sie nicht selbst bilden kann. Die Zellen nutzen sie, um Protein, auch Muskelprotein, zu produzieren.

BCAAs werden anders als alle anderen Aminosäuren verstoffwechselt. Ohne durch die Leber zu gehen, werden sie unmittelbar im Muskelgewebe verwertet, versorgen also den Muskelaufbauprozess auf direkterem Weg.

Wenn man die Muskeln gleich nach dem Training mit diesen Aminosäuren versorgt, unterstützt man das Wachstum und die Bildung von Muskulatur – diese positive Wirkung ist gut durch Forschungen belegt. Eine Studie ließ Sportler über eine Probezeit von 21 Tagen BCAAs oder ein Placebo nehmen. Am Ende des Versuchs hatten diejenigen, die BCAAs bekamen, ihre Muskelmasse um 1,5 Prozent gesteigert und ihren Arm- und Beinumfang besser aufrechterhalten. Zudem war die Kraft ihrer Beine stärker angestiegen als die der Placebogruppe.

Das Beste ist, dass BCAAs offenbar die Fettverbrennung unterstützen. Für Frauen, denen das Loswerden der störrischen Pfunde schwerer fällt als anderen, ist das eine gute Nachricht. Die Lösung könnte darin liegen, das Badass-Body-Programm mit der Einnahme von BCAAs zu ergänzen.

Dieses Vorgehen ist wissenschaftlich ganz gut unterfüttert. Eine an Ringern durchgeführte Studie wies nach, dass diejenigen, die eine kalorienarme Diät mit BCAAs unterstützten, mehr Gewicht und Körperfett abbauten (besonders am Bauch) als die Angehörigen der Kontrollgruppe, die weder supplementierten, noch Diät hielten.

Na gut, bei Ringern scheinen BCAAs zu funktionieren, aber wie ist es bei uns Frauen?

Auch hier ist die Faktenlage vielversprechend. Eine Studie der Zeitschrift Age hat gezeigt, dass eine Dosis von 12 Gramm Leucin in Kombination mit etwas gutem Fett – Ölsäure und DHA (in Fischöl enthalten) – innerhalb von zwei Wochen bei Frauen über 38 zu einem Gewichtsverlust von mehr als anderthalb Kilo führte. Die Forscher wählten das BCAA Leucin wegen seines aus anderen Studien bekannten Abnehmeffekts.

Natürlich sind hier weitere Forschungen vonnöten, aber die genannten Studien sprechen ziemlich deutlich für die Einnahme von BCAAs, wenn man ein paar Extrakilos loswerden möchte.

BCAAs funktionieren am besten, wenn man aktiv bleibt. Ich nehme meine Dosis vor oder nach dem Training ein. Seit ich mein Nahrungsergänzungsprogramm um BCAAs erweitert habe, kann ich deutliche Unterschiede wahrnehmen. Ich habe mehr Energie beim Training und konnte meinen Körperbau verbessern.

## ICH BIN EIN BADASS

Darf ich vorstellen: Maria, 52 Jahre alt. Als Yoga-Enthusiastin und Marathonläuferin wollte sie ihren Körper noch etwas besser straffen und formen. Sie hatte das Gefühl, dass ihr Körper nach der Fünfzig-Jahre-Marke nicht mehr so gut aufs Training reagierte wie in jungen Jahren. Sie hatte schon mehrere Diäten probiert, konnte aber nie langfristig dranbleiben.

Maria ging den Plan mit voller Fahrt voraus an. Sie befolgte die Diät, nahm einige der hier besprochenen Nahrungsergänzungsmittel und machte meine Übungen noch zusätzlich zu ihrer ohnehin regen sportlichen Aktivität.

Maria sagte mir: »Ich mag dieses Programm sehr, weil ich nie Hunger verspüre. Ich bekomme viel mehr zu essen, als ich gedacht habe. Was mein Training angeht, hatte ich mich vor wichtigen Läufen bisher mit Kohlenhydraten aufgetankt. Diesmal habe ich stattdessen ein paar Bausteine mehr gegessen und sofort einen Unterschied verspürt. Bald habe ich Marathonläufe schneller geschafft als zuvor. Dieser Plan hat bei mir Wunder gewirkt. Mein Körper hat sich verändert, und ich sehe fitter aus, nicht schmaler oder breiter, sondern kräftiger und straffer. Ich hab meiner Tochter davon berichtet, und jetzt leben wir beide nach dem Badass-Body-Plan.«

## FISCHÖL

Ich nehme Fischöl, weil dessen positive Auswirkungen durch so viele Forschungen untermauert sind, dass es mir dumm vorkäme, es nicht zu nehmen. Fischöl wird selbstverständlich aus Fisch gewonnen und ist eine großartige Quelle von Omega-3-Fettsäuren, die für die Gesundheit von Herz und Hirn unerlässlich sind. Sie wirken auf natürliche Weise entzündungshemmend und sind daher ein gutes Mittel bei Sportverletzungen und Gelenkschmerzen.

Fischöl-Präparate haben auch fettkillende Eigenschaften, besonders wenn man trainiert. Eine von australischen Forschern durchgeführte und 2007 im American Journal of Clinical Nutrition erschienene Studie untersuchte die kombinierten und unabhängigen Wirkungen von Fischöl-Supplementierung und Training auf Physiologie und Herz-Kreislauf-Gesundheit. Rund 80 übergewichtige Männer und Frauen nahmen teil und wurden jeweils einer von vier Probandengruppen zugelost. Sie nahmen täglich entweder 6 Gramm Fischöl oder als Placebo 6 Gramm Sonnenblumenöl ein. In jeder Gruppe wurden wiederum einige dazu angehalten, dreimal in der Woche zu trainieren. Die Studie ging über drei Monate.

Die Ergebnisse waren beeindruckend. Sowohl Training als auch Fischöleinnahme reduzierten unabhängig voneinander das Körperfett. Zudem verbesserte die Supplementierung die

Herzgesundheit der Teilnehmer: Triglyceride wurden vermindert, das gute HDL-Cholesterin vermehrt, die Herztätigkeit verbessert.

Wenn du also etwas für dein Herz tun und deinen Körperfettanteil senken willst, solltest du zur Omega-Frau werden und dich über Lebens- und Ergänzungsmittel mit Omega-3 eindecken. Fischöl enthält zwei verschiedene Arten von Omega-3-Fettsäuren mit positiven Eigenschaften: DHA und EPA. Nur jede Vierte von uns nimmt mit der täglichen Ernährung *überhaupt* irgendwelche DHAs oder EPAs auf.

Was du brauchst, ist EPA-reiches Fischöl! Ein hohes Verhältnis von EPA zu DHA garantiert die entzündungshemmenden und sonstigen positiven Eigenschaften eines hochwertigen Fischöls und vermeidet die Körperfettzunahme, die mit der übermäßigen Zufuhr von DHA einhergeht. Such dir ein Präparat, das pro Dosis 750 Milligramm EPA bereithält.

Obwohl ich in der Woche meistens mehrere Portionen Omega-3-haltigen Fisch esse, schlucke ich täglich noch 1 bis 3 Gramm Fischöl der EPA-lastigen Sorte.

Nahrungsergänzung ist wirklich eine Leichtigkeit und kostet dich nur ein paar Sekunden am Tag. Als Ergänzung einer nährstoffreichen Ernährung und eines regelmäßigen Trainingsprogramms können Nahrungsergänzungsmittel deiner Gesundheit einen kräftigen Schub geben und deinen Körper möglicherweise bei Fettverbrennung und Muskelbildung unterstützen. Sie sind auf jeden Fall ein erwägenswertes Hilfsmittel auf dem Weg zum Badass-Body.

# 14. Der Badass-Body-Plan im Alltag

**WENN ES DIR WIE** den meisten Menschen geht, mit denen ich gearbeitet habe, hat dich das Befolgen des Badass-Body-Plans sowohl innerlich als auch äußerlich umgekrempelt. Nur zu gern höre ich Frauen davon erzählen, wie sie um Kilos und Zentimeter schlanker geworden sind, ihren Körper neu geformt und ihre Hinterteile knackiger und sexyer gemacht haben. Aber der Badass-Body-Plan hat sie nicht nur körperlich stärker gemacht, sondern auch mental. Die Frauen wurden selbstbewusster und zielstrebiger und strotzten vor neuer Liebe zu sich selbst.

Wenn man mit einer neuen Diät beginnt, haben die ersten Erfahrungen und Erfolge meistens etwas Neues, Erfrischendes und Aufregendes. Die Frage ist aber: Wie bleibt man Jahr für Jahr am Ball? Anders gefragt: Wie gelingt es, den Badass-Body-Plan ein Leben lang zu befolgen?

Es gibt dafür zahllose Möglichkeiten, und ich habe einige Vorschläge parat.

## DER BADASS-BODY-PLAN ERLAUBT DIR ZU »SCHUMMELN«

Sobald du einen der Ernährungspläne 21 Tage lang streng befolgt hast, darfst du »schummeln«, musst es aber nicht. Lass mich erläutern, was ich mit »schummeln« meine, und wie du es anstellst, ohne den ganzen Plan über den Haufen zu werfen.

Wenn ich von »schummeln« rede, meine ich eine einzelne Hauptmahlzeit oder einen Snack, keinen ganzen Tag oder gar eine Woche des Schummelns. Ein Schummelessen ist einfach eines, dem du ein Nahrungsmittel zufügst, das du sonst nicht isst. Beim Minimal- oder Abnehm-Plan kannst du beispielsweise schummeln, indem du etwa beim Abendessen eine Kohlenhydratquelle isst, die kein Premiumkohlenhydrat ist. So ein »Schummel«-Kohlenhydrat könnte aus Nudeln bestehen oder einer Ofenkartoffel. Du könntest auch zu einer der Badass-Mahlzeiten ein Stück Kuchen essen.

Plane deine Schummelei ein und halte dich dran. Wenn du keine Lust dazu hast und sie sein lässt, ist sie weg. Kurz: Wenn du schummelst, dann belass es bei *geplantem Schummeln* – regelmäßigen Abweichungen vom Plan, bei denen du dir Lebensmittel genehmigst, die nicht plangemäß oder »Premium« sind (zum Beispiel Pizza, Eis, Pommes, Dessert). Genau genommen ist das kein richtiges Schummeln, da es ja eingeplant ist, aber ich verwende das Wort, weil es einleuchtend ist, und weil der Gedanke, dass man schummeln kann, einen kleinen psychologischen Anreiz darstellt.

Du musst allerdings vorsichtig mit dem Schummelessen umgehen. Das kann zu Schummeltagen führen, die wiederum zu Schummelwochen ausarten, bis du am Ende Blumengrüße und Gutscheine von deinem All-you-can-eat-Stammlokal erhältst. Deshalb empfehle ich in der Woche höchstens ein Schummelessen. Ich brauche nur eine Handvoll Schummeleien im Monat, um rundum glücklich zu sein. Ich glaube daran, dass richtige Ernährung in der wirklichen Welt funktioniert; aber ich möchte auch essen, was ich will – hin und wieder.

Ein Schummelessen muss auch nicht unbedingt aus Junkfood bestehen; es kann irgendein Nahrungsmittel sein, das nicht unter die Premiumkategorie fällt. Ich persönlich esse sogar ungern Junkfood. Richtige Ernährung hat diesen Effekt; je mehr man sich richtig ernährt, desto weniger Müll möchte man seinem Körper zuführen. Ich fühle mich scheiße, wenn ich zu viel Industriefraß esse.

Ich schummele wie folgt. Freitags genehmige ich mir als Snack gern einen Muffin, aber nur wenn ich ihn eingeplant habe. Wenn ich am Sonntag mit den Freundinnen brunchen gehe, bestelle ich Rührei mit Gemüse, und dann teilen wir uns alle eine Portion armer Ritter als Schummelei. (Ich schmiere mir Erdnussbutter drauf, um eine ausgewogene Mischung aus Protein, Kohlenhydraten und Fett zu erhalten.) Der ganze Brunch ist eine himmlische Angelegenheit, die mir Freiheit, Spielraum in der Speisenauswahl und den Genuss einer Mahlzeit mit Freundinnen gewährt.

Wenn du dir ein Schummelessen aussuchst, sollte es die Sache wert sein – irgendwas, was du richtig gern magst und ohne Schuldgefühle genießen kannst.

Schummelessen unterliegen noch anderen Einschränkungen: Erstens solltest du keine so große Schummelportion in dich reinstopfen, dass es dir schlecht wird. Iss, bis du satt bist, aber nicht mehr. Wenn du mit den Worten »Puh, ich kann nicht mehr« vom Tisch aufstehst oder dir übel wird oder wenn du dich vor lauter Völlegefühl hinlegen musst, weißt du, dass du Mist gebaut und den Plan verbockt hast.

Zweitens: Falls du unter Fressattacken oder einer anderen Essstörung leidest, ist Schummelessen möglicherweise erst mal nichts für dich, zumindest so lange, bis du deine Störung behoben oder in den Griff bekommen hast. Der Grund dafür ist, dass Schummelessen bei anfälligen Menschen Fressattacken auslösen können. Aber in der Regel gilt das nur für einen kleinen Bruchteil der Abnehmwilligen. 99 Prozent aller Menschen sind nach einem Schummelessen bereit und willens, den Plan strengstens weiter zu befolgen.

## DER BADASS-BODY-PLAN FUNKTIONIERT ÜBERALL

Recht oft scheitern Diäten oder Trainingsprogramme an einer Reise oder einem Restaurantbesuch. In solchen Situationen wird schnell das Handtuch geworfen, und die äußeren Umstände müssen als Ausrede für reichhaltiges Essen oder ausgelassenes Training herhalten.

Anders beim Badass-Body-Plan – der kann nämlich überallhin mitgenommen und ausgeführt werden. Mach dir keine Sorgen, wenn du jemand bist, der oft auswärts isst. Ich gebe dir grünes Licht für fast jede Art von Gaststätte auf der Welt; du musst nur gesunde Sachen auswählen. Darunter fallen: Fleisch, Geflügel oder Fisch vom Grill; Grillgemüse wie Brokkoli oder grüne Bohnen; Salate mit separat serviertem Dressing; Ofenkartoffeln oder Süßkartoffeln; kleine Portionen Reis oder Pasta (nicht mehr als eine Handvoll). Wenn du auf diese Weise bestellst, erhältst du einen wunderbaren Badass-Teller.

Noch mehr Tipps:

- Sag nein danke zum Brotkorb. Bitte das Personal höflich darum, dir kein Brot zu bringen oder es wieder mitzunehmen, falls es bereits serviert ist.

- Mach dich schlau über dein Essen. Frag den Kellner: Wie viel Gramm wiegt der Lachs? Wie ist er gegart? Wie groß sind die Portionen?

- Bestelle Alternativen. Lass beispielsweise den Kartoffelbrei durch Mischgemüse oder das Tagesgemüse ersetzen. Du möchtest keine Stärke? Bestell statt der üblichen Kombination aus Gemüse und Sättigungsbeilage lieber eine doppelte Portion Gemüse.

- Sorge dafür, dass du zu Protein und Kohlenhydraten auch irgendein Fett bekommst. Gibt es Avocado oder Guacamole, bestell etwas davon dazu. Du brauchst Fett, um zu verhindern, dass du zu viel isst.

- Finger weg vom Alkohol. Ich bestelle mir immer mein »Dünn-Tonic« Das ist ein Glas Sprudel auf Eis mit Limettenschnitz. Sieht aus, als würde ich einen Cocktail schlürfen, auch wenn das nicht der Fall ist. (Zu Hause wirst du merken, dass du dein abendliches Glas Wein zur Entspannung nicht mehr nötig hast. Mit dem Badass-Body-Plan wirst du dich viel ausgeglichener und gelassener fühlen, sodass du keinerlei alkoholische Getränke mehr brauchst.)

- Meide Cremesüppchen und überhaupt alles Sahnige. Suppen auf Brühenbasis sind in Ordnung, aber viele Suppen enthalten Sahne, um sättigender zu wirken.

## BADASS AUF REISEN

Ich bin mehrere Monate im Jahr unterwegs und weiß daher, wie schwer es ist, sich auf Reisen an einen Ernährungsplan zu halten. Aber es ist absolut machbar. Ich finde folgende Methoden hilfreich:

- Leiste dir eine gute Brotzeitdose oder eine Kühlbox und ein paar gute Plastikbehälter. Kleinere Behälter sind in der Regel nützlicher, da du dann einen Snack rausholen kannst, ohne gleich die ganze Kühlbox auszupacken. Ich verwende Behälter, die 200 bis 350 Milliliter fassen, um verschiedene Lebensmittel leichter auseinanderzuhalten.

- Packe dir deine Gerichte im Voraus ein. Genau, wenn du für die Woche vorkochst, packst du dir einfach schon deine Mahlzeiten für unterwegs ab. Ideal ist, wenn du eine Mahlzeit portionieren und schichtweise in eine Dose tun kannst. Zum Beispiel kannst du versuchen, Süßkartoffelpüree unten und oben drauf Grillhähnchen als 2-Baustein-Gericht einzupacken. Avocados nehme ich im Ganzen mit, ebenso Erdnussbutter in Einzelportionen. (Hinweis für Flugreisende: Die amerikanische Flugsicherheitsbehörde lässt keine Erdnussbutterportionen über 80 Gramm durchgehen. Ich hab's selbst erfolglos versucht! Man muss die Erdnussbutter daher in kleinen Päckchen transportieren und sie mit den flüssigen Toilettenartikeln durch die Kontrolle bringen.) Für die Reise geeignete Nahrungsmittel sind unter anderem: hartgekochte Eier, Aufschnitt (Schinken oder Pute), Äpfel, einzelne Apfelmusgläschen, Trauben, Avocados und einzelne Erdnussbutterportionen.

- Halte unterwegs nach »plangemäßem« Essen Ausschau. Wende meine Tipps zum Auswärtsessen an, um die richtigen Gerichte zu bestellen. Wenn du (zum Beispiel am Flughafen) ein Sandwich auf die Hand holst, dann lass es dir in Salatblättern geben, ohne Brot. Wenn du zu Hause Sandwiches machst, dann nimm Tortillas oder Fladenbrot; das ist generell gesünder. Bestell doppelte Fleischportionen, um mehr appetitzügelndes Protein zu bekommen. Oder iss das Sandwich nur halb auf und bewahr die andere Hälfte für später auf, besonders wenn du schon absehen kannst, dass du in eine Notlage gerätst, wenn es nichts zu essen gibt und du richtig Hunger haben wirst.

- Trink unterwegs viel Wasser. Flugreisen dehydrieren, und durch Wassertrinken kannst du dem vorbeugen. Wasser füllt außerdem und verhindert, dass du Hunger bekommst.

- Mach dein Badass-Workout. Meine Übungen sind größtenteils Eigengewichtsübungen und können daher jederzeit und überall absolviert werden. Schaffe dir etwas Platz im Hotelzimmer und leg los! Wenn du auf Reisen trainierst, bleibst du mental und körperlich voller Energie, konzentriert und wach. Außerdem senkt es die Gefahr, dass du dir unterwegs Urlaubsspeck einfängst.

## ICH BIN BADASS

Rachel (36) ist immer unterwegs. Sie fliegt fast jede Woche beruflich und hat buchstäblich keine Zeit, um zu Hause zu kochen. Sie trainiert, wenn sie kann, aber nicht regelmäßig.

Von einer Freundin hörte Rachel, dass mein Plan »überall funktioniert«, und das wollte sie ausprobieren.

»Nachdem ich gelernt hatte, wie ich mir Proviant zubereiten kann, war es ganz leicht – fast schon zu leicht! Im Restaurant wusste ich, dass ich eine Protein-, eine Kohlenhydrat- und eine Fettquelle bestellen musste – daher war es ganz einfach, unterwegs einen Speiseplan zu erstellen«, sagt Rachel.

»Zuerst wollte ich nur wissen, wie man sich unterwegs gesund ernährt. Aber ich habe noch viel mehr erfahren. Mein Körper hat sich verändert und ist schlanker geworden. Mein Energielevel ist höher. Ich habe nie Hungergefühle. Mein sexuelles Verlangen ist dermaßen durch die Decke gegangen, dass ich und mein Mann jetzt unser erstes Kind erwarten. Ich liebe diesen Plan.«

## SUCH DIR KOMPLIZEN

Gemeinsam geht alles besser – das gilt auch fürs Trainieren und gesund Essen. Mach den Badass-Body-Plan zusammen mit einer Freundin, einer Nachbarin, einem Familienmitglied oder deinem Partner – mit jemandem, der motiviert ist und eine ähnliche Zeiteinteilung hat wie du, sodass ihr euch regelmäßig treffen und gegenseitig unterstützen könnt.

Mit einer Komplizin – für den Ernährungsplan, das Trainingsprogramm oder beides – kommst du möglicherweise besser voran. Forschungen haben immer wieder belegt, dass Menschen sehr erfolgreich sind, wenn sie sich zum Fitwerden zusammentun. Wenn du Trainingszeiten geplant hast, lässt du weniger wahrscheinlich eine Einheit aus, wenn du weißt, dass du damit jemand anderes hängen lässt. Wenn einer von euch Lust hat, auf dem Sofa vor sich hin zu gammeln, kann der andere Partner ihn dazu bringen, ins Fitnessstudio zu gehen oder den Plan einzuhalten. Das ist der Vorteil der Verbindlichkeit.

Macht euch einen Spaß aus eurer Komplizenschaft. Macht einen Wettbewerb draus, wenn ihr wollt. Eine gute Möglichkeit, sich gegenseitig Feuer unterm Hintern zu machen, sind Fitness-Wetten darüber, wer mehr Wiederholungen oder Sätze schafft. Die Verliererin muss dann vielleicht der Gewinnerin eine Dose Proteinpulver spendieren oder ihr fünf Euro geben.

Tauscht untereinander motivierende Zitate oder Rezepte aus. Geht zusammen essen und helft einander beim Bestellen gesunder Gerichte. Wenn eine von euch einen miesen Tag hat und sich hängen lassen will, kann die andere für sie da sein und ihr Mut zum Weitermachen geben. Bezieh deine ganze Familie mit ein, auch die Kinder. Familienmahlzeiten sind eine tolle Gelegenheit, die Ernährungsweise der ganzen Familie zu verbessern und jedem Einzelnen die Chance auf ein gesünderes Leben zu geben. Studien zufolge fallen bei Familienmahlzeiten die Portionskontrolle und das gesunde Essen leichter, außerdem werden familiäre Bindungen gestärkt. In diesem Sinne solltest du auch Familienaktivitäten propagieren, beispielsweise Fahrradausflüge, gemeinsames Schwimmen, Camping, Skitouren und andere Sportarten.

Was dabei herauskommt, ist eine Selbsthilfegruppe für jedes Familienmitglied. Wenn der gemeinsame Plan gesünderes Essen und mehr Bewegung vorsieht, bleiben die einzelnen Familienmitglieder eher dran. Die gemeinsam verbrachte Zeit kann gesunde Gewohnheiten auf Jahre in der ganzen Familie verankern.

---

### Tipp von Christmas: Mach's mit deinem Kerl

Männer achten zunehmend genau wie wir auf ihr Gewicht und auf die richtige Ernährung. Wenn dein Mann ein paar (oder auch etliche) Kilos zu viel hat, wird er sie leicht mit dem Badass-Body-Plan los. Ihr könnt beide das Gleiche essen – bloß nicht noch für ihn extra kochen! –, nur etwas abgewandelt. Dein Kerl isst pro Mahlzeit mehr Bausteine.

---

**DER ABNEHM-PLAN FÜR KERLE**

Ein Kerl zwischen 1,68 und 1,76 Meter isst 11 bis 15 Bausteine am Tag.
Ein Kerl zwischen 1,77 und 1,80 Meter isst 14 bis 21 Bausteine am Tag.
Ein Kerl über 1,80 Meter isst 16 bis 25 Bausteine am Tag.

**DER HALTE-PLAN FÜR KERLE**

Ein Kerl zwischen 1,68 und 1,76 Meter isst 13 bis 18 Bausteine am Tag.
Ein Kerl zwischen 1,77 und 1,80 Meter isst 15 bis 22 Bausteine am Tag.
Ein Kerl über 1,80 Meter isst 17 bis 26 Bausteine am Tag.

**DER ZUWACHS-PLAN FÜR KERLE**

Ein Kerl zwischen 1,68 und 1,76 Meter isst 14 bis 19 Bausteine am Tag.
Ein Kerl zwischen 1,77 und 1,80 Meter isst 16 bis 23 Bausteine am Tag.
Ein Kerl über 1,80 Meter isst 21 bis 28 Bausteine am Tag.

Und der Minimal-Plan für Kerle? Ganz einfach: Wenn du ihm seinen Teller servierst, gibst du ihm zwischen 25 und 50 Prozent mehr, als du dir selbst auftust.

## BELOHNUNG MOTIVIERT

Ich bin fest davon überzeugt, dass man sich für Diät- und Trainingserfolge belohnen sollte, und zwar aus folgendem Grund: Das Schwierige am Übergang zu einer gesünderen Ernährung und einem aktiveren Leben ist, dass der Fitnesserfolg für die meisten von uns nicht schnell genug eintritt. Wir brauchen kurzfristige Belohnungen, um dranzubleiben. Nichts befeuert die Motivation so gut wie unmittelbare Belohnungen.

Wenn du drangeblieben bist, und sei's nur eine Woche, dann gönn dir irgendetwas, was du dir gewünscht hast, vielleicht diese Handtasche, neue Laufshorts, einen Spa-Besuch oder irgendeine andere Belohnung, die nichts mit Essen zu tun hat und die du sofort und ohne Reue genießen kannst. Egal welche Belohnung du wählst, sie muss greifbar sein, damit du sie immer im Sinn behältst.

## LASS DAS STRESS-ESSEN

Etwas, was in meinen Augen viele Leute aus der Bahn wirft, ist Stress. Mentale und emotionale Überlastung wirft uns irgendwie in den Fress- und Sofa-Modus zurück. Die gute Nachricht ist: Indem du lernst, besser mit Stress umzugehen, kannst du die Extrapfunde vermeiden, die durch emotionales Essen entstehen, und auf dem Erfolgspfad der Gesundheit bleiben.

- Lindere den Stress durch Bewegung. Beim Training werden Wohlfühl-Endorphine ausgeschüttet, die Stress neutralisieren, dein körperliches und emotionales Wohlbefinden steigern und auch die Fettverbrennung anregen. Eine weitere Methode zur Vermeidung von Stress-Essen ist Yoga, eine meiner Lieblingsaktivitäten. Yoga senkt bekanntlich das Stresslevel, sodass du nicht immer zum Trost in einem Riesenpott Eis wühlen musst. Yoga hat übrigens noch einen Haufen anderer positiver Wirkungen, darunter Kraft, Beweglichkeit und Antiaging.

- Mach dir klar, ob du wirklich Hunger hast oder aus emotionalen Gründen essen möchtest. Wenn dir nach Schlemmen zumute ist, frag dich, warum. Bist du wirklich so hungrig oder einfach nur total gestresst? Wenn Stress der Grund für den Jieper ist, dann such dir eine andere Aktivität, die dich ablenkt, etwa trainieren, spazieren gehen, eine Freundin anrufen oder ins Kino gehen.

- Iss regelmäßig. Das bedeutet, dass du deine Mahlzeiten und Snacks zu relativ festen Zeiten einnimmst. Dadurch kommst du von der Gewohnheit des impulsiven Essens weg. Lass auch keine Mahlzeiten aus, um Kalorien zu sparen. Das führt nur dazu, dass du später am Tag Hunger bekommst und in Versuchung gerätst, zu viel zu essen.

- Meide Versuchungen. Entferne sämtlichen hochkalorischen Fraß aus der Küche. Wenn ungesundes Essen aus den Augen ist, ist es aus dem Sinn.

- Gestalte dein Leben neu. Überleg dir, ob du dir in Beruf und Alltag zu viel zumutest. Versuch, ausgewogener zu leben, damit du mehr Zeit für Spaß, Entspannung und spirituelle Erfüllung hast – das sind alles Entscheidungen, die den negativen Folgen von Stress entgegenwirken.

- Ruh dich ausreichend aus. Wenn du wirklich überlastet bist, musst du dich noch mehr ausruhen, Nickerchen machen und für guten Nachtschlaf sorgen. Während der Ruhephasen (einschließlich des Schlafs) ist dein Körper in Wirklichkeit sehr beschäftigt. Er arbeitet an der Heilung von Verletzungen und Infektionen. Er scheidet Gift- und Abfallstoffe aus. Er versorgt die Muskeln mit neuem Treibstoff. Und er baut Stress ab.

- Sprich deinen Stress aus. Vielleicht reicht es, einer Freundin dein Herz auszuschütten. Einfach nur mit jemandem zu reden, dem du vertraust, kann schon dazu führen, dass du dich viel besser fühlst. Nimm psychologische Hilfe in Anspruch, wenn der Stress nicht nachlässt oder wenn du dein Essverhalten allein nicht in den Griff kriegst.

## DIE RICHTIGE BADASS-EINSTELLUNG

Badass heißt für mich nicht, gemein oder fies zu sein – weit gefehlt. Lass es mich erklären. Badass bedeutet für mich, Mut zur Veränderung zu haben, keine faulen Kompromisse einzugehen und den eigenen Kopf durchzusetzen. Und zwar für eine gute Sache, für die beste, wertvollste und erstrebenswerteste Sache, die es gibt.

Unser Körper birgt in sich den Schatz des Lebens – eines Lebens, das wir geschenkt bekommen haben. Unser Körper ist gut, und wir sollten ihn an jedem Tag unseres Lebens mit Ehrfurcht behandeln. Dazu müssen wir meiner Meinung nach fünf Gewohnheiten pflegen. Es sind ganz einfache Dinge, denen aber eine unglaubliche Macht innewohnt. Wenn du jeden Tag daran arbeitest, können sie den kostbaren Schatz, der dein Leben ist, verwandeln. Wie bei allem musst du nur daran glauben und etwas Mühe reinstecken. Hier sind sie:

## 1. STECK DIR HOHE ZIELE UND MACH KLEINE SCHRITTE

Ich ziele nie tief. Wenn man in seinem Leben Großes erreichen will, braucht man meines Erachtens hohe langfristige Ziele, die einen an die Grenzen bringen und an denen man wächst. Dein Ziel könnte gerade darin bestehen, einen 5000-Meter-Lauf oder die Kniebeuge mit 25 Kilo mehr Gewicht zu schaffen. Um was es sich handelt, ist egal. Leg die Latte hoch, und dann brich das

Ganze runter auf kleine, erreichbare Ziele, auf die du täglich hinarbeiten kannst. Schau nicht auf das Endergebnis. Langstreckenrennen beginnen damit, dass die ersten Schritte gelingen. Wenn du schwere Kniebeugen schaffen willst, musst du zuerst nur ein paar Kilo drauflegen. Wenn du zehn Kilo abnehmen willst, zählen zunächst ein paar Pfund pro Woche und gesunde Ernährung an jedem neuen Tag. Mach diese kleinen Schritte, unnachgiebig, setze einen Fuß vor den anderen, Tag für Tag, und dein Ziel ist früher greifbar, als du denkst.

## 2. PROBIER IMMER ETWAS NEUES AUS

Wahrscheinlich kennst du den Spruch: »Wenn du tust, was du immer getan hast, dann bekommst du, was du immer bekommen hast.« Ich finde das einleuchtend; wieso aber glauben so viele Menschen, ihren Körper oder ihr Leben verändern zu können, wenn sie sich so sehr gegen neue Erfahrungen und Experimente sträuben?

Gewöhn dir an, häufiger mal ja zu sagen, egal wie unwohl, ängstlich oder widerstrebend du dich zunächst fühlen magst. Du wirst merken, dass Sachen, von denen du nie gedacht hättest, dass sie dir gefallen könnten, deine neuen Lieblingsaktivitäten werden. Wenn du es nicht ausprobierst, findest du es auch nicht heraus.

Ich habe mich immer gescheut, etwas Neues zu probieren, weil ich Angst davor hatte, zu scheitern. Ich dachte mir, wenn ich nichts ausprobierte, könnte auch nichts schiefgehen.

Wie sehr ich mich geirrt habe. Hätte ich nicht CrossFit ausprobiert, wäre ich nie fit geworden und ein mentales und körperliches Wrack geblieben. Hätte ich mich nicht getraut, dem NASCAR-Team beizutreten, hättest du wahrscheinlich nie von mir gehört.

Das Scheitern muss man auch zulassen. Aus dem Scheitern lernt man mehr als aus dem Erfolg. Thomas Edison hat es so ausgedrückt: »Ich bin nicht gescheitert. Ich habe nur zehntausendmal herausgefunden, wie es nicht funktioniert.«

Scheitern kann man nur, wenn man nichts ausprobiert.

## 3. TU GUTES, OHNE EINE GEGENLEISTUNG ZU ERWARTEN

Was ich meine, ist das Phänomen des Lächelns. Halte jemandem die Tür auf und lächle ihn im Vorübergehen an (nur um des Lächelns willen) oder sag dem Chef eines Verkäufers, wie nett sein Angestellter zu dir war. Wenn du ein Projekt oder eine Unternehmung beginnst, denk nicht an das Geld, das du damit verdienen kannst. Denk lieber daran, wie du anderen Menschen einen optimalen Mehrwert bieten kannst.

Derart selbstloses Handeln ist höchst gewinnbringend. Gib daher öfter. Je mehr du hergibst, desto mehr befasst du dich mit dem, was wirklich zählt: deiner Leistung, deinem täglichen Arbeitseinsatz und den positiven Chancen, die daraus erwachsen. Du wirst sehen, dass du deine großen Ziele öfter erreichst, je mehr Gutes du tust. Dieser Weg ist ganz einfach und extrem lohnenswert.

Handle immer aus den reinsten Motiven und erwarte nie, dass dir etwas Großartiges zufällt, nur weil du etwas Gutes getan hast. Tu Gutes nur um des Guten willen.

## 4. LERNE, MANCHMAL ZUERST AN DICH ZU DENKEN

Du musst an andere abgeben, aber in Grenzen. Zu viel zu geben, ohne auf die eigene Gesundheit zu achten, kann dich auslaugen, und das nützt niemandem in deiner Umgebung, schon gar nicht dir selbst.

Sei geizig mit einem Teil deiner Zeit. Du musst nicht völlig abtauchen; achte einfach darauf, dass du Stunden einplanst, die dir gehören, Stunden zum Lesen oder für ein neu entdecktes Hobby. Es ist in Ordnung, hin und wieder egoistisch zu sein. Nimm dir mehr Zeit für verjüngende Dinge, und du wirst den Rest des Tages glücklicher und effektiver sein. Deine Familie, deine Kinder – sie werden Verständnis haben. Sie werden sogar froh sein, dass du dir Zeit nimmst, um dich um dich selbst zu kümmern.

## 5. VERBANNE NEGATIVITÄT AUS DEINEM LEBEN

Du kommst nicht drum herum. Du musst dich mit Positivem umgeben, wenn du Großes erreichen willst. In deinem Leben darf kein Platz für Negativität sein.

Mir wird immer deutlicher, dass unsere Perspektive, unsere Haltung, unsere Denkart und Sprechweise alles um uns herum beeinflussen. Deshalb weigere ich mich, schlecht über andere Menschen zu reden, denn aus Negativität entsteht nur noch mehr Negativität, und das verwässert die Qualität meines Denkens und in der Folge auch meine Lebensqualität. Ich suche mir positive, erfreuliche Menschen als Freunde und schaue in Menschen und Situationen lieber auf das Gute als auf das Schlechte.

Denk immer dran, wie viel Kraft im Positiven liegt. Achte darauf, was du denkst. Achte darauf, welche Worte du verwendest, und wie du sie sagst. Schau immer auf das Positive, und lass zu, dass diese wunderbare Einstellung dir zu Gesundheit, Frieden, Freude und Erfüllung verhilft.

Es gibt kein Hindernis auf dem Weg in ein besseres Leben außer dir selbst. Lege dir gute Gewohnheiten zu und schaffe dir das Leben, das du willst. Es liegt an dir.

*Und das, meine Lieben, ist der Knackpunkt. Wir sehen uns in der Sonne!*
*Immer dranbleiben!*
*Eure Christmas*

# Bibliografie

Abete, I. u. a. (2008): Specific insulin sensitivity and leptin responses to a nutritional treatment of obesity via a combination of energy restriction and fatty fish intake. Journal of Human Nutrition and Dietetics 21, S. 591–600.

Baer, D. J. u. a. (2011): Whey protein but not soy protein supplementation alters body weight and composition in free-living overweight and obese adults. The Journal of Nutrition 141, S. 1489–1494.

Bassit, R. A. u. a. (2000): The effect of BCAA supplementation upon the immune response of triathletes. Medicine & Science in Sports & Exercise 32, S. 1214–1219.

Canfi, A. u. a. (2011): Effect of changes in the intake of weight of specific food groups on successful body weight loss during a multi-dietary strategy intervention trial. Journal of the American College of Nutrition 30, S. 491–501.

Canoy, D. u. a. (2005): Plasma ascorbic acid concentrations and fat distribution in 19,068 British men and women in the European Prospective Investigation into Cancer and Nutrition Norfolk cohort study. American Journal of Clinical Nutrition 82, S. 1203–1209.

De Palo, E. F. u. a. (2001): Plasma lactate, GH/GH-binding protein levels in exercise following BCAA supplementation in athletes. Amino Acids 20, S. 1–11.

Dreher, M. L., Davenport, A. J. (2013): Hass avocado composition and potential health effects. Critical Reviews in Food Science and Nutrition 53, S. 738–750.

Faber, M. u. a. (1986): Dietary intake, anthropometric measurements/blood lipid value in weight training athletes (body builders). International Journal of Sports Medicine 7, S. 342–346.

Flood-Obbagy, J. E., Rolls, B. J. (2009): The effect of fruit in different forms on energy intake and satiety at a meal. Appetite 52, S. 416–422.

Halton, T. L., Hu, F. B. (2004): The effects of high protein diets on thermogenesis, satiety and weight loss: A critical review. Journal of the American College of Nutrition 23, S. 373–385.

Hamid, R. u. a. (2005): Beneficial metabolic effects of regular meal frequency on dietary thermogenesis, insulin sensitivity/fasting lipid profiles in healthy obese women. American Journal of Clinical Nutrition 81, S. 16–24.

Hassmen, P. u. a. (1994): Branched-chain amino acid supplementation during 30-km competitive run: mood and cognitive performance. Nutrition 10, S. 405–410.

Herron, K. L. u. a. (2004): High intake of cholesterol results in less atherogenic low-density lipoprotein particles in men and women independent of response classification. Metabolism 53, S. 823–830.

Hill, A. M. u. a. (2007): Combining fish-oil supplements with regular aerobic exercise improves body composition and cardiovascular disease risk factors. American Journal of Clinical Nutrition 85, S. 1267–1274.

Iglay, H. B. u. a. (2009): Moderately increased protein intake predominately from egg sources does not influence whole body, regional, or muscle composition responses to resistance training in older people. Journal of Nutrition and Healthy Aging 13, S. 108–114.

Jailal, I. u. a. (2013): Increased chemerin and decreased omentin-1 in both adipose tissue and plasma in nascent metabolic syndrome. The Journal of Clinical Endocrinology and Metabolism 98, S. E514–E517.

Johnstone, A. M. u. a. (2012): Safety and efficacy of high-protein diets for weight loss. The Proceedings of the Nutrition Society 71, S. 339–349.

Layman, D. K., Walker, D. A. (2006): Potential importance of leucine in treatment of obesity and the metabolic syndrome. Journal of Nutrition 136, S. 319S–323S.

Mourier, A. u. a. (1997): Combined effects of caloric restriction and branched-chain amino acid supplementation on body composition and exercise performance in elite wrestlers. International Journal of Sports Medicine 18, S. 47–55.

Murphy, K. J. u. a. (2012): Effects of eating fresh lean pork on cardiometabolic health parameters. Nutrients 4, S. 711–723.

Nile, S. H., Park, S. W. (2014): Edible berries: bioactive components and their effect on human health. Nutrition 30, S. 134–144.

Panickar, K. S. (2013): Effects of dietary polyphenols on neuroregulatory factors and pathways that mediate food intake and energy regulation in obesity. Molecular Nutrition & Food Research 57, S. 34–47.

Rebello, C. J. u. a. (2013): Dietary strategies to increase satiety. Advances in Food and Nutrition Research 69, S. 105–182.

Rossi, A. M., Katz, B. E. (2014): A modern approach to the treatment of cellulite. Dermatologic Clinics 32, S. 51–59.

Soares, M. J. u. a. (2003): Is there a role for monounsaturated fat in the dietary management of obesity? Asia-Pacific Journal of Public Health 15 Supplement, S. S18–S21.

Tipton, K. D. u. a. (2003): Acute response of net muscle protein balance reflects 24-h balance after exercise and amino acid ingestion. American Journal of Physiology, Endocrinology and Metabolism 284, S. E76–E89.

Vander Wal, J. S. u. a. (2005): Short-term effect of eggs on satiety in overweight and obese subjects. Journal of the American College of Nutrition 24, S. 510–515.

Wadden, T. A. u. a. (2009): One-year weight losses in the Look AHEAD study: factors associated with success. Obesity 17, S. 713–722.

White, P. J., Broadley, M. R. (2009): Biofortification of crops with seven mineral elements often lacking in human diets—iron, zinc, copper, calcium, magnesium, selenium and iodine. New Phytologist 182, S. 49–84.

Xiao, Q. u. a. (2013): A large prospective investigation of sleep duration, weight change, and obesity in the NIH-AARP Diet and Health Study cohort. American Journal of Epidemiology 178, S. 1600–1610.

Yang, Q. (2010): Gain weight by »going diet?« Artificial sweeteners and the neurobiology of sugar cravings: Neuroscience 2010. The Yale Journal of Biology and Medicine 83, S. 101–108.

Yau, Y. H., Potenza, M. N. (2013): Stress and eating behaviors. Minerva Endocrinologia 38, S. 255–267.

# Stichwortverzeichnis